国医学粹

包识生 著

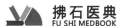

辽宁科学技术出版社
LIAONING SCIENCE AND TECHNOLOGY PUBLISHING HOUSE

拂石医典
FU SHI MEDBOOK

图书在版编目（CIP）数据

国医学粹 / 包识生著 . —沈阳：辽宁科学技术出版社，
2021.8
ISBN 978-7-5591-2155-4

Ⅰ . ①国… Ⅱ . ①包… Ⅲ . ①中国医药学－著作 Ⅳ .
① R22

中国版本图书馆 CIP 数据核字（2021）第 152027 号

出版发行：辽宁科学技术出版社
　　　　　北京拂石医典图书有限公司
地　　址：北京海淀区车公庄西路华通大厦 B 座 15 层
联系电话：010-57262361/024-23284376
E－mail：fushimedbook@163.com
印 刷 者：河北环京美印刷有限公司
经 销 者：各地新华书店

幅面尺寸：145mm×210mm
字　　数：354 千字　　　　　　印　　张：13.5
出版时间：2021 年 8 月第 1 版　　印刷时间：2021 年 8 月第 1 次印刷

责任编辑：李俊卿　　　　　　　责任校对：梁晓洁
封面设计：君和传媒　　　　　　封面制作：王东坡
版式设计：天地鹏博　　　　　　责任印制：丁　艾

如有质量问题，请速与印务部联系　联系电话：010-57262361

定　　价：68.00 元

作者生平简介及其学术思想

  包君识生先生，名一虚，字德逮，古闽上杭人，生于1874年。童年起秉承家传，师从其父桃初先生，"听诵六寒暑，研究八春秋"，对仲景的伤寒杂病论深得"奥旨"。崇尚仲景的经方行医，疗效颇佳，声誉卓著。

  包君一生从事悬壶济世和医学教育工作。于1912年到上海，当时西学盛行，国学渐衰，中医药饱受排挤。这时上海余伯陶等医界有识之士以振兴中华传统医学为己任，组织成立神州医药总会，次年《神州医药》创刊，包识生与余伯陶共同担任主编，1918年神州医药专科学校创建，包君任教务长。1928年包君转任教于上海中国医学源，包君曾参与该院校发起及组织各地的中医学校共同编辑教学用统一教材，对中医事业后继人才的培养不遗余力。1934年包识生于上海逝世。

  包君识生一生潜心从事中医学术的研究，著书立说甚是勤奋，所论述大多为仲景的学说。从早期的《伤寒论章节》，到后来在医学院执教时所编的《伤寒论讲义》等，最终将全部论述汇集成《包氏医学》三集。由此可见包君对伤寒论研究之深刻。其子包天白在乃父的熏陶下也投身于从事中医学的研究和教育工作。

  在《包识生医书合集》里很大篇幅在阐述伤寒和杂病。在仲景伤寒杂病的每条条文前都备注着对该条文的注解，后学者一看就可明了该条文讲述的宗旨，这对后学者，尤其是对古文不甚了解者帮助很大。合集中包括伤寒的六脉证治、杂病论治、经方歌括等，详细讲解各经方药物组成、药量、煎煮和达到最佳药效的服用方法，可以让后学者能更好地了解仲景的经方。

在刊行的《国医学萃》文集里，更是对中医学形成理论的基础，如阴阳、五行、六气、经脉等做了详尽的论述，以便让社会大众能更了解传统医学，不至让中医学在西医学的冲击下淹没于时代的洪流。此举在风雨飘摇的民国时期对传统医学不啻为一大贡献。包识生先生为中医学做出的努力堪为我辈的楷模。

自　序

　　国之文化，立国之要素也。文化之存亡，关乎民族之兴替。吾国之文化，开通最早，有数千年之历史，虽受外族之侵凌，而卒能立国者，皆赖此文化之功也。呜乎！吾国自维新以来，事事崇尚西法，置本国固有之文化而不顾，良可忧也。今就国医药而论，亦国粹文化之一种，而自明清迄今，学术日反退化，近数十年，更受西医之排挤，有屹屹动摇之势，若国医界智识之士，再不从事研求而光大之，文化之亡，指顾间事耳。识生，国医界一份子也。目击心伤，思图挽救。近来虽著有一二集伤寒杂病各书，略广研究之心得，但未尽国医药学之精义，兹复不揣谫陋，续成此书，名以《国医学粹》，以补一二集未详之义，言虽不合时尚，然欲阐扬固有文化之特长，启发《灵》、《素》、《伤寒》之奥妙，不得不如是也。知我罪我，是在海内外贤达，有以教之耳。

中华民国廿二年癸酉岁之清明日　　包一虚识生氏识

国医学粹发刊缘起

识生先生，古闽上杭人，幼承家训，专攻长沙之学，深得其奥旨，著有包氏医宗行世，医林称为佳著。

先生对国医药事业，有悠久盛大之历史。民元来海上，目击国医药之沦胥，思有以振兴而光大之，奔走呼号，历尽艰苦，与沪上诸名家，李君平书、丁君甘仁、夏君应堂、余君伯陶、王君祖德等，发起中华医药联合会及神州医药总会，江苏全省医药联合会，登高一呼，全国响应。今日各省医会林立，未始非先生等积年领导之功也。民二，与朱君尧臣等，创办神州医药书报社，自任笔政，发行神州医药学报。民六，担任中医专校教授。民七，至北平，向学府请愿，设立神州医药专校，任教务主任，造就医林后俊不少。民八，与王君祖德，创办沪南神州医院，及时疫所。十余年来，活人无算，穷黎受惠尤多。民九，复与王君祖德、董君伯伟等，创办粹华制药厂。民十一，任神州中医大学教务主任。民十七，复任中医专校教授，及校务总监。民十八，被举为全国医药总联合会监察委员。民十九，为国医公会执行委员，及中国医学院院长，及创办中国医院，任医务主任。民二十为中央国医馆发起人，复被举为理事。此先生于医药事业经过之大略也。今先生以年已半百，服务医药事业，亦二十年，精力日衰，拟于明年，谢绝一切事务，潜心修养，同人等慨念先生于国医药界事业既富，功绩独伟，值兹五秩寿辰，不可无盛大之纪念，拟发起为先生介寿。

先生以疮痍满目，外侮日亟，极不愿铺张扬厉，糜费友朋、同人等知先生尚有未刊诸稿，名《国医学粹》一书，为先生最近究心之作，有极大之发明，贡献于国医界，因劝先生从速付印，藉公同好，以广流传。既蒙先生首肯，将寿仪移作刊资，治筵改为赠书，在同人聊尽称觞祝嘏之忱，在先生亦著投桃报李之义，琼筵待启，望周甲兮匪遥，玉轴新排，争先睹而为快，敬摅肤言，伏希察鉴。

发起人
（以签名先后为序）

余伯陶	沈琢如	徐小圃	朱尧臣	萧退庵
蔡济平	徐相任	顾渭川	王可裁	余鸿孙
夏应堂	殷受田	贺芸生	刘佐彤	石筱山
谈干臣	倪颂兼	程门雪	戴达夫	秦伯未
傅雍言	吴克潜	严苍山	张赞臣	丁济万
朱叔屏	朱南山	谢利恒	黄宝忠	蒋文芳
唐亮臣	徐志千	郭柏良	王保余	丁仲英
许寿彭	薛文元	沈心九	王仲奇	祝味菊
张三省	陈玉铭	张梅庵	沈建侯	黄鸿舫
朱子云	蔡香孙	夏伯棠	黄朴堂	张润生
朱少武	董柏厓	徐竹虚	张枕绿	陈锡堂
吴祖培	何祖荫	田季恒	邵亦群	王瀛洲

目　录

卷一 经解

闽杭 包识生先生 著 包天白 包应方 包应申 校字

八 卦

先天八卦为九官窍之模型

后天八卦为生理上之征象

天地间一切动物，莫不皆有眼、鼻、耳、口、前后阴，称为九窍者是也。诸窍通利，生命赖以维持。若有残缺或闭塞，立可致人于死。此九窍之关于人身，何等重要，可不研究乎？吾人试一研究其构造方式，凡胎生动物，大都类似，皆生有两眼珠、两鼻孔、两耳孔、一口、一前阴，一后阴也。然鼻孔虽二，鼻形实一。鼻外虽二孔，鼻内实一窍也。与前阴又适成一反比例。前阴外部虽一孔，内部实二窍，一精窍，一尿窍也。按人身九窍，分为上下二部。上部皆双窍，下部皆单窍。鼻与唇交界处有一直沟为界，名曰人中者是也。此人中之名，即双单窍之分界处之谓也，非人身之中也，是人窍之中也。按双窍之简单符号为☷，坤是也。单窍为☰，乾是也。此伏羲氏之发明先天八卦者也。按伏羲氏画卦，非凭空捏造，是根据人身解剖生理之现状而图画之，确有学术高深之价值。后又经文王之继续研究，画后天八卦，将双窍之中窍，鼻之外孔不用，而用内窍，为☵，坎是也；单窍之中窍，前阴不用外窍，而用内窍，为∴，离是也，所谓乾坤变为坎离矣。此乾、坤、坎、离四卦，乃是天造地设之图案，不过伏羲文王二圣人演明之耳。

按古人四卦命名，大有意义存焉。乾者，健也。坤者，顺也。坎者，陷也。离者，离也。口与前后阴为乾，则当健运不息。口能健饭，大小便健运通利，则人身康泰。一有不健，则病矣。故口与二便，不能一刻停止工作，一空便进食，一满则排泄，不可一时或息者也。若双窍眼、鼻、耳，则不可健，而当静顺也。健则一息不停，精神不继，必病。故视顺、听顺、呼吸顺，则静顺柔和，身体康宁矣。此乾坤二卦，天付之本能也。故曰先天，一出母胎，即有此能力者也。

然坎者，陷也，双窍之变卦也。人自脱离母胎后，日用事为，对外消磨太过，体内精神，日陷月空，使体内固有神气日亏，则外面之视、听、呼吸，终必缺陷能力，故精力陷于耳则聋，陷于目则盲，陷于鼻则气息短促。临命终时，耳、目、鼻皆内陷者，即此生理无存也。故三双窍不可陷也。下部三窍曰离。口离饮食、生殖器离房事、大小便离厕所，皆将死之兆也。此乾、坤、坎、离四卦之外象也。更有脏腑内象之学说。内脏以心为离，肾为坎，以头为乾，腹为坤也。虽无形像可为图画，却有生理表现其本能。头之乾，健也，脑健则身安。腹之坤，顺也，腑顺则体泰矣。心神如电，时刻不宁，日日离散，故曰离也。肾精如油，不可使其陷漏也。人若能头常健，腹常顺，心神不离，肾精不漏，不但却病，定可延寿千年也。

故道家有取坎填离之长寿法。何谓取坎填离？即将上部双窍中之鼻息，纳之入腹，又将前阴中之元阳，返之于头，两者交换，单为单，双归双，复返先天乾坤，即可长生不死矣。噫！谈何容易！

此不过表其大概而已，更以何法使其交换，则另有学说，不在此论也。吾今再言生理上之精义可也。按九窍中有清窍浊窍。坤，清窍也。乾，浊窍也。何谓清窍？眼视千里，耳听八方，全仗精神之放射，无一毫物质可容。鼻亦虽属清窍，但清中带浊也。鼻闻香臭，只在咫尺，不能如耳目之远，又鼻之呼吸，气息虽无物质，却有如风之触人，故曰清中带浊。又前阴虽属浊窍，排泄小便，但元阳附着，举则能生育，伏则无形象，不比口进饮食。肛门排粪之恶浊。故道家以鼻之浊气，纳之于前阴，换他的阳气来头上，做成双三窍清一色，单三窍浊一色，所谓取坎填离，实即以浊气换清气而已。

以上说卦，可佐吾人生理上之帮助，医理上之指南，虽不能如西法之穷形极象，若谓古说荒唐，不能用于今之世界，则吾不信也。请问古人与今人之身体、九窍、脏腑，同乎？异乎？答之者，必曰同也。同则古说不妨今用矣。况三皇五帝，历代圣贤，乃吾国文化之发明者，断无荒唐之学说，贻误后人也。吾谓新旧二派，互相探导则可，若徒事攻讦，则非国人之福也。

阴 阳

物质相对之反体名称

如天之日月　地之水火　人之气血

吾国文化之发端，古圣人皆从格物致知所发明。阴阳二字，可包含天地间万事万物相对敌者而言也。如天上之日月，地中之水火，人体之气血，皆一寒一热，互相对峙者也。推而广之，所谓男女、雌雄、内外、上下、左右、前后、凹凸、明暗等等，皆物体相对之反象，统以阴阳二字包括之。经云：数之可十，推之可百，数之可千，推之可万，算法所难穷也。故国医之根本，以阴阳为基本之学，若废阴阳，国医之根本铲除，不打自倒矣。今将阴阳之学理，历陈如左。

夫天地间寒暑之往来，冬夏之递遭，阴阳之表显也。若天之寒暑不时，则地之四时不全，一切生物，皆废灭矣。阴阳之功，何其大也。然古圣人创阴阳学说，实观察天地之生化，而发明之者也。说也奇怪，天上只有二个日月，在那里来来往往，并无第三个，恰合阴阳二体之数，一个有热力，一个有冷力，冷热互作，百物有生机焉。若无日月之功用，恐世界亦无世界矣。按天上之日月，阴阳之体也。空气之寒热，阴阳之用也。

再言地之阴阳。经曰：水火者，阴阳之征兆也。地面之水，与地心之火，早经科学家说明，是则地上之有生机，全仗地中之水火作用。观夫四时之令节，当春而温，当夏而热，当秋而凉，当冬而寒，皆藉地中水火之力而发生，如冬日严寒，井内之泉却暖；夏日炎热，井内之水反冷，此即地中水火之升降也。地中水火之升降有时，则春夏秋冬之生长收藏作矣。此地之阴阳表现之功能也。

若论人之阴阳，当以气血为本。气，阳也。血，阴也。犹天之日月，地之水火之性也。然气何以为阳？血何以为阴？经曰：阴阳者，血气之男女也。男与气为阳，女与血为阴也。试以动作，则气外扬，身体即热；静止则气平，则不热也。又如人死气绝，血固犹在，其身亦不热而冷矣。又如气壮之人，多喜凉而恶热；气衰之人，多重裘而怕冷。种种之测验，皆可证明气热血寒之义也。

古圣从天地人身，观察阴阳生化之道，推广医学上一切阴阳物理，《内经》既总论其详，今再分类解之如下。

阴阳之种类

夫阴阳之变化多端，病理之错杂尤甚，有纯阴纯阳者，偏阴偏阳者，有阴多阳少，阳多阴少者，有阴中含阳，阳中含阴者，有阳亢阴格者，有阴阳互杂者，有阳亡阴绝，阴亡阳绝者，有阴阳俱亡，阴阳俱盛者，有阳虚阴实，阴虚阳实者，有阳病转阴，阴病转阳者，种种不一，难以诊视，全仗吾人细心探导可也。（解见脉证篇。）

时日之阴阳

今先言其时日之阴阳。夫冬季，阴也。夏季，阳也。春，则阴中含阳。秋，则阳中含阴矣。冬虽阴也，外阴内阳也。夏虽阳也，外阳内阴也。春，则阴降阳升。秋，则阳降阴升。不可不知也。

日为阳，夜为阴。平旦至日中，天之阳，阳中之阳也。日中至黄昏，天之阳，阳中之阴也。合夜至鸡鸣，天之阴，阴中之阴也。鸡鸣至平旦，天之阴，阴中之阳也。按以上时日之阴阳，对病理上有密切之关系，热病与虚劳更为紧要，测其发病时候，即可知病症之由来矣。学者宜留意之也。

按四时与日夜之阴阳，可予吾人以临床诊察上之切实证据。春季多发生痘疹风热，其病随春阳而外发，以及久年宿疾，至春往往复发，所谓春三月，天地发陈之义也。夏季多患暑湿及霍乱病，为阳亢于外，内无阳也，故外热宜清暑，内寒宜温中。秋季多疟痢，即秋凉内袭，寒热内袭，症亦阴阳交作也。冬季易感重寒，外感内伤，因寒而发，伤寒喘咳，最易发见也。以上时令之病，虽因人体质之各异，而治法殊途，然大致多以时令药治之为多也。更有反时之病，危险堪虞，如春见秋脉，夏得冬症之反常，往往不治者多，不可不知。

按日夜病作时候，寒热更易见之。阳症日剧夜轻为顺，反之则逆；阴病夜剧日轻为顺，反之亦危，所谓得天气之助，实虚易见，且人身气血之升降，确有常度，日夜轻重，不可不分也。

人体之阴阳

人身躯壳脏腑，皆有阴阳之分。所谓头为阳，足为阴，背为阳，腹为阴，胸为阳，腰为阴，手为阳，足为阴，后为阳，前为阴，左为阳，右为阴，外为阳，内为阴，六腑为阳，五脏为阴，心为阳，肾为阴，肺为阳中之阴，肝为阴中之阳，皮肤为阳，筋骨为阴，气为阳，血为阴也。按部位之诊，实有可据。阴得阳病易治，阳得阴病难医，阳得阳病，阴得阴病，皆剧。如足腹生阳疮，皆易治效，即阴得阳病也。头背生阴疽，皆难治，即阳得阴病也。又头面生疔痈，病势必剧，足腹生阴疽，病亦缠绵，即阳得阳病，阴得阴病之谓也。脏腑之病亦同。更有阳症转阴反剧，阴症转阳即轻。然人身以得阳生为佳兆也，其内病传外，脏病传腑，皆吉，反之皆凶也。此阴阳顺逆之道，切不可忽视也。

疾病之阴阳

经曰：阴胜则阳病，阳胜则阴病，阳胜则热，阴胜则寒，重寒则热，重热则寒，寒伤形，热伤气。又曰：冬伤于寒，春必病温。春伤于风，夏生飧泄。夏伤于暑，秋必痎疟。秋伤于湿，冬必咳嗽。按人身阴阳平均，则身康泰，一有偏胜，则病生。阴胜则阳被制，故曰阳病。阳胜则阴被制，故亦病也。按阴多阳必少，阴旺阳必亏，故宜扶阳以泻阴。阳多阴亦必少，阳旺阴亦必亏，法宜救阴以泻阳。仲景之四逆承气，皆阴阳偏胜之方也。然阴阳之偏胜，固宜泻胜以扶衰，若阴阳之偏虚，则又宜补其阴阳，而不宜泻矣。仲景之芍药甘草汤，甘草干姜汤之类是也。夫阴阳之偏胜，何以当泻胜而不补虚？因阴胜阳将亡，阳胜阴将竭，徒事补其阴阳，而胜者不负，不啻抱薪救火也。如承气症固阳胜阴竭，若以芍甘参斛救其阴，病必益剧，当以釜底抽薪之法，以承气泻其阳，阳负与阴相等，变为阴阳并虚之症，从事调补可也。四逆症亦犹此义。然阴阳偏虚之症，何以宜补不宜攻？按阴虚其阳偏胜者，如上法宜泻阳也，若其阳不胜，徒然阴虚，补虚则阴与阳平矣，故不宜再事攻阳也。误攻之，则不胜之阳，偕阴并亡矣。阳虚者，亦当以甘温补阳，不可以剧烈之四逆等攻阴，误攻之，不但阳不受补，其阴反烧干，不胜之阴，亦随阳而亡也。此阴阳偏胜偏虚之症，攻补大有出入，不可不细心探导，断不可误者也。

夫阴胜则寒，阳胜则热，为物性之自然者也。若重寒则热，重热则寒，为物性之变态者也。按物极必反，物之常情，诊治之功，大宜注意。如外寒过剧，则内热反应亦剧。不但邪正如是，即用药亦然。往往用凉剂太过，内热更甚，愈投凉剂，其热愈剧者，即所谓重寒则热，重热则寒。不但凉剂如是，热剂亦然。世之过凉过热，每致一发不可收拾者，比比，深可畏也，可不慎乎？吾见市医之治热病，不放一条出路，徒事大凉之品，初则唇红不焦，凉之则唇焦矣，再凉之，则焦而出血矣，舌薄黄者，变焦黄矣，耳聋矣，溲短赤矣，神智不清矣，终则真阳越尽，忽现汗出肢冷之亡阳症，欲图挽救，时既晚矣。过热害亦如是，悲夫！

夫寒何以伤形？热何以伤气？是阴阳同类，易相感也。按形即血也，寒病多在血，亦多在形体。如伤寒之身痛，即寒伤营也，故血病多身体作痛。一切痛症，又多因受寒所致也。热伤气，气走空窍，故热病多现于鼻口及耳目大小便也。又暑热外感，每易闭厥,即气受热逼也。

夫四时之病,多阴阳不调,或人身阴阳偏胜之所致。如冬受寒,春温病,即上重寒则热之义。冬天之寒外束,日久发生温热,亦非必致春始发也,不过古人以时候比喻之而已。春伤风,夏飧泻,亦因风热内袭,日久化寒而泄,即重热则寒之义是也。至夏暑秋疟,秋湿冬咳,亦物性之变化者也。夏受外热,秋发为内寒之痎疟,秋受下湿,至冬则上逆而为咳也,此不过古人以四时升降之理,而比喻病症之变化,学者不可刻舟求剑,食古不化也。

气味之阴阳

夫气味辛甘发散为阳,酸苦涌泄为阴。阴味出下窍,阳气出上窍。味厚者为阴,薄者为阴之阳;气厚者为阳,薄者为阳之阴。味厚则泄,薄则通,气薄则发泄,厚则发热。壮火之气衰,少火之气壮。壮火食气,气食少火。壮火散气,少火生气。按《内经》寥寥数十字,道尽一切药物之功能。仲景之所用方药,无不切合经旨。其桂枝汤,即以桂芍二味,为阴阳之总纲。桂枝辛味,合甘草,即辛甘发散为阳,阳气出上窍,用其枝,即薄则通之义,故能治表虚有汗之风邪。辛甘化阳,即可补阳虚。出上窍,能发表,薄则通,表邪外散矣。今人之不用桂枝,而用薄荷、荆芥、苏叶等,辛香温品,皆桂枝之类也。其芍药为酸苦涌泄为阴,阴味出下窍,薄为阴之阳,薄则通之义也,故能治表虚多汗,营伤已虚之阴弱症。出下窍,可敛外泄之汗不出而入下窍,阴之阳故能走表上之营分。薄则通,故能驱虚邪,交营卫。若重用为桂枝加芍,则不走表而走里,治腹痛下利之症,变为味厚则泄为阴,出下窍矣。又如大黄,厚则泄者也。若以麻沸汤渍之,则变为薄则通,治胸腹之结热,不主泄泻矣。又如桂枝薄则发泄,若用桂心,则厚则发热,治驱寒矣。又如四逆汤，是壮火之气衰，壮火食气，可消散一切寒气，若甘草干姜之淡味，又变为少火之气壮，少火生气矣，故一能驱寒气，一能补肺阳也。经方诸药，皆切合经义，已详经方讲义内，兹不多赘也。

五　行

分之为五行，合之为三行，根本只二行。

木火为侣，金水为友，土统四方。

五行为中国学术之根本，四千年国人之所公认者也，与国医学尤为密切。但今科学昌明，维新之士，每思打破。二十年前，吾亦为打破之一份子。然以国医学说，无论何科，皆以五行为本，一脉相通，无五行，不能自完其说。若以科学名辞改之，又张冠李戴，处处矛盾也。然天地生人，至为神妙，人体腹内，只有十个东西，又是五个空其中，五个实其内，恰与五行阴阳之数相符，使尔不说五行不可也。如心、肝、肺、肾、脾皆实质之物，不能客物，其胃、胆、大小肠、膀胱，又皆空其内，可以盛物，一不多，一不少，各居其五，配合为脏腑，又不能不说为五行者也。按古人命名，大有意义，脏者，藏也，藏精、神、魂、魄、意也；腑者，府也，如府库藏物之意，有进有出，一刻不可停留，如府库之藏物者焉。

按行虽有五，实以水火为要，水之母为金，火之父为木，金水木火，同气相感者也。按水火为阴阳之征兆，水性主寒而就下，火性主热而炎上，为寒热性之极端不同者也。金则性类水，阳中含阴，降而未下。木则性类火，阴中含阳，升而未上者也。土则常居中宫,调和四象之用。古人作河图洛书,尽一个五行顺逆之理,以生克为制化,如是,脏腑之功能现焉,疾病之虚实分焉,药物之攻补定焉。

夫五行之于医学也,可包括一切生理、病理、治疗、药物,有数千年之经验,不容非之者也。古人以五行分配脏腑,阴阳分配气血者,实以脏腑气血之功用,命以五行阴阳,其义即彰,是因格物而定其义。先有脏腑气血,而始有五行阴阳之名,读者切不可倒果为因也。夫天地造物,是否以阴阳五行为基础,吾人不能问之天,然以学术上之经验,古人发明阴阳五行之理,几千年来,实有大用也。今以一种病症证之。如有一病人,全身是病,咳嗽气急,头晕眼花,饮食不进,二便不利,四肢无力,卧眠不安,神疲体倦,胸胀腹满,或痛或酸,可谓一个废人矣。医者只当视其症属阳虚,或阴虚。若阳虚、则用温;阴虚、则用清。一汤入腹,诸病悉除。此又吾人屡治屡验者也。若以西法治之,则不胜其烦矣。然亦治之无效也。其咳嗽也,则止咳;头痛也,则安脑;饮食不进,则健胃消食;二便不利,则利水止泻;四肢无力,则用电疗;卧眠不安,则催眠;神疲体倦,则兴奋;胸腹胀满,则或消或熨;或痛或酸,则止痛摩按。所谓药水也,药粉也,针也,电也,丸也,种种药品,不下十余种,此又吾人常能见其若是者也。较之国医,一方治万病之法。谁麻烦,谁见效,不言可知矣。更有一派,所谓国医之新人物者,处处摹仿西法,事事攻击阴阳五行,所立方案,不啻牛头对马嘴。如头痛症,名为脑神经痛,固无不妥,然国医无专门药,及镇痛药,种种不同治法,如风寒则宜表散,肝热则宜平肝,肾虚则宜补肾等,皆名副其实也。如名以神经痛,则此等方药,是否止痛之品,吾谓牛头对马嘴者,即此药名不符病名也。

　　五行之切合国学，既如上述，若五行之学理说明，又非一言可尽，今将《内经》属于五行者，列为一篇，以为学者根本，其运用变通，又在人神而明之也。

五行一统图

	木	火	土	金	水
五方	曰东	曰南	中央	曰西	曰北
在天	曰风	曰热	曰湿	曰燥	曰寒
其气	端柔	息高	平充	洁成	明坚
其性	随暄	速暑	顺而静兼	刚凉	下凛
其德	和	显	濡	清	寒
其用	曲直而动	燔灼	高下而化	散落而固	沃衍而藏
其化	生荣	蕃茂	丰满而盈	坚敛	凝坚而肃
其政	发散	明耀	安静而谧	劲肃	流衍
其候	温和	炎暑	溽蒸	清切	凝肃
其令	宣发	郁蒸	云雨	雾露	凄沧
其变	摧拉	炎烁	动注	肃杀	凝冽
其眚	为损	燔炳	淫溃	苍落	冰雹
平气	敷和	升明	备化	审平	静顺
不及	萎和	伏明	卑监	从革	涸流
太过	发生	赫曦	敦埠	坚成	流衍
其帝	太皞	炎帝	黄帝	少皞	颛顼
其神	勾芒	祝融	后土	蓐收	玄冥
上应	岁星	荧惑	镇星	太白	辰星
其干	甲乙	丙丁	戊己	庚辛	壬癸
其数	三八	二七	五十	四九	一六

	木	火	土	金	水
其时	春	夏	长夏	秋	冬
其主	生	长	化	收	藏
其象	中坚	脉	肤	外坚	濡
其行	曰木	曰火	曰土	曰金	曰水
其性	曲直	炎上	稼穑	从革	润下
其生	火	土	金	水	木
其克	土	金	水	木	火
其形	曲	锐	圆	方	平
其音	角	徵	宫	商	羽
其味	酸	苦	甘	辛	咸
其臭	臊	焦	香	腥	腐
其虫	毛	羽	倮	介	鳞
其支	寅卯	巳午	辰戌丑未	申酉	亥子
其则	规	衡	绳	矩	权
其谷	麻	麦	稷	稻	豆
其果	李	杏	枣	桃	栗
其菜	韭	薤	葵	葱	霍
其畜	犬	羊	牛	鸡	豕
其实	核	络	肉	壳	濡
其脏	曰肝	曰心	曰脾	曰肺	曰肾
其子	心	脾	肺	肾	肝
其母	肾	肝	心	脾	肺
其贼	肺	肾	肝	心	脾
其藏	魂	神	意	魄	精

续表

	木	火	土	金	水
其主	色	臭	味	声	液
其体	筋	脉	肉	皮	骨
其荣	爪	面	唇	毛	发
其腑	胆	小肠	胃	大肠	膀胱
其位	左	上	中	右	下
其经	足厥阴	手少阴	足太阴	手太阴	足少阴
其窍	目	舌	口	鼻	耳与二阴
其志	怒	喜	思	悲	恐
其液	泣	汗	涎	涕	尿
其质	胆汁	血	屎	气	精
其部	左胁、睾丸	心下	大腹、四肢	右胁	少腹、腰膝
其色	青	赤	黄	白	黑
其声	呼	笑	歌	哭	呻
其证	有形无象	无形无象	兼形兼象	有象无形	有形有象
其脉	弦	钩	代	毛	石
其治	宜甘	酸	咸	甘	辛
其禁	辛	咸	酸	苦	甘
其恶	风	热	湿	燥	寒
其喜	酸	苦	甘	辛	咸

按以上五行之说，是表显其五行之本能，分为天地人三类，人居天地之中，与天地之气相感应，分配于五脏，五脏发病，其性自明显五行之性，诊断五脏之病，若合符节也。

六 气

风化暑　暑化燥

寒化湿　湿化火

风寒暑湿燥火，名为六气，又曰六淫，乃天地间六种不同之空气，能淫乱人身气血，故得是名也。六种之中，又别为二类，以寒热为提纲，变化成为六气，即风化暑，暑化燥，寒化湿，湿化火是也。夫空气之温者曰风，清者曰寒，热空气挟有水分曰暑，无水分曰燥，寒空气挟有水分曰湿，无水分即能化火也。虽有六气之名，其实空气之冷暖而已。若六气当令之时，起居失调，六气即能淫入人身，立刻发病，其发病之症候，恰似六气之常态，而现其病状也。

按六气虽能直接淫人，若人体气血强固，虽淫而不能入。若人身素具有六气之同类性者，尤易发生其病也。是故无论何气淫人，恒随其人体之固有常态，而可变化其病状焉。故同一空气中之人，所感受之病状，同者固有，不同者实居多数，是即其人素体固有之常性，而变其病态也。如三人同时得病，有属风者，有属寒者，有火有湿者，各不同也。

又六淫感人，又有半途变其病态者，又有因起居治疗所误事，而变其病态者。如病人初起为风或寒，因天时之炎凉变幻，或居住之寒热失宜，或误服温凉之药品，皆能变其六气之病态，不可不知。大概普通外感，由六淫直中者少，由半途变态者多也。

夫六淫感人，以寒为最多，亦以患外感者，每因衣服单薄，而致感寒而生病也。其次则为风。其他四种，由直接感受之机缘尤少也。故经曰：风寒为六淫之父母，诚以风寒二气，能变生暑火湿燥者也。

夫风寒能变化暑火湿燥之症，多随人气体之感合，或治疗之错误而成。风性属热，热盛为暑，暑盛液枯，则为燥也。寒性属阴属寒，寒极生热，则化湿，湿盛液干，则化火也。此风寒二邪，变化之自然性也。然风何以能化暑？因风热中人，身热多汗，治用辛凉，则风邪可散，风可清。若其人素体本热，或误以辛温助其热，热更盛，汗更多，即为暑病，治用甘寒以却暑，若误以表剂伤其液，则液涸而成燥病矣。纵不误治，而起居不调，或素体多火，邪热内蒸，而汗大出，其热愈炽，亦为暑病，待热久液涸，亦化燥也。然寒何以能化湿？因寒邪伤人，形寒无汗，治当辛温，以发表，则寒去邪罢，若以辛凉之品，汗不能出，邪无所去，外寒内热相蕴，水分氤氲日久，寒极生热，而化为湿热，或寒湿症也。故伤寒论湿病，概因伤寒转属而成。若素体本热，或过用温剂，湿涸液干，变为火病矣。此风寒二性之变化暑火湿燥之因也，间亦有寒变暑燥，风化湿火者，总属少见，不能如此之顺而易也。

风	暑	燥
阳性	热盛	热极
属热	有水	无水
寒	湿	火
阴性	寒盛	寒极
属寒	有水	无水

风	暑	燥	寒	湿	火
恶风	恶风	脉大	恶寒	恶寒	脉数
脉缓	有汗	无汗	脉紧	有汗	无汗
	脉			脉	
	洪			浮	
	大			濡	

经　脉

十二经脉为人体血路之图案

奇经八脉为人身气道之象征

丝纶之直者为经，横者为纬。经者径也，为田径路径之义也。脉者幕也，血中之理也，如称气脉、血脉、山脉、地脉之类。是则经脉也者，即人身中气血经过之路径是也。按吾国医之经脉图画，是在人身各部，画一分界之线，使人易于辨认，犹地图中经纬界限之意，非动静脉之写真可知。古人虽愚，断不致此，何况黄帝岐伯，又非愚辈。即以腰背胸腹观之，经脉满布，此等部位，何尝有一条一条之动脉静脉在也？其所以欲图画此等经脉者，是将人身分配于脏腑，若无此线，使人无从记识。更以病理上之证明，此等经脉，却非空中楼阁。如太阳发病，其经从目眦起，循头项下背，所病亦在此处，头痛、项强、背寒也。阳明发病，其经脉起于面，下颈，经胸腹，所病亦在此等处，面赤、胸痛、腹胀也。少阳发病，其经脉起于颊，经头，致胁而下，所病亦在此等处，耳聋、颈项强、胁满痛也。古人亦由经验得来，知此三部之病各异其症治，故画一条界线，分别其不同之处而已，故命其名曰十二经。十二经者，即三阴三阳各一，合为六，再分手足则为十二也。所谓阳经者，以人身躯壳居于外，目能见者为阳。五脏居于内，目不能见，故谓阴。又将外阳内阴，各部分为大小之不同。故以头项背最大之处曰太阳，太者，大也。面前一望即明白之处面胸腹，曰阳明。以前后交界之小小部位颊颈胁，曰少阳，少者，小也。亦即人身正面、背面、侧面，分为三部之义也。三阴经亦然。以肺脾为最大，曰太阴。心肾为最小，故曰少阴。心包与肝最下最内，且有进路无出路，故曰厥阴，厥者、绝也，亦至阴之义也。然三阴之经脉，皆属阴部，阳部无之，如头背及手足外侧，皆阳经也，手足内侧及胸腹，除阳明一经外，皆属阴经之脉也。何为阳部阴部？人身之外向有毫毛处名为赤肉，曰阳；内向无毫毛处为白肉，曰阴也。此十二经之大略，为人身血流之循环路径也，更有人身气道循环之道，名曰奇经八脉者，在十二经之外也。

奇经者，与十二经之左右对偶双出者不同，只有一半对偶，虽阴阳之维跷，左右皆有，亦非另有其经，皆附于十二经，故曰奇经，即任脉、督脉、冲脉、带脉、阳维、阴维、阳跷、阴跷是也。任脉行于前身之中。督脉行于后身之中。冲脉起于巅顶，直下至大小便交界处会阴穴，在任督脉之中央。带脉由脐中横行至季胁前后一周，如带之束腰也。阳维阳跷，从足外踝上行至头。阴维阴跷，从内踝上行至头也。人身之气分上下升降，皆循此八脉而行。平人不能自觉，惟有静坐功者，及病人始能觉知也。如奔豚气病，即由冲脉上冲至喉，及水病腰以下如冰之类，其界线甚分明。若静坐之人，其任督之循环，冲脉之升降，左右阴阳维行止，皆历历如绘。近时蒋维乔氏，亦证明确有此理，实出近世科学之外者也。

六　经

六经症治之秘要

枢开阖之定义

何谓六经？三阴三阳是也。经曰：阴阳之气，各有多少，故曰太阳、阳明、少阳、太阴、少阴、厥阴，以人身脏腑躯壳分配之，以为病理上症治之秘要。又号太阳曰寒水，阳明曰燥金，少阳曰相火，太阴曰湿土，少阴曰君火，厥阴曰风木，各有五气五行之性，以五气为症象，五行为治法，确切不移者也。按人身脏腑只各有五，分配五行，恰符其数。今有六经，手足合为十二，欲以五行分配之，缺阴阳经各一，故六气有二火，一君一相也。五脏之外，加一心包，五腑之外，加一三焦，心包三焦，俱有名无形之物也，是古人分配六经，硬造之意也。按三焦犹有属地，以人身胸腹之部，分为上中下，连皮肉筋骨，合而为一，在心窝以上曰上焦，心窝至脐曰中焦，脐至足为下焦，以气为主，三焦之病，是属腑属阳属气者也。心包络又曰心主，亦强为设名之脏，与三焦配偶，是统摄五脏之中区，以精、神、魂、魄、意为主体，犹三焦代表躯壳，同一意义，以血为主，心主之病，是属脏、属阴、属血者也。今称为邪入心包之症，为神志昏迷，舌绛干剥，手足动风，拘急气喘，二便不利等等是也。病一至此，多不可救药矣。此心包三焦，是古人创造之有名无形之脏腑，以为配合十二经者也。若无此二脏腑，则十二经不能分配矣。后人多画蛇添足，或曰油膜是三焦，心筋是包络，皆臆说也。

太阳称为寒水者，以恶寒为太阳主症，恶寒未罢，始终当表解，恶寒已罢，虽有他症，不作表邪治矣。水者人身水分也，即汗液与溺也。有此恶寒无汗者，必从汗解，多汗者必从溺解，故太阳篇，仲景以青龙真武为表实表虚之主也。（此以下当以经方讲义六经方合观。）

阳明称为燥金者，以燥为症象，以金气为治方也。病至阳明，无有不燥者，如无汗，皮肤燥，舌干，唇焦，口渴，津液已燥；不大便，大肠已燥；小便少赤，膀胱已燥；腹胀拒按，小肠已燥。一切症象，无不以一燥字为标准。若舌仍腻，口不渴，溺多，有汗，虽有阳明症，亦不可以承气白虎治之也。其所谓金者，金为西方白虎肃杀之气，白虎如秋风，承气若秋雨，皆以肃杀之气，以清燥者也。

少阳称为相火者，相火为木火，有形之火也。在天曰火，在地亦曰火，即在症曰火，在治亦曰火也。夫火之性，见孔则窜，形状若炙，故火症多从九窍发病，如唇焦、目赤、耳聋、鼻干、溲短赤等是也。有此火病，当以泻火之品，黄芩、黄连，味苦性寒，泻火之妙药也。

太阴称曰湿土者，以湿为症象，以土为治法，故太阴发病，舌必腻，如霉天物件发霉之象，大便溏泄，腹满痛，不能食，亦腹内潮湿，发霉之象也。治用土性燥湿，或散或利，无不以去湿为主。所用之药，亦皆属土性甘淡，谷、粟、豆、麦之类是也。

少阴称为君火者，与相火同性。少阳属阳火，少阴属阴火。阴火犹电火，木火犹柴炭火也。阳火常有余，阴火常不足，故少阴发病，欲寐、脉细、蜷卧、肢冷是也。治以火剂，如姜附之类是也。然有余之症，火旺不能卧寐，心烦，懊憹，其治又当泻火而用柏连矣。

厥阴称为风木者，以风为症象，以木为治方也。风气内动，气上冲心，心中疼热，不欲食，食则吐蛔，皆从风气所化之象。风本属木，木性上升，根又下达，枝又外发，又能内收，故症象上呕、下利、外热、内厥，诸症并作。治以木性之四达，木性本酸，酸能收敛，或散、或收、或升降，使其四达，则风病愈矣。

以上六经症治，皆从六气五行为治疗根本，纵病有万变，得其治法，病无不愈。若不从古训为法，以治病，鲜能获效者也。古圣作书，言简意深，处处从根本作想。今人欲废五行者，是不知五行之奥也。吾中医今日能治西医所不治之病者，全赖有此五行阴阳之学说，以为把柄，否则殆矣。

六经又号为开枢阖者，以太阳为阳开，阳明为阳阖，少阳为阳枢，太阴为阴开，少阴为阴枢，厥阴为阴阖，其开枢阖之字，亦大有意义存焉。按开者从外走，如开门在外之意；阖者从里走，如关门走内之义。枢者是门枢，能从外，又能从内，内外俱可走也。故太阳与太阴之治法，皆主向外发散，阳明厥阴之治法，皆主向里下达，少阳少阴之治法皆以内外上下并主者也。噫！古人命名之义，真大有研究之价值者也。

脏　腑

五脏五腑是实六脏六腑是虚

心主三焦有名无形

天地间之物类，有天造的与人造的二种。人工虽巧，总不若天工之奥妙也。即以人身脏腑而论，其奥妙实有令人不可思议者。

在文化未开之前，虽有物类，而无名辞学理，古圣穷格物致知之学，而发明其学说。所谓阴阳、五行、气血、脏腑等等，皆先有是理，而后始有是说，古圣不过演说其所以如此之学理，以教后人，是代天行说而已，非古人所创者也。今观人身之脏腑，古人煞费多少苦心，倡明其学理，吾人始得知其所以然，及其所当然也。

按脏者藏也，即心藏神，肾藏精，肺藏魄，肝藏魂，脾藏意是也。藏愈满，体愈强，不满则病，藏空则死，五脏是藏而不泻者也。人至老年，所藏已空，故有老死。腑者府也，犹府库之义也，如屋为人之府，库为物之府，仓为五谷之府是也，即胃为水谷之府，小肠为分化之府，大肠为秽粪之府，膀胱为浊水之府，胆为胆汁之府。府愈通，身愈健，不通则病，府满则死，五腑是泻而不藏者也。人至老年，腑力薄而不能常通，水谷易积宿，故有老死也。脏腑二方，是对偶的，功能是反背的，脏是清静的，腑是秽浊的，脏是坚实的，腑是空虚的，脏是肉体的，腑是皮质的，处处现不同之相对，故称脏曰阴，腑曰阳也。

人身中之最宝贵者，为气血。气血由五脏合作而发生，肾能生气，肺主藏气，肝能生血，心主藏血。（古说小异）脾则统摄乎气血者也。

人身只有五脏五腑，以配五行，是天造地设也。古人发明阴阳五行，皆从人身之生理状态，脏腑之功能，相像以得，是先觉觉后觉也，非以阴阳五行，凑合人身之气血脏腑也，吾人不可不知。但人身五脏五腑，不能配合十二经，故以五行之火，分为君相二火，而为六行矣，又将人身之躯壳之部，名为三焦，五脏之总称，名为心主、心包络，以分配十二经之手足脉络，此乃古人必不得已之举也。按人身之前后侧，既以三阳名其地，今以人身之上中下名以三焦，亦实有其位及其病也。人身之上中下既分，名为三焦，然人身之五脏，合而名曰心主，又确有其理及其病者也。

附：心主三焦辨证

按焦字《说文》作鸁，从三隹，音杂，群鸟也，又从火为焦，炙也。古人以脏腑躯壳合而名焦，亦犹群鸟合而为鸁之意，水谷之精微为三焦之气所炙而变化之义也。更以焦字之象形观之，从亻，人也，从三，部位分层次也，从亻，虽分数层，仍一气贯通也，从火，属阳，而无定位者也。合言之，即人身上中下部位，分画层次为三焦，一气贯通，似火无形之热度是已。焦有上中下三部之分，故曰三焦。证之《内经》、《难经》、《伤寒》、《金匮》，莫不皆然。

《内经·营卫生会篇》，黄帝曰：愿闻三焦之所出。岐伯答曰：上焦出于胃上口，并咽以上，贯膈而布胸中，走腋，循太阴之分而行，还至阳明，上至舌，下足阳明，常与营俱行于阳二十五度，行于阴亦二十五度也，故五十度而复大会于手太阴矣。按胃上口适当心窝之地，并咽以上，贯膈，布于胸中者，言上焦所生，无形之热气，循咽（即胃脘）而上，直贯膈膜，布散于胸中也。走腋，循太阴之分而行，还至阳明，上至舌，下足阳明者，是上焦之气，布散于胸中肺心之间，复从手太阴之脉外行，循臂至寸口，循合谷手阳明之脉，复上至舌，下入足阳明之脉也。常与营俱行于阳二十五度，行于阴亦二十五度，故五十度而后大会于手太阴者，是上焦之气，与营血并行也。若有以肠膜为三焦者，胸腔中有何肠膜？亦何能布胸中，走腋，循经脉与营血并行？由此观之，自心窝以上至胸，至头，至手，为上焦所属之地，有名无形，确无疑也。岐伯又曰：中焦亦并胃中，出上焦之后，此所受气者，泌糟粕，蒸津液，化其精微，上注于肺脉，乃化而为血，以奉生身，莫贵于此，故独得行于经隧，命曰营气。按中焦亦并胃中者，犹言中焦，亦发生于胃中也。出上焦之后者，胃中在下，在胃上口之下也。此所受气者，泌糟粕，蒸津液，化其精微，上注于肺者，是中焦之热气作用，化水谷为精微也。故独得行经隧者，非中焦之作用，水谷之精微，无以化血，行于经隧也。由此观之，中焦在上焦之下，自心窝至脐之位，胃与脾及小肠之间，亦有名无形，非妄语也。若以肠膜为三焦，何云亦并胃中？岐伯又曰：下焦者，别回肠，注于膀胱，而渗入焉。故水谷者，常并居于胃中，成糟粕，而俱下于大肠，而成下焦，渗而俱下，济泌别汁，循下焦而渗入膀胱焉。按别回肠，注于膀胱，而渗入焉云者，自脐至少腹回肠膀胱间之地，为下焦之所属也。又按成糟粕而俱下大肠而成下焦云者，则《内经》已自言明大肠膀胱为下焦之作用矣。黄帝曰：上焦如雾，中焦如沤，下焦如渎，此之谓也。更可证明三焦有名无形之铁据。上焦即卫气之所生，中焦即营气之所出，下焦即水液之所泄，此为《内经》三焦之论也。至《五脏别论》、《本脏篇》、《论勇篇》等之文，乃三焦之标，非三焦之本也，为三焦之用，非三焦之体也。更将《难经》之三焦，证明之。

三十一难曰：三焦者，水谷之道路，气之所终始也。按水谷之道路，气之所终始二语，凡人身脏腑躯壳，莫不包括于三焦之内。又曰：上焦者，在心下，下膈，在胃上口，主纳而不出，其治在膻中，是则上焦所主之地，为心下，下膈之胃上口，以至胸中无疑也。又曰：中焦者，在胃中脘，不上不下，主腐熟水谷，其治在脐傍，是则中焦所属之地，为胃中以至脐傍，亦无疑也。下焦者，当膀胱上口，主分别清浊，主出而不纳，以传导也，其治在脐下一寸，是则下焦所属之地，为膀胱以至少腹，更无疑也。此为《难经》之论三焦者也。

若仲景之论三焦，《伤寒》、《金匮》，有明文之三焦凡五，无明文之三焦凡八。先就有明文之三焦先论之。少阴篇曰：少阴病形悉具，小便白者，以下焦虚有寒，不能制水，故令色白也。按小便白者，为下焦虚有寒，则仲景亦以肾与膀胱为下焦也。又《金匮·脏腑经络先后病》云：师曰：烦而微数，其病在中焦实也，当下之则愈，是则亦以脾胃为中焦也。又曰：在上焦者其吸促，在下焦者其吸远，是则亦以胸上为上焦，脐下为下焦也。又《肺痿肺痈咳嗽上气病篇》云：热在上焦者，因咳为肺痿，是则亦以肺为上焦也。又《胸痹篇》云：师曰：夫脉当取太过不及，阳微阴弦，即胸痹而痛，所以然者，责其极虚也，今阳虚，知在上焦，是则亦以胸为上焦也。又《五脏风寒积聚篇》云：上焦竭，善噫。下焦竭，即遗尿。又热在上焦者，因咳为肺痿。热在中焦者，则为坚。热在下焦者，则溺血，亦令淋闭不通。按此皆以胸腹少腹为三焦。此为有明文之三焦者也。更将太阳篇无明文之三焦而论之。《伤寒·七十》法云：若脉浮，小便不利，微热，消渴者，五苓散主之。按小便不利，即下焦之气不利也。《七十一》法云：发汗已，脉浮数，烦渴者，五苓散主之。按烦即心中烦闷，中焦之气不宣也。《七十二》法云：伤寒汗出而渴者，五苓散主之。按汗出，即上焦之气外泄也。《七十三》法云：中风发热，六七日，不解而烦，有表里症，渴欲饮水，水入则吐者，名曰水逆，五苓散主之。按发热与烦，有表里症也，有表里症，即上中下三焦俱病也，此为五苓治三焦阳实之法也。更将栀子治三焦阴虚之法而论之。《七十八》法云：发汗，若下之，而烦热，胸中窒者，栀子豉汤主之。按胸中窒，非指上焦之气不通耶。《七十九》法云：伤寒五六日，大下之后，身热不去，心中结痛者，未欲解也，栀子豉汤主之。按心中结痛，非指中焦之气不通耶。《八十》法云：伤寒下后，心烦腹满，卧起不安者，栀子厚朴汤主之。按腹满，非指下焦之气不通耶。《八十一》法云：伤寒，医以丸药大下之，身热不去，微烦者，栀子干姜汤主之。按丸药大下其里而烦，身外之热又不去，此非指上中下三焦之气，俱不通耶。由此观之，五苓与栀子豉，治上焦、中焦、下焦、上中下三焦之阳实阴虚诸症，更可证明心窝以上为上焦，心窝至脐为中焦，脐至少腹为下焦之铁据。观上所论，《内》、《难》、《伤寒》、《金匮》之比较，皆无歧议也。

表　里

表里是部位上内外上下之称

脏腑配合表里是工作上夫妻之义

表里者，是内外上下部位上之代名词也。如躯壳为表，脏腑为里；皮肤为表，筋骨为里；头项背为表，面胸腹为里；颊颈胁为半表里也。又六腑为表，五脏为里；肺脾为表，肝与心主为里；心肾为半表里。背为表，腰为里；胸为表，腹又为里；头为表，足为里。此人身部位之表里也。表者治法，当从外达；里者治法，从里走也。又六脏与六腑分配为表里，其意义更深。肾与膀胱相表里，心与小肠相表里，肺与大肠相表里，肝与胆相表里，脾与胃相表里，心主与三焦相表里是也。名虽为表里，意义犹夫妻也。表是对外工作，里是对内工作，犹夫出外营谋，妻在宅理家事也。肾与膀胱相表里者，肾之工作对内主造尿，由输尿管下达膀胱，膀胱之尿将满，则对外排泄，膀胱则空，二者同司一种造尿工作，故为表里也。小便不利之病，责在肾与膀胱二经。膀胱满，则少腹胀。不得小便者，病在膀胱也。若不得小便，膀胱无尿，少腹不胀者，病在肾经失职也。脾胃相表里者，胃主对外纳水谷，饱则停食，由脾消化而下小肠，二者同司水谷饥饱之职，故相表里也。若不能进食而腹饥，病在胃府；能进食而不消化，腹作饱胀，则病在脾脏也。肝胆相表里者，同司造血工作也。肝对内输送血液，血中之苦汁，分入胆囊，由胆对外下达十二指肠，由便排泄。若病在血分，责在肝经；病在胆汁，责在胆经也。此三表三里，可称为小家庭。若肺与大肠，心与小肠相表里，当称为大家庭也。何则？此四脏腑是混合之工作也。心与肺合作，对内输送循环气血。小肠大肠合作，对外输送精华糟粕者也。夫水谷入小肠后，变为糜浆，由心房之吸力，其精华由小肠上输心房，至肺与空气混合，复入经脉，其糟粕由肺气之排泄力，而入大肠，至肛门而出也。若水谷不消化，病在小肠；糟粕不运送，病在大肠；气病，在肺；血病，在心者也。按肺居人身最高之位，中含心脏，大肠居人体最下之位，上连小肠，是分而又合作者也。又按大小肠为制造气血之初步工作，心肺为制造气血之最后工作者也。至心主与三焦亦相表里，是有名无形之脏腑，对于工作，殊属不明，三焦虽有排泄水道之工作，是借他人之工作而为工作也。云上焦如雾，是肺之工作也；下焦如渎，是肾之工作也；中焦如沤，是脾之工作也。

按肾与膀胱，脾与胃，心与小肠，肺与大肠之相表里，皆称为夫妻之义，惟肝为老阴，胆属小阳，老妇与童子，是母子之义也，故不能称为夫妻，其义甚奥也。又各脏腑之表里皆分离自立，惟肝胆相连，最密切，犹老母之抱婴儿也，故其症治，多相混用也。

男 女

男子以气为主

女子以血为主

男女形态之生理状态，西医不过论其生殖器之生活状态而已，至结喉、乳房、骨盘等等，并无深究之确论，亦断非有形之物质，可揣摩其天然之学理也。吾中医虽不以科学方法论生理之状态，而以物质之学理实验，测其生理之动作，亦能确定其生理学天然之公理也，引证于左。

《上古天真论》曰：女子七岁肾气盛，齿更，发长。二七而天癸至，任脉通，太冲脉盛，月事以时下，故有子。丈夫八岁肾气实，发长，齿更。二八肾气盛，天癸至，精气溢泻，阴阳和，故能有子。

按此天癸发生之生理状态，为男女之生理上发育之原则也，其区别如左。

（一）肺部

男子肺部发育特殊，故肺管端之结喉长大，声音雄大。

女子肺部无特殊之发育，故结喉不变，音如常。

（二）肝部

女子肝部发育特殊，故肝血下注子宫，骨盘长大。

男子肝部无特殊发育，故血海与骨盘如常。

（三）乳房

女子象离，离中虚，☲离为火，火数二，故二乳发育特殊。

男子象坎，故无特殊发育。

（四）生殖器

男子象坎，坎中满，☵坎为水，水数一，故一茎发育特殊。

女子象离，故无特殊发育。

按此天癸至为成人之候，生育之期，女子在十四岁，男子在十六岁之谱。但其天癸生时之膨胀力，有如海潮之外涌，女子则乳房突起，月信如朱，骨盘横宽，后庭若鼓；男子则玉茎骤粗，精如流雪，结喉忽大，声若巨雷。夫女子固有结喉也，何以结喉不大？女子固有声音也，何以声音不变？男子固有乳房也，何以乳房亦不突起？男子固有骨盘也，何以骨盘亦不横宽？且女子何以流血不流精？男子何以流精不流血？女子之血，何以应月而来？男子之精，何以随时可至？此男女天癸生理学，为人人所经过者，西医无此学说，以天然二字了之。

按中医古今医书，亦未见有说明者，可见中医之深奥也。夫阴阳五行者，确有实据，非虚无飘渺之谈也。但吾国人不知阴阳之理者，推波助澜，愈说愈空，竟成不可思议之物，不能折服世人也。按阴阳者，即男女假定之名辞也。曰乾坤者，对于先天生育时之男女而言也，故曰乾坤为父母。曰坎离者，对于后天天癸发生时之男女而言也，故曰坎为中男，离为中女，即亦二七二八岁之男女也。男女五官四肢固同，而其天癸之生理则不同，阴阳器具之凹凸更不同。男坎也，坎之象形为☵，故生殖器亦凸而在外。坎为水，水为天一之所生，故男子天癸生时，玉茎粗大者，从坎中一画阳动也，玉茎即坎中一画之原质也。又天一生水，水下降，故从下身之一画发生，不从上身二画发生也。水性下流，故玉茎亦下垂也。水色如晶，故其精白也。又坎为阳，阳主火，火蒸为气，故男子以气为主。肺主气，气出于结喉，结喉为肺之端，故结喉突起也。肺气一壮，故声音必雄也。女离也，离之象形为 三，故其生殖器亦凹于内。离为火，火为地二之所生，故女子天癸生时，二乳突起者，从离中二画阴动也，二乳即离中二画之原质也。又地二生火，火上升，故从上身之二画发生，不从下身一画发生也。火性炎上，故乳房亦上锐也。火色如朱，故其血赤也。又离为阴，阴主水，水凝为血，故女子以血为主。肝主血，血出于子宫，子宫根于骨盘，故骨盘横宽也。总言之，男女阴阳，确有实据。古之所谓乾坤也，坎离也，雌雄也，牝牡也，上下也，左右也，升降也，出入也，阴阳也，五行也，河图洛书也，卦爻日月也，皆从男女天癸发生时之生理状态上研究而得也，即中医病理治法上，男子以气为主，女子以血为主者，亦确从男女天然造化之生学理实验研究而得也。

附：老　幼

　　男女生理形态之不同，已如上论。然老幼生理之形态，亦有不同之点者在也。据天真论之幼年发育时期，女子始于七岁，男子始于八岁，其七、八不过大略而已。有因地理上之寒热而先后发育不同者，有因处境之贫富而发育不同者，有因起居饮食之优劣而发育迟早不同者，有因疾病阻碍其发育年期者，总之，女早于男，则全球皆然也，大概热带、富室、美饮食、少疾病，其发育年期必早，反则必迟也。

　　按老幼之生理，可区别为二时期，自生后以至十六岁，为生理发育时期，自发育盛极，而即日暂衰败。经曰：五七阳明脉衰，面始焦，发始堕，任脉虚，太冲脉衰少，天癸竭，地道不通。五八肾气衰，发堕齿枯，肝气衰，筋不能动，天癸竭，精少。是则男女皆在五七、五八即衰败年期也。

又按男女自七岁、八岁以至五七、五八岁，始终皆以肾气为主。肾为先天，操人体生命之权者也。至肾气一败，则水不能生木而肝气衰，目不明。次则木不能生火而心气衰，苦忧悲，血气懈惰，而好卧。次则火不生土而脾气虚，皮肤枯，食少。次则土不能生金而肺气衰，魄离，言善误。又次则金不能生水而肾气衰，四脏经脉空虚矣。终则五脏皆虚，神气皆去，形骸独居而终矣。此以善保身躯，克终天年者也。其戕贼身躯者，则又不同此论也。故《天年篇》曰：人生十岁，五脏始定，好走。二十，气血始盛，好趋。三十，五脏大定，好步。四十，五脏六腑，十二经脉皆大盛以平定，腠理始疏，荣华颓落，好坐。五十，肝气始衰，目不明。六十、七十、八十、九十、百岁，即如上文逐渐衰败之象也。然六十岁以后，往往有身体转强者，所谓返老还童，其生理亦变为幼年时代之形状，此为老幼之生活形态之不同者也。

先　天

在母腹时造就者

以心肾为根本

西医生理学，以科学为基础，有物质而无精神，有血液而无气象，对于人体生理现象，所缺殊多，故治疗上，长于外科，短于内症。吾中医，专攻气象，放弃物质，故治疗上，亦难求完满之效果者也。夫吾人生理之起源，理甚微渺。西医以细胞之代谢，观察各种生理之机能，只可求有形之生理作用，而精神生理，非显微镜所能望见，故目为哲理学说，未免有所偏也。吾中医之生理，分为二类，有先天之生理，有后天之生理，先天之生理，专论精神之发育，以处胎时生理为起点，后天之生理，专论脏腑之官能，以饮食呼吸为作用者也。

《本神篇》以德气生精、神、魂、魄、心、意、志、思、虑、智，为吾人结胎，以迄成形，发育之生理者也。以天喻父，以地喻母，以德喻父之精，以气喻母之精，故曰：德流气薄而生者也。又曰：故生之来谓之精，两精相搏谓之神。以德流气薄，喻父母之精也，更明矣。随神往来谓之魂，并精出入谓之魄，可知魂神为一，精魄无二也。曰往来，曰出入，是则往外为魂，来舍为神，出体为精，入身为魄，更毋庸疑贰者也。已有精、神、魂、魄，则人体之生理作矣。生理之作，以心为主，心不在焉，则视而不见，听而不闻，食而不知其味，推之痛痒动作，莫不以心为觉不觉也，故曰：所以任物者谓之心，心有所忆谓之意，意之所存谓之志，因志而存变谓之思，因思而远慕谓之虑，因虑而处物谓之智。是则意者，心之所发，为生理之主人翁，意欲如何，一切人体之动作，皆听命于意，谓意为生理之司令，无不可也。意又为脾之所藏，脾主中州，四方听命，其志、思、虑、智，皆意之所变化者也。毕生不变之意谓之志，俗言此人有志气者是也。变化之意谓之思，俗云思想物理，研究学术是也。瞻前顾后，疑惑不决之意，谓之虑，俗云忧虑是也。聪明灵巧之意谓之智，即才智是也。

夫人之生也，以父德为种，以母气为养，父配天，母配地，地气有四时之分，非时不能生物。女子亦然，故以月信来时，为生育期，男子则随时皆有生机，非若女子之有定时者也。夫自两精交感之后，生机已种，经母体十月之培育，逐渐长大，气足即生。一、二月，先由肾气培育。三、四月，复由肝气培育。五、六月，则由心气培育。七、八月，则由脾气培育。九、十月，则由肺气培育。至肺为秋金当令，瓜熟蒂落而生。十月妊娠，由水木火土金各养二月，故仲师有怀身七月，太阴当养不养之言也。

夫人在胎时，性命内藏，精神内守，呼吸不由口鼻，由任督循环流转，谓之胎息。其性藏于脑，其命藏于脐。躯体之强弱，以父母之躯体为依据，即生后未断乳以前，仍当以父母之躯体为依据也，故吾中医，称为先天。先天者，未生以前，即有此身，早由天父地母生就者也，简称之为先天而已。人体既生之后，即由口鼻通呼吸，任督之胎息立断，五官四肢，开始工作，脑脐所藏之性命，一变为精神，蕴藏于气血，分配于脏腑，发越于五官四肢，以为人生日用之所需，逐日如此耗散，复由后天脾胃逐日如此增添，故人得以终其天年也。

夫人体之生理，全赖精、神、魂、魄、意，为之主持。精、神、魂、魄、意，又藏之于五脏，心神、肾精、肝魂、肺魄、脾意是也。而精、神、魂、魄、意之根源，又发生于气血，血之华，谓之神，气之晶，名曰精，精未出前谓之魄，神未觉时名曰魂，神与魂，精与魄实一物也，不过作用不同之称谓而已。

人身之生理，睡觉时皆动作不息者，厥为气血，气血之循环，各有途径，气血之根本，又各有处所也。血之根本在心脏，由动静脉为之循环，是由内而达外；气之根本在肾脏，由任督脉为之往复，是由下而上达也。

人身之气血，有升降出人之时刻，子时起始，生于尾闾，至午达巅顶，午后降至亥，复至尾间，每日夜一周也。

后 天

离母腹以后调养者

以脾胃为主脑

人之所以有生者，全赖呼吸空气与饮食水谷所生之精神也。无空气则呼吸息而性命立亡，无水谷则饮食废而生机立绝，是则人体之生理，实呼吸饮食之所司也。按肺司呼吸，胃司饮食，肺为诸脏之华盖，胃为诸腑之纲领，欲明人身生理之作用，必以肺胃二经为主脑也。

夫饮食入口，则唇吻开张，食入受牙齿之相嚼，饮食得以糜烂，舌之播动，饮食得均匀，得唾液之相和，润而不燥，如此乃可咽之。咽则唇闭而咽开，悬壅上塞其鼻孔，结喉上塞其喉管，会厌盖喉，遮闭喉管，饮食由口入咽，吞入胃脘，而至于胃。若饮食太促，从鼻而出也，或不落喉内而停留胃脘不下，而作噎哕，饮食时，故不可太促。饮食已至胃，胃者，土也，土能载万物，为仓廪之官，五谷盛焉，只能受物，不能化物，犹汽机屯煤注水之仓，以供火炉汽锅之用也。

饮食屯注于胃者，随人体呼吸力之强弱，以定时间之多少，渐次下注小肠。呼吸力强者，则时间短；呼吸力弱者，则时间长。患饮食不消化者，其身体虚弱，呼吸力薄，所以饮食难消而不饥也。凡劳动之人，其呼吸比平时增加，故饮食亦随之增加也。方其饮食由下脘入十二指肠之候，有脾属之胰液，肝中之胆汁，同注于十二指肠间，与饮食混和，同入小肠之内而消化之。小肠者，火也，火能化万物，为受盛之官，化物出焉。中焦之气，发源于此，饮食渐入渐化，水与谷融为糜浆之汁，其水谷之精粹，则由绒毛传入微丝管而入淋巴管，注于肝脏，上入心旁之大静脉，与血同入于心房，运行周身，其清如露者为营，其浊如雾者为卫，犹气锅发出气质，由管而出，以供各发动机之用也。

饮食之糟粕，渐次传入大肠，大肠者，金也，金主传送，为传导之官，变化出焉，糟粕传入大肠，积而为屎，由回肠之肛门而出，犹火炉煤渣从炉底而出也。大肠只能收摄其水液，上输于经脉，入心房以传至肺，下焦之源出于此也。

生理与饮食之关系，自唇口，经咽喉，入胃，传小肠，至大肠，由肛门而出，其生理之作用已尽，其精粹上输于心肺者，当求之呼吸之生理作用也矣。

呼吸者，如汽箱之引擎机也，一呼一吸，与引擎之一伸一缩同，于是乎百轮转动，生气勃焉，刨之、钻之、切之、磨之，有若人力之动作，人之所以有生而能动作者，亦惟呼吸力之所赖也。

饮食之精粹，为营卫之原料。在小肠内受呼吸力之所摄，由小肠之绒毛，入小肠之毛细管，经过门脉，分布于肝脏内之毛细管。经云：肝藏血。肝主血者，水谷之精微，入肝脏后，而始变为营卫故云也。营卫入肝脏，由肝脏之生理作用，分出其血中苦汁，贮于胆囊，为胆汁。肝者，将军之官，谋虑出焉，以其为血液之司令，血脉强盛者，必孔武有力，为有血性之男儿，故若将军焉。胆者，中正之官，决断出焉，以为肝内苦汁之所贮，肝之精华，悉藏于胆，将军之所以能决胜庙堂，不失将军之本性者，厥惟将军之精华是赖，故胆能司中正无偏之决断也。营卫由肝之毛细管入肝静脉，输于上行大静脉，入心之右上房，入右室，出肺动脉，上输于肺，与空气混和后，受吸入空学气之压力，由肺静脉入左上房，下左室，出大动脉，上行至头与手，下行至腹与足也。心肺为上焦之气所由出。心者，君主之官也，神明出焉，为动静脉交通之中心点，司全体之血脉，以养百骸，犹君主之为保育百姓也。肺者，相传之官，治节出焉，辅心主而行血脉，操全体生理之权，有若相传，代君司令也。心肺二脏，犹如吸水之机，心房如机筒，静脉如入水管，动脉如出水管，肺如吸水之喷水器也。

营卫由心之右上房，出大动脉者，即由上行下行之大动脉，流行周身之支动脉，分布于微丝血管，渗于肉中，至皮肤而止，以营养人身之各机官，使生理之动作不息也。营卫散处于肌肉者，经各机官之吸取其清气，而放其浊气于肉内，后由肺脏吸之，由肉中入于静脉之微丝血管，入支静脉，大静脉，入心房，至肺脏，由喉管放出其浊气，而收其清气，后由大动脉流行于周身也，周而复始，如环之无端。动脉输送血流于各机官，如自来水管，送水于家屋，供人之用，用后水复入地，由土内渗于沟渠，入江河至大海，肉内之血液，入静脉归心之理，亦犹土内之水入海同也。呼吸之生理作用，于是已尽其机能矣。

精神魂魄

精生于气神生于血

觉则为神昧则为魂藏则为魄泄则为精

饮食呼吸之生理，已如上所述。然有精神之生理，为总摄人体一切各器官之生活现象者也。夫人体之能呈各种生活者，为有精神在也，精神之为物，可别之为二种作用，即动与静之各有不

35

同也。

按人体受饮食呼吸之作用后，分配于气血二途，呼吸居于气，饮食归于血。血内之精华名之曰神，气内之精华名之曰精。精未动时，在人身谓之魄，动则泄之体外，始有精形也。神未觉时，离人身谓之魂，觉则归藏体内，始谓之神也。神与魂，精与魄，实二而一也，不过觉与不觉，动与不动之分别耳。

神觉则藏于心，寄于目，为之用，且能运用于各部；昧则藏于肝，散于体外，而为各种幻象，称之曰魂也。精静则藏于肺，通于鼻，为之运用，亦能运用于各部，名之曰魄；动则藏于肾，泄于体外，而为有质，始称之曰精也。

人体之生活动作，最要者不过二种，即智识与气力是也，故神愈足，则智识愈聪敏，精足，则气力益强健也。人身之生活机能，不过神气二字，可包括一切也。

又按精神寄体于气血，血足则神足，气足则精足，精神气血足，则生机永久不息，而人体之生活现象亦不衰败也。

精神虽为人体之生活要素，而主使此精神者，即脾经所藏之意是也，故人体之生活，必先发生一种意识，然后始能使精神为各种之动作，若无意识，则虽有精神，等若无也，故吾人体内一切生活现象，皆此气血内所蕴藏之精神，使其然也。

气　血

男子以气为主　女子以血为主

人身脏腑躯壳，死物也，不能自生灭者也，必须藉气血之培养而始有生机，故人身有一部气血缺少，则枯瘘，全身气血耗绝，则死亡。由是观之，气血之关乎人之生命也大矣。然气血之源出于饮食，饮食入腹，分化而为气血。气血之旺衰，又全赖乎饮食之营养者也。按人身脏腑，为制造气血之机械，既于《后天论》内详述矣。司气血之主要者，又在五脏为主体也。按肾生气，肺司气，肝生血，心藏血，（与古说反）脾统血，又司中气是也，故脾壮则健食，气血之根源不竭，升降出入以时，肝旺则生血而血足，肾壮则生气而气足，于是心藏其血，运行内外，肺司其气，呼吸出入也。

夫气血虽性质不同，亦有互相调剂之作用。血性寒也，气性热也；血有形也，气无质也。若血得热合，则能蒸发血中之水而为气，若气得冷合，亦可凝气中之水而入血，故气血之交通，又在水分之变化也。是则水分冷则化血，热则化气，气血故能互相调剂也。所以补火即能壮气，滋水即可养血，人身之气血已旺，则生机勃发矣。

按人身之生理，全在气血，男子气脏发育特殊，故以气为主体，女子血脏发育大异，故女子以血为主体也（见男女篇）。男女虽气血强弱有异，而气血所发之生机则同，血中藏神，神寄于耳目，气中藏精，精现于口阴也，故脱神者目眩耳鸣，脱精者口干溲短也。

按气之晶名曰精，血之华名曰神，故血旺则神充，面色红润，耳聪目明，气旺则精满，阳事雄壮，身广体胖也。是故脱血者，曰神疲色苍，脱气者，精稀气促，故欲求精神之壮健，必培补气血而后可。

按气血之在人身也，有动有静，气静则为魄，藏于肺，以司健运，动则附阴器而出，始名曰精也，精魄实一物也，皆气之所出也。老年气分一衰，体魄疲倦，精力毫无，故不能生子。血静则为魂，藏于肝，以司营养，动则寄于耳目，司视听，始名神也，神魂实一物也，皆血之所生也。故木火为一家，专司造血生神，金水为一家，专司造气生精也。

俗云：女子气量小，男子气量大，实有至理也。以女子肺部无特殊发育，较男子为小，一怒之后，肝气暴升，肺不能容，故郁结下膈，易患肝胃气痛，及胀满诸病。男子则不然，以其肺部特大，虽容一切诸气，顷刻可消，故少患郁结之病。然男子亦有气量小者，女子亦有气量大者，其肺部之胸腔必宽广也。

又俗云：男子血宝贵，女子血不值钱，亦以其生理使然也。按男子肝部发育较女子为小，造血之机械不强，故患失血，易丧生也。女子则肝部造血特强，故每月经水不计外，纵患失血，亦易于调治也。此实生理之优胜劣败也。故男子气力大于女子，女子血色优于男子，亦以其气血各有多少者也。

《内经·十二经脉篇》，有所动所生病云云，经经如是。《难经》解所动为气，所生病为血，是则十二经之病，以气血二字，可包括一切也。即《伤寒》所论，亦不离阴阳营卫，所用药物，非桂、芍，即麻、杏，以桂扶阳气，芍养阴血，麻攻营血，杏破卫气也。以及大承气之朴、黄，真武之附、芍，皆不离于阴阳气血者也。

卷二　脉学

闽杭 包识生先生著　包天白 包应方 包应申　校字

第一章　诊断学总论

六气经天，五行丽地，阴阳相薄，云雷风雨作焉。六经波荡，五脏倾移，寒热交错，色声证脉现焉。故五脏法五行，六经应六气，正邪相感，营卫相干，疾病生焉。圣人参天地之道，致知格物，以测人身而有医，辨动植矿物之性以疗疾，药乃备焉。夫病者并也，邪气与正气相并也。药者乐也，除疾苦而令人乐也。色者饰也，饰象现乎外，令人可观也。声者申也，申明藏府之象，令人可闻也。证者征也，征明诸病令人征验也。脉者幕也，幕络周身之气血而动，令人按脉而知其病也。且色为气血之华，现乎外者也。声为气血之精，鸣乎外者也。证为气血之变，动乎内者也。脉为气血之本，藏乎内者也。是故疾病作，则标现乎外，本现乎内，动作乎中，故望其色，闻其声，问其证，切其脉，而知邪之风寒暑湿燥火，症之表里寒热虚实也。

第二章　脉之总论

夫切脉之法，发明于《内经》，研究于《难经》，实验于《伤寒杂病论》。秉阴阳消长之道，气血盈亏之理，为脉学之正宗也。夫热度渐强，则脉渐急、渐大、渐浮、渐有力；热度渐弱，则脉渐缓、渐小、渐沉、渐无力，为物性自然之理，如寒暑表热升寒降之理由同也。后人不知脉之真理，各创臆说，分人迎气口于关前一分之地，别七表八里九道之伪说。伤食、伤寒一诊即得，甚有诊脉能知富贵贫贱、五伦六亲之休咎者，益荒谬矣。无怪乎吾国脉学之晦传也。按西医诊脉，以时计定一分钟脉来多少至为强弱之别，正与《内经》之滑涩，《难经》之损至，《伤寒论》之紧缓，以一息几至定表里、寒热、虚实者，法虽不同，而理则同也。识生研究脉学十有余年，虽不能发明脉理之精微，亦不敢以不经之说而误世，多从古圣切脉之原意，参以新旧脉学之实验，以沉、浮、滑、涩、长、短、弦、濡、大、小，十脉为经，以数、迟、紧、缓、动、结、促、代、牢、弱、实、虚、洪、细、芤、微、革、伏、散、无，二十脉为纬，原生、长、化、收、藏，血气盈亏之理，纲举目张。后世言四脉者、八脉者、十脉者、二十四脉者、二十七脉者、二十八脉者，诸说咙杂，皆未得脉之要道，大失脉学之真诠也。

第一节　图　说

中央为太极阴阳消长之图，一层寒暑之图，二层西方五行四时升降之图，三层四时平脉之图，四层十脉变化之图，五层病脉之图，六层死脉之图，七层寒暑升降度数图。

脉理图

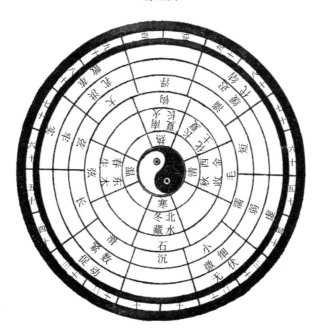

第二节 三十脉说

四时者，阴阳消长，变化诸脉之父母，合之为五，分之为十，变之则为三十脉也。脉沉滑而长曰弦。春主发生，万物萌动而生，在沉部往来滑利而长，虽蛰藏有劲强外出，仍有内守升而不急升之象，故曰弦。浮大而弦曰钩。夏主蕃秀，万物荣壮而长，在浮部形大而弦，有茂盛上升而不外溢，仍有内降之象，故曰钩。浮涩而短曰毛。秋主容平，万物凋落而收，在浮部往来涩滞而形短，虽内降有柔软上升而不急降，仍有外动之象，故曰毛。濡小而沉曰石。冬主闭藏，万物静蛰而藏，在沉部形小而濡，有虚静下降而不内陷，仍有上升之象，故曰石。大浮而涩曰和。居火金之位，介夏秋之间，主布化万物平和之象，莫能见，代四时而行气，故曰和。

沉滑而长曰弦，木生之象也。若生气太过而发，则变为数、为紧之病脉矣。发极，则变为动、为促之死脉矣。木本柔软而性刚，太刚则弦，变为牢之病脉矣。刚极，变为实之死脉矣。浮大而弦曰钩，火长之象。若长气太过而开，则变为洪、为芤之病脉矣。开极，则变为革、为散之死脉矣。浮涩而短曰毛，金降之象。若降气太过而收，则变为迟、为缓之病脉矣。收极，则变为结、为代之死脉矣。金本坚刚而性柔，太柔则濡，变为弱之病脉矣。柔极，则变为虚之死脉矣。沉小而濡曰石，水藏之象。若藏气太过而闭，则变为细、为微之病脉矣。闭极，则变为伏、为无之死脉矣。大浮而涩曰和，土化之象。若化气太过而布，亦变为缓、为迟之病脉。布极，则变为结、为代之死脉也。

第三节　十脉消长说

夫浮沉为天地之位，滑涩为生杀之机，长短为有余不足，弦濡为刚柔之象，大小为寒热之情也。

浮沉者，随阴阳之升降也。沉为海底蛰藏之所，沉极必渐渐而浮，盖藏而必生，生气渐动，厌厌而升，故受之以滑，滑者阳气初生，生而必长，端直而长，故受之以长，长而必强，强健有力，故受之以弦，强而必大，故受之以大，大而必高，故受之以浮，浮为天顶发泄之所，浮极必渐渐而沉，长而必收，收气蔼蔼而降，故受之以涩，涩为阳气初收，收而必亏，故受之以短，短而必衰，故受之以濡，濡而必减，故受之以小，小而必陷，故受之以沉，沉为阳气已藏，藏极而又复生也。

第四节 十脉变化说

浮沉者，为阴阳升降上下之位极也，故无变脉。长短者，阴阳盈亏有余不足之位极也，故脉亦无变。滑涩者，生杀之机也。滑为阳气初生，其状如童子之行，身轻足快，厌厌而行曰滑。稍进则两足乱行，虽乱，步犹可数，曰数。再进则发足乱趋，步不能数，曰紧。又再进则趋而且猛，气喘汗出，足如马奔，曰动。终则闭目而趋，足力将绝，且趋且跌，曰促，至此身困不能行矣。涩为阳气初收，其状如老人之行，体倦足重，有欲行难行之象，曰涩。继而两足徐步，有艰难之象，曰迟。后则力气益减，一步一步而行，曰缓。再后则行而有时欲歇，曰结。终则行数步而必欲坐，曰代，至此亦体困不能行矣。

弦濡者，刚柔之象也。弦为强健有力，如琴瑟之弦，弹人指象不紧不松曰弦。再紧，则按之劲强弹指曰牢。又再紧，则按之不软如石投指曰实，至此有断弦之形矣。濡为柔软而无力，如松退琴瑟之弦，弹指无力曰濡。再松，则按之软弱无声曰弱。又再松，则弦不成按，随指而陷，无抵抗之力曰虚，至此有弦无声，如虚设也。

大小者，寒热之情也。愈热则物体愈大，愈寒则物体愈小也。大为阳气上浮，其状如吹气轮之橡带，初则突然涨大曰大。再吹，则胀，按之随指往来曰洪。又吹，则胀而且硬，按之内空外实曰芤。又再吹，则胀而且坚，按之不下，如按鼓皮状曰革。尽力吹之，则破裂而气消，按不成按曰散，至此无成条之形矣。小为阳气下降，如石落水，初则望之略小曰小。再下，则望之愈小曰细。又下，则望之甚深如蚁大，有不能见之象曰微。又再下，则望之将灭曰伏。

终则望之不见曰无，至此按之有不得之象矣。

第五节　十脉阴阳说

十脉者，有阴阳升降之机也。左升为阳，滑、长、弦、大、浮，皆阳也；右降为阴，涩、短、濡、小、沉，皆阴也。

沉滑而长命曰阴，为阴中之阳；沉小而濡命曰阴，为阴中之阴；浮大而弦命曰阳，为阳中之阳；浮涩而短命曰阳，为阳中之阴也。大浮而涩，居于阴阳之间者也。变脉者，皆随其十脉之母而定阴阳也。

第六节　五脏脉象说

心肺居上部，故浮大而弦曰心脉，浮涩而短曰肺脉。肝肾居下部，故曰沉滑而长曰肝脉，沉小而濡曰肾脉。脾主中州，居夏秋阴阳之间，故曰大浮而涩为脾脉。

第七节　六经脉象说

太阳主头项最高之位，居乎南方，故脉浮。少阳主颈胁半表半里居乎东方，故脉弦。两阳合明故曰阳明，居于两阳之间，故脉大。少阴主骨髓，居乎北方，故脉沉。太阴主脾肺，居乎西方，故脉缓。两阴交尽曰厥阴，居于两阴之外，故脉微细欲绝，肝胆属木居东方亦曰弦脉也。

第八节　脉之别名

古今命脉之名虽多，总不越三十脉象之外。鼓、抟、坚、横、喘、躁、粗、疏之脉，即动、牢、实、洪、紧、数、大、迟之别名。急脉同紧脉，格为阳之太过，关为阴之太过，溢为浮之太过，覆为沉之太过，损为迟脉，至为数脉也。

第三章　脉之解剖生理

人身之经脉有三，曰动脉、静脉、脑经是也。动脉发血，静脉回血，脑经通神智。静脉与脑经皆不能跳动，故按而不知，惟动脉受心房发血之力，而能跳动，诊之能知人身气血之多少强弱，故以动脉定之。

第一节　动脉之解剖图说

动脉者，起自心房，上有二总管，一入肺内，一出身体。出身体之总管，由心而达肾。近心之上干，由总管分为二大干，二大干之根旁，又分二小支。二大干循腋内出臂至尺泽，达于寸口，由鱼际至合谷，终于指末。其二小支，由胸循颈之人迎，过颊车上头维而止。近肾之下干，分二大支，下腹循脐抵髀上，终于趾末，其质为伸缩皮所成之管，有放宽收缩之性，本大末小，状如树支，逐渐分支，愈分支，其管愈小，至于目不能见周身皆是也。

观上图人身之脉管，起自心房，其总干上出肺以收养气，下连肾而排废料，其来源又由淋巴管经肝而始成血，制造气血之原料，又在脾胃之消化力，共合五脏之能力，始克成此动脉，故诊动脉，即知其各脏之强弱也。

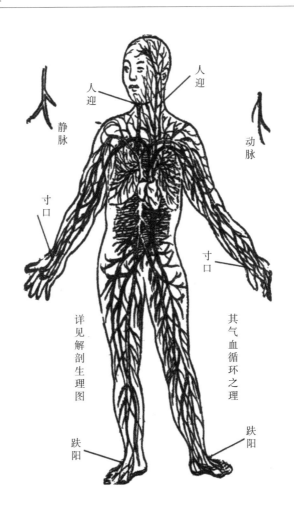

人迎

人迎

静脉

动脉

寸口

寸口

详见解剖生理图

其气血循环之理

跗阳

跗阳

第二节　动脉之原图

脉之所以能动者，脉管内有气血在焉。血有形，故目能见，气无形，而目不能见，然血无气则不活，气无血则不生，血之与气，犹水之与火也，人死气尽，火灭水凝，故脉不动也。

第三节 气血循环之理

气血循环之迟速，全藉热度强弱之力也。热力强则气血活动易行，故心房收放之力亦速。热力弱则气血凝滞难行，故心房收放之力亦迟也。按气血由脉管发出，即随支管渗于肉中，如江河之水，渗于土内也，复由静脉受肺与心房收吸之力，血由肉中复入静脉支管，达于总管，流于心房，为一周也。大约强健及劳动之人，则气血循环之时间速，虚弱及安闲之人，气血循环之时间迟也。

第四章 脉之部位

动脉之现者，每在骨窝肉薄处发现，以人迎、寸口为最，以其位无肉，在筋骨之间故也。尤以寸口胜于人迎，长自腋下，至于指末，皆按而知之，故寸口为脉之大会。其次则人迎之脉，因颈前无骨，按之内陷，故不及寸口之定准。至若颊车、合谷、跌阳，亦有动脉，则更不及人迎矣。故古人取寸口以决五脏六腑死生吉凶之法也。

第一节 三部九候部位图说

寸关尺者，手太阴脉所过也。以同身寸自肘之横纹尺泽穴，量至掌后手外踝，足得一尺，故曰尺脉。再由手踝之中，量至鱼际腕上横纹，足得一寸，故曰寸脉。以尺脉除近肘九寸，加入寸口之一寸，合为二寸，分作三份，每份作六分有奇，近尺者曰尺脉，近鱼者为寸脉，中间一份，借寸三分，借尺三分，合作六分为关脉，关者尺寸之关，阴阳之界也，故曰寸关尺。

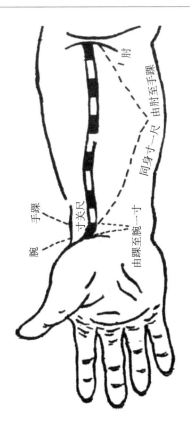

第二节 《内经》之部位图说

《脉要精微论》曰：尺内两傍，则季胁也，尺外以候肾，尺里以候腹，中附上，左外以候肝，内以候膈，右外以候胃，内以候脾，上附上，右外以候肺，内以候胸中，左外以候心，内以候膻中，前以候前，后以候后，上竟上者，胸喉中事也，下竟下者，少腹腰股膝胫中事也。

先君桃初公曰：按《内经》诊脉法，失传久矣，其两傍外内前后上下等位，古今注家，皆不能指出何处。细考经文，是谓医者横指以诊病人之直手，非示人自看者也。夫以医之右三指，诊病人之左三部，医之左三指，诊病人之右三部。于医者诊病人之脉，是从对面数来，故先言尺，次言中附上，即关脉，又次言上附上，即寸脉，医者数之为顺也。若以病人之脏腑躯壳言之，是由下数上也。若以病人之手竖而观之，是由上数下，正是病人脏腑躯壳正面之图也。按自下数上者，人之根本在尺故也。后世从《难经》三部图说，多先言寸者，以人身脏腑自上而下故也。《内经》以

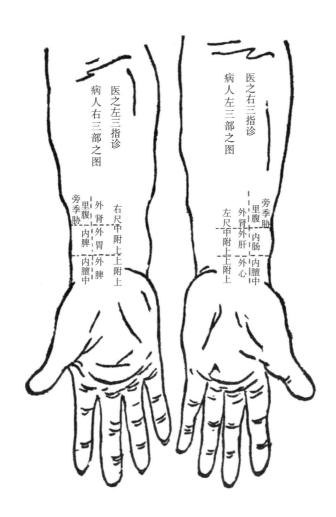

尺为先，在病人是倒数，于医者又为顺数也。所以医者须知己之指，以诊病人，便当悟出病人之脏腑躯壳，全图悉在指下，其两傍外内前后上下等位，一诊了然。再阅后图，则知前人图注之化，而脉学所以不能传者，皆因部位不明故也，今特列图明示于后。

识生按：是图之内外，即《难经》、《伤寒》之浮沉也，指头向外按之，则在筋骨间之软肉处，按之沉下，故外者即沉部也，指头向内按之，则在手踝骨间，按之指不能沉下，而在浮部，故内者即浮部也。按此内外，系对医生之指而言，教人诊脉，指向外按内按，为外沉内浮自然之理，非对病人之手而言皮肤为外，筋骨为内者也，学者细悟之可也。

先君桃初公曰：尺内者，肘中尺泽穴至关为一尺，于尺内分出一寸，居关之后者名曰尺内。尺字包括尺部之内而言也。以下四内字，俱作尺里之里字，解见尺里两傍者，以病人形身言之，左尺之左，右尺之右，皆为两傍也。尺之两傍，在人身之侧傍，其位居胁之尽处，在脏腑之外，故曰两傍则季胁也。季者末也，犹杪之谓也，而两傍《内经》虽曰季胁，须知关寸两傍，亦有腋胁两部也。尺外者，尺指病人左右二尺也，外者以医之指微屈，则指之肉隆起，自隆肉二分以外向外二分按之，以候病人之肾藏也；正当隆肉二分之中平按之，则为尺里，以候病人之腹中也；自隆肉二分以内，向内二分按之，以候病人之季胁也。候关寸指法仿此。内外详于图。《内经》尺里，即仲圣所谓尺中是也。细考两书，皆有明文。尺里、尺中，俱候腹中之疾，与肾绝无干涉，所以然者，尺外乃是肾位故也。中附上、上附上者，以关寸之地比尺内，其形更高，故曰附也。附者阜也，犹云高阜之上也，亦为附尺而上至关上，附关而上至寸上也。中附上，《难经》曰关是也。上附上，《难经》曰寸是也。前以候前，言关至寸为前，以候病者形身之前之疾也。后以候后，言关至尺为后，以候病者形身之后之疾也。上竟上者，犹言上境之上，即寸以前也。下竟下者，犹言下境之下，即尺以后是也。而两傍、前后、上境之上、下境之下，皆指躯壳而言，脏腑以外之事也。按《内经》此法，不但候脏腑，而且推及六合，无微不到也。惜乎后人不解，以致失传，今不得不渎言赘笔，以泄六朝之秘焉。夫人脉动处，大约长六分，阔亦六分，惟寸尺两极，各余一分，后人以寸之一分左为人迎，右为气口者误矣，其实即上竟之上，下竟之下之地，以候胸喉股胫之事也。而医之指外，即病人之脏位，以病人形身言之，推出为腑，再推出为傍，病人之傍，即医之指内，以病人形身言之，推入为腑，再推入为脏。寸上之上，自胸喉推至头顶。尺下之下，自少腹推至足也。医之指外，即病人之内，病人之内，即医之指外也。医之食指之前，以候病人上部以上；无名指之后，以候病人下部以下也。若部位洞明，而指法活动，脉学之道，尽于此矣。按：五脏六腑各一，惟肾有二枚，故二尺俱候肾也。后世以左肾属水，右肾属火，有以膀胱水位于左尺，而命门三焦小肠火位于右尺也，或以大肠属金，小肠属火，以火归火位，金归金位，配于二尺者。有以表里配于二寸者。至若三焦，有分诊于寸关尺者，以寸为上焦，候宗气；关为中焦，候营气；尺为下焦，候卫气。《伤寒》论脉，尺候营气，寸候卫气，关候中洲之气，与《难经》相合，当以仲圣为正。而《内经》三焦论气之源所出，非诊脉法也。三焦固当候于寸关尺，而营卫则当候于尺寸也。总之，脉法贵乎临诊细心寻按，随机而变，断不能粗心也。

第三节 《难经》之部位图说

十八难曰：脉有三部，部有四经，手有太阴阳明，足有太阳少阴，为上下部，何谓也？然：手太阴阳明金也，足少阴太阳水也，金生水，水流下行而不能上，故在下部也；足厥阴少阳木也，生手太阳少阴火，火炎上行而不能下，故为上部；手心主少阳火，生足太阴阳明土，土居中宫，故在中部也，此皆五行子母更相生养者也。又曰：脉有三部九候，各何所主之？然：三部者，寸关尺也；九候者，浮中沉也。上部法天，主胸以上至头之有疾也；中部法人，主胸以下至脐之有疾也；下部法地，主脐以下至足之有疾也。五难曰：脉有轻重，何谓也？然：初持脉如三菽之重，与皮毛相得者，肺部也；如六菽之重，与血脉相得者，心部也；如九菽之重，与肌肉相得者，脾部也；如十二菽之重，与筋平者，肝部也；按之至骨，举指来实者，肾部也。

按《难经》之部位，与《内经》大同小异，惟六腑附诊于五脏也。先从病人右手寸部起，右寸属手太阴肺，手阳明大肠，五行属金，金生水，水下降于尺，足少阴肾、足太阳膀胱，皆属水，故在尺部也。足厥阴肝、足少阳胆，皆属木，在左手关上，木生火，火上升于寸，手太阳小肠、手少阴心，皆属火，故在左寸。手厥阴心主、手少阳三焦，皆属火，火生土，土居中宫，足太阴脾、足阳明胃，皆属土，故在右关也。按：二尺属水，候肾与膀胱。左关属木，候肝胆。左寸属火，候心与小肠。右关属土，候脾胃。右寸属金，候肺与大肠。即尺水生左关木，木生左寸火，火生右关土，土生右寸金，金生二尺水，为子母之相生也，更以寸关尺分三部，三部分浮中沉为三部九候也。

抑又肺主皮毛，皮毛间为肺脉。心主血脉，血脉间为心脉。脾主肌肉，肌肉间为脾脉。肝主筋，筋间为肝脉。肾主骨，近骨者为肾脉也。

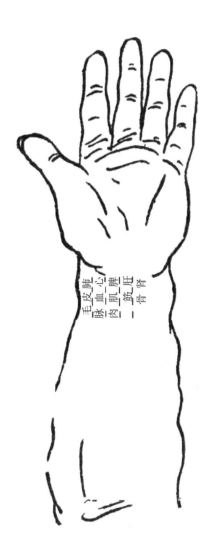

按：此图与《内经》分配同。《内经》言内外，《难经》言浮沉，同一理也。上中下部主头身足之疾亦无异，参观十难表里相配与此同也。

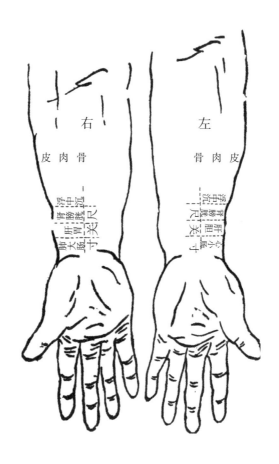

第四节　《伤寒杂病》之部位说

《五脏风寒积聚篇》曰：诸积大法，脉来细而附骨者乃积也。寸口积在胸中，微出寸口，积在喉中，关上积在脐傍，上关上积在心下，微下关积在少腹，尺中积在气街，脉出左、积在左，脉出右，积在右，脉两出，积在中央，各以其部处之。《太阳篇》曰：脉浮，头项强痛而恶寒。脉阴阳俱紧者，体痛。脉阴阳俱浮，名曰风温。阳浮而阴弱，阳浮者，热自发，阴弱者，汗自出。脉浮者，不愈，浮为在外，脉浮者，病在表。尺中脉微者，此里虚。尺中迟者，营气不足，血少故也。脉反沉，当救其里。阳脉微者，先汗出而解。阴脉微者，下之而解。尺脉微涩者，复不可下之。阳脉涩，阴脉弦，法当腹中急痛。关上脉细数者，以医吐之过也。脉微而沉，其人发狂者，以热在下焦，少腹当满硬。脉沉结，少腹硬。脉沉而紧，心下痛。脉沉，亦在里也。寸脉微浮，胸中痞硬，气上冲咽喉不得息。沉，为在里。三阳合病，脉浮大，上关上，为伤寒表里上下之部也。

按仲景脉法有二：伤寒六经之脉，病在气血者，以《难经》三部九候为准也，杂病五脏之脉，病在形体者，以《内经》分配脏腑为准也，以气血之病能流通全体，故以上下浮沉定之也，形体之病，只在一处，故以各部之位定之也。《五脏风寒积聚篇》曰：寸口积在胸中，胸中有心肺，为上部，为上焦，与《内、难经》同。微出寸口积在喉中，即上竟上者，胸喉中之事也。关上积在脐傍，腹内有脾胃，为中部，为中焦，而与《难经》亦同。上关上积在心下，关与寸相连之部，即胸与腹相连之心下也。微下关积在少腹，关与尺相连之部，即少腹与脐相连之位也。尺中积在气街，气街为肾气发生之部，亦与《内经》同也。脉出左，积在左，脉出右，积在右，与两傍为季胁等同也。两脉出积在中央，中央可通两傍也。《伤寒论》曰：脉浮者，病在表也，头项强痛也，是以浮候表、候皮肤、候上部也。脉阴阳俱紧者、俱浮者，体痛也、风温也，是以尺寸候全体上下之病也。阳浮者，热自发，阴弱者，汗自出，是以寸候卫、候气、候阳也，以尺候营、候血、候阴也。尺中脉微者，此里虚，是以尺候少阴肾也。尺中迟者，然以营气不足，血少故也，是以尺候营血也。脉反沉，当救其里，是以沉候其腹中也。阳脉微者，先汗出而解，阴脉微者，下之而解，是以寸候表，尺候里，寸候皮肤，尺候腹中也。关上脉细数者，以医吐之过也，是以关候中焦，候脾胃也。脉微而沉，其人发狂者，以热在下焦，是以沉候下焦也，少腹也。脉沉而紧，心下痛，是以沉候少阴也。寸脉微浮，胸中痞硬，气上冲咽喉不得息，是以寸候胸以上至咽喉也。三阳合病，脉浮大，上关上，是以关上候胆，候少阳经也。当合观三圣之书，则切脉之道尽矣。

以上部位合而观之，是将人体全形寄于两手寸关尺三部之内，试将两手并合，竖而观之，上下左右，总是一个人体全形，如下图。

左	右
心	肺
肝	脾
肾	肾

按：心属左寸者，以心位偏左胸也。肺属右寸者，以肺主气，右手气力较大也。惟肝位在右，脉偏属左关，脾位在左，脉偏属右关，是左右倒置，若以左关候脾，右关候肝，又与病症不合，岂如左脑神经之司右手足，右脑神经之司左手足之理同乎？肾有两枚，分属两尺，故两尺皆属肾也。是则脉之一动，全身之气血皆应，上部则上应，故心肺在两寸也，中部则中应，故肝脾在两关也，下部则下应，故二肾在两尺也。由是观之，寸关尺之部位，

能诊人身之疾病者，实有确切不移之学理在也。

第五节 反关脉部位说

反关者，脉由尺部斜上手外踝之后，而至合谷，不由寸部而循鱼际上出也，手踝后部位不深，故不能定浮沉长短而别其病也。

第五章 诊脉法

《脉要精微论》曰：诊法常以平旦，阴气未动，阳气未散，饮食未进，经脉未盛，络脉调均，气血未乱，故乃可诊有过之脉，此为诊脉之大法也。

第一节 诊脉之禁忌

大凡诊脉以安静为要，故劳动时不可诊，大饱不可诊，大饥不可诊，饮食初进不可诊，远行不可诊，醉后不可诊，大寒大热未已时不可诊，人声喧乱不可诊，啼哭时不可诊，身体扰动不可诊，衣服太紧不可诊，手镯不松不可诊，手未放妥不可诊，卧而手不顺不可诊，此为诊脉之禁忌也。

第二节 诊脉之预备

未诊脉之先，医生指甲宜去尽，去与肉齐，手冷者以火暖之，诊人卧者，必使其手伸而不强，能坐者必坐而诊之。先以手枕或衣服书册垫高其腕约一寸许，手伸而肘微屈，外踝朝天，内踝接枕，若以掌朝天，则不合医生之手势也。衣服手镯当松去，乃可诊之。

第三节 诊脉之手术

预备已毕，医生乃以右手诊病人之左手，以左手诊病人之右手，大指按紧腕后，以食指按寸，中指按关，无名指按尺，手势作空拳状，照脉图三部九候依次诊之，先诊浮部，次诊中部，次诊沉部，次诊寸关尺部也。若医生之指细，病人之手长，部位阔者，三指当离开少许，或医生之指大，病人之手短，部位狭者，或小儿，当以二指代三指，移动诊之可也。市上大多医生不知寸关尺部位，往往在尺下按之，殊荒谬也。亦有以一手诊病人左右之脉者亦不可，及指甲长者，皆不能定浮沉之脉，必失脉之真相，诊者必以左右手交换，方合部位之形势也。

第四节 诊后之审查

诊脉之后，往往有与其病状不符者，诊脉后，审查其是否有犯禁忌，或生成之异，或反关，更当问其平素之脉体如何，或摩擦其脉路所经之处，复诊之。若有变异，病属危症、死症，更当注意也，否则往往偾事，而且丧失名誉。

第六章 三十脉之形状症治

浮 脉

【形状】在皮肤之间，轻手按之即得，如水漂木，按之不足，举之有余，愈按愈隐，愈举愈显。

【相反】与沉脉居于反对之地位，浮在皮肤，沉在筋骨，有沉则无浮，有浮则无沉，亦不能兼伏兼无。

【在天】为离卦。

【在地】为南方。

【在人】为表，外为皮肤，上为头项。

【在经】为太阳。

【在脏】为心肺。

【其体】为阳，诸阳脉皆以浮为总纲。

【其质】为气。

【其性】上升，处达。

【其病】外感为风寒，内伤为虚脱。

【其症】太过为头项强痛、恶寒、发热，不及为自汗、头晕、身冷。

【其治】实宜发汗，虚宜纳阳。

【其化】为洪，为芤。

【其变】为革，为散。

【其兼】缓为风，紧为寒，大洪为暑为燥，涩为湿，滑数为热为火，迟为寒，细小标病为邪退，本病为正虚，弦牢为实，濡微为虚，长为有余，短为不足。

【寸浮】胸中满及痛，左为心阳上升，不眠，烦躁；右为肺气上逆，咳嗽，气喘。

【关浮】膈气不利，左为肝气痛，右为脾气胀或呕吐。

【尺浮】肾气不足，腰酸痛，头晕眼花，女子为月事不利。

浮为在表水漂杨，表实脉浮发汗良，诸虚浮脉阳将脱，温药回阳仔细将。

六淫标病浮为吉，本病浮来总不祥，水肿又须浮脉现，实强里病得浮良。

虚寒虚热得浮脉，温药回阳急纳阳，实热脉浮当禁补，苦寒攻下及清凉。

引经

◎太阳之为病，脉浮。◎风温为病，脉阴阳俱浮。◎阳浮者，热自发。◎脉浮紧，发热，汗不出者，不可与桂枝汤。◎伤寒脉浮，自汗出，小便数，心烦，微恶寒，脚挛急，反与桂枝汤，欲攻其表，此误也。◎脉浮细而嗜卧者，外已解也。◎脉但浮者，与麻黄汤。◎太阳中风，脉浮紧云云，大青龙汤主之。◎伤寒脉浮缓云云，大青龙汤发之。◎太阳病，外症未解，脉浮弱，当以汗解，宜桂枝汤。◎太阳病，先发汗，不解，而复下之，脉浮者，不愈，浮为在外。◎太阳病，脉浮紧云云，麻黄汤主之。◎太阳病，脉浮紧，发热，身无汗，自衄者，愈。◎脉浮数者，法当汗出而愈。◎脉浮紧，法当身疼痛，宜以汗解之。◎脉浮者，病在表，可发汗。◎脉浮而数者，可发汗。◎伤寒脉浮紧云云，麻黄汤主之。◎脉浮数者，可更发汗，若脉浮，小便不利，微热消渴者，五苓散主之。◎发汗已，脉浮数，烦渴者，五苓散主之。◎得病六七日，脉迟浮弱云云，食谷者，哕。◎伤寒腹满，寸口脉浮而紧，此肝乘脾也。◎伤寒脉浮，医以火迫劫之，亡阳，必惊狂。◎脉浮解之，当汗出愈。◎脉浮热甚，反灸之。◎脉浮，宜以汗解。◎脉浮，故知汗出解也。◎寸脉浮，关脉沉，名曰结胸也。◎寸脉浮，关脉小细沉紧，名曰藏结，其脉浮大者，不可下。◎浮，则为风。◎脉浮滑者，小陷胸汤主之。◎脉浮者，必结胸也。◎脉浮滑者，必下血。◎脉浮而紧，而复下之，紧反入里，则作痞。◎心下痞，按之濡，其脉关上浮者，大黄黄连泻心汤主之。◎寸脉微浮，胸中痞硬，当吐之。◎伤寒脉浮，发热无汗，其表不解者，不可与白虎汤。◎脉浮虚而涩者，桂枝附子汤主之。◎伤寒脉浮滑，此表有热，里有寒，白虎汤主之。◎伤寒脉浮而缓，手足自温，是为系在太阴。◎阳明中风云云，脉浮而紧，若下之，则腹满小便难也。◎阳明病脉浮而紧者，必潮热，但浮者，必盗汗出。◎阳明病脉浮而紧，咽燥，口苦，腹满，微喘，发热，汗出，不恶寒，反恶热，身重，不可汗火下。◎若脉浮发热，渴欲饮水，小便不利者，猪苓汤主之。◎脉浮而迟，表热里寒，下利清谷者，四逆汤主之。◎脉浮发热，口干鼻燥，能食者，则衄。◎阳明中风，脉弦、浮、大。◎脉续浮者，与小柴胡汤。◎脉但浮无余症者，与麻黄汤。◎阳明病，脉浮无汗而喘者，宜麻黄汤。◎脉浮虚者，宜发汗。◎太阳病，寸缓，关浮，尺弱云云，此以医下之也。◎脉浮而芤，浮为阳，芤为阴，浮芤相搏，胃气生热，其阳则绝。◎趺阳脉浮而涩，浮则胃气强，涩则小便数，浮涩相搏，大便则难，其脾为约。◎病人无表里症，七八日，虽脉浮数者，可下之。◎三阳合病，脉浮大，上关上。◎太阴病，脉浮者，可发汗，宜桂枝汤。◎少阴中风，脉阳微阴浮者，为欲愈。◎厥阴中风，脉微浮为欲愈，不浮为未愈。◎下利，寸脉反浮数，尺中自涩者，必清脓血。◎脉浮者，以汗解之。◎师曰：病人脉浮者在前，其病在表，浮者在后，其病在里。◎疟脉浮大者，可吐之。◎寸口脉浮而紧，紧则为寒，浮则为虚。◎防己地黄汤，治病如狂状，妄行，独语，无热，其脉浮。◎趺阳脉浮而滑，浮则汗自出。◎少阴脉浮而弱，浮则为风。◎男子面色薄云云，脉浮者，里虚也。◎劳之为病，其脉浮大，春夏剧，秋冬瘥。◎男子脉浮弱而涩，为无子，精气清冷。◎上气，面浮肿，肩息，其脉浮大者，不治。◎咳而脉浮者，厚朴麻黄汤主之。◎咳而上气，此为肺胀云云，脉浮大者，越婢加半夏汤主之。◎咳而上气，脉浮者，心下有水，小青龙加石膏汤主之。◎病腹满，发热，十日，脉浮而数，饮食如故，厚朴七物汤主之。◎问曰：人病有宿食，何以别之？师曰：寸口脉浮而大，按之反涩，尺中亦微亦涩，故知有宿食。◎肺死脏，浮之虚，按之弱如葱叶，下无根者，死。◎肝死脏，浮之弱，按之如索不来，或曲如蛇行者，死。◎心死脏，浮之实，如麻豆，按之益躁疾者，死。◎脾死脏，浮之大坚，按之如覆杯，洁洁状如摇者，死。◎肾死脏，浮之坚，按之乱如转丸，益下入尺中者，死。◎脉浮而细滑，伤饮。◎寸口脉浮而迟，浮即为虚。◎风水，其脉自浮。◎皮水，其脉亦浮。◎脉浮而洪，浮则为风。◎太阳病，脉浮而紧，法当骨节疼痛，反不疼云云，此为风水。◎寸口脉浮而迟，浮脉则热。◎趺阳脉浮而数，浮脉即热。◎风水，脉浮。◎风水恶风，一身悉肿，脉浮不渴。◎水之为病，其脉沉小属少阴，浮者为风云云，浮者，宜杏子汤。◎寸口脉浮而缓，浮则为风。◎尺脉浮，为伤肾。◎酒黄瘅者云云，其脉浮者，先吐之。◎酒瘅下之，久久为黑瘅云云，其脉浮弱。◎诸病黄家，但利其小便，假令脉浮，当以汗解之。◎尺脉浮，目睛晕黄，衄未止。◎病人面无色，无寒热云云，脉浮弱，手按之绝者，下血。◎趺阳脉浮而涩，浮则为虚。◎诸脉浮数，应当发热。

沉　脉

【形状】在筋骨之间，重手按之乃得，如石投水，必极其底，按之有余，举之不足，愈按愈显，愈举愈隐。

【相反】与浮脉居于极端反对之地位，二脉不能互相发现于一时，沉在筋骨之内，浮在皮肤之间，亦不能兼革兼散。

【**在天**】为坎卦。

【**在地**】为北方。

【**在人**】为里，内为筋骨，下为腰腹。

【**在经**】为少阴。

【**在脏**】为肝肾。

【**其体**】为阴，诸阴脉皆以沉为总纲。

【**其质**】为血。

【**其性**】下降，内窜。

【**其病**】外感为结胸、结痞、结血；内伤为火亏水盛。

【**其症**】太过为腹满痛、谵语、潮热、口渴、心烦；不及为下利、厥逆。

【**其治**】实宜攻下，虚宜固阳。

【**其化**】为细为微。

【**其变**】为伏为无。

【**其兼**】大为燥在里，弦为实主下重，濡为虚主泄利，迟为痼冷，数为内热，滑为痰饮宿食，涩为气滞血不足，紧为邪盛正衰主冷痛，牢为积冷。

【**寸沉**】胸中满，咽痛，左为心阳不足喜卧，右为肺气不足，咳逆，短气，少气，痰饮。

【**关沉**】中焦气不利，中寒膈冷，左为肝郁气痛，右为脾虚泄泻食不化。

【**尺沉**】少腹痛，腰膝酸痛，脑晕遗漏，阳事不举，女子血海不足，经带腹痛。

沉为在里位居阴，里实脉沉攻下钦，诸虚沉脉阳根固，治法温清细细斟。

六淫标病沉邪陷，本病何经脉喜沉，汗后又须沉脉现，须防邪陷里经淫。

虚寒虚热得沉脉，温药攻同扁鹊针，实热脉沉当禁补，硝黄攻下并连芩。

引经

◎下之后，复发汗云云，脉沉微，身无大热者，干姜附子汤主之。◎发汗后，身疼痛，脉沉迟者，新加汤主之。◎伤寒若吐若下后云云，脉沉紧，发汗，则动经，身为振振摇者，苓桂术甘汤主之。◎病发热头痛，脉反沉，若不瘥，身体疼痛，当救其里，宜四逆汤。◎脉微而沉，反不结胸，其人发狂，以热在下焦。◎太阳病，身黄，脉沉结，少腹硬满，小便不利者，为无血也，小便自利，其人如狂者，血证谛也。◎寸脉浮，关脉沉，名曰结胸也。◎寸脉浮，关脉小细沉紧，名曰脏结。◎脉沉而紧，心下痛，按之石硬者，大陷胸汤主之。◎脉沉紧者，必欲呕。◎脉沉滑者，协热利。◎脉沉亦在里也。◎脉虽沉紧，不得为少阴病，所以然者，阴不得有汗，今头汗出，故知非少阴也。◎脉沉而喘满，沉为在里。◎少阴病，脉细沉数，病为在里，不可发汗。◎少阴病，脉微细沉，但欲卧，汗出不烦，自欲吐，至五六日，自利复烦躁，不得卧寐者，死。◎少阴病，始得之，反发热，脉沉者，麻黄附子细辛汤主之。◎少阴病，身体痛，手足寒，骨节痛，脉沉者，附子汤主之。◎少阴病，脉沉者，急温之，宜四逆汤。◎伤寒六七日，大下之后，寸脉沉而迟，手足厥逆，下部脉不至云云，麻黄升麻汤主之。◎下利，脉沉弦者，下重也。◎下利，脉沉而迟，其人面赤色云云，下虚故也。◎脉沉实者，以下解之。

◎问曰：寸脉沉大而滑，沉则为实，（沉大皆为实）滑则为气。◎太阳病，发热，脉沉而细者，名曰痉，为难治。◎太阳病，身体强几几然，脉反沉迟，此为痉。◎太阳病，关节疼痛而烦，脉沉而细者，此名中湿。◎寸口脉沉而弱，沉即主骨，沉即为肾。◎男子脉虚沉弦，无寒热云云，此为劳使之然。◎脉沉小迟，名脱气。◎咳而脉沉者，泽漆汤主之。◎胸痹之病云云，寸口脉沉而迟，关上小紧数，瓜蒌薤白白酒汤主之。◎寒疝，其脉沉紧者，大乌头煎主之。◎胸中有留饮，其人短气而渴，四肢历节痛，脉沉者，有留饮。◎脉沉而弦者，悬饮内痛，十枣汤主之。◎膈间支饮云云，其脉沉紧。◎青龙汤下已，寸脉沉，尺脉微云云，苓桂味草汤主之。◎正水其脉沉迟。◎石水其脉自沉。◎黄汗其脉沉迟。◎寸口脉沉滑者，中有水气。◎里水者，一身面目黄肿，其脉沉。◎热潜相搏，名曰沉。◎沉伏相搏，名曰水。◎寸口脉紧而沉，沉则为水。◎脉得诸沉，当责有水。◎脉沉绝者，有水可下之。◎寸口脉沉而迟，沉则为水。◎寸口脉沉而数，数则为出，沉则为入，出则为阳实，入则为阴结。◎少阴脉沉而滑，沉则为在里。◎水之为病，其脉沉小，属少阴云云，脉沉者，宜麻黄附子汤。◎黄汗之为病云云，脉自沉。◎酒黄瘅者云云，沉弦者，先下之。◎脉沉渴欲饮水，小便不利者，皆发黄。◎病人面无色，无寒热，脉沉弦者，衄。◎腹中痛，其脉当沉。

滑 脉

【形状】按之如流珠累累然，往来流利应指。

【相反】与涩为极端反对。

【相似】数紧。

【原因】气血有热，血管中夹有水饮。

【**在时**】为春。

【**其体**】为阴中之阳，诸阳脉之上浮，皆以滑为起点。

【**其质**】为血多气少。

【**其性**】上升。

【**其病**】外感为热，内伤为阳虚，杂病为痰饮，为宿食。

【**其治**】宜清热，宜破饮，宜固阳。

【**其化**】为数。

【**其变**】为紧。

【**其兼**】浮为表热，为风痰，沉为里热，为饮痰，数为宿食。

【**寸滑**】胸中有热痰，或呕吐。

【**关滑**】中焦有宿食。

【**尺滑**】男子为失精，女子为淫带。

滑似流珠累累然，水中阴火尚绵绵，冬春脉滑阳藏内，秋夏阳强滑过偏。

标病滑为邪热盛，滑如本病正虚缘，实热滑来方白虎，虚寒真武保真元。

引经

◎脉浮滑者，小陷胸汤主之。◎脉沉滑者，协热利。◎脉浮滑者，必下血。◎脉浮滑，此表有热，里有寒，白虎汤主之。◎阳明病，谵语，发潮热，脉滑而疾者，小承气汤主之。◎脉滑而数者，有宿食也，当下之，宜大承气汤。◎伤寒脉滑而厥者，里有热也，白虎汤主之。

◎问曰：寸脉沉大而滑，沉则为实，（沉大皆为实）滑则为气。◎趺阳脉浮而滑，滑则谷气实。◎脉反滑数，此为肺痈。◎脉数而滑者，实也，此有宿食。◎脉浮而细滑，伤饮。◎寸口脉滑者，中有水气。◎少阴脉沉而滑，滑则为实。◎下利脉迟而滑者，实也。◎下利脉反滑者，当有所去，下乃愈，宜大承气汤。◎少阴脉滑而数者，阴中即生疮。

涩　脉

【形状】按之蹇涩，来去甚艰，如轻刀刮竹，参五不调，如雨沾沙，如病蚕食叶。

【相反】与滑为极端反对。

【相似】迟缓。

【原因】气滞血凝，血亏气盛，发汗不彻，湿气。

【在时】为秋。

【其体】为阳中之阴，诸阴脉之下降者，皆以涩为起点。

【其质】为气多血少。

【其性】下降。

【其病】外感为湿，为发汗不彻，为液涸，内伤为阴虚，为气滞，为亡血。

【其治】宜解表，宜补血，宜滋阴。

【其化】为迟。

【其变】为缓。

涩如刮竹去来难，阳极阴消万象残，三秋脉涩知无恙，春夏逢之病可叹。

外感湿邪宜脉涩，风寒脉涩不彻汗，阳病涩来阴已涸，阴经脉涩血将干。

吐利阳微阴涩脉，四逆加参理中丸，食宿阳明脉亦涩，大承攻下莫嫌寒。

引经

◎何以知汗出不彻？以脉涩故知也。◎阳脉涩，阴脉弦，法当腹中急痛。◎脉浮虚而涩者，桂枝附子汤主之。◎阳明病微喘，直视脉涩者，死。◎脉反微涩者，里虚也。◎趺阳脉浮而涩，浮则胃气强，涩则小便数，浮涩相搏，大便则难，其脾为约。◎太阴中风，四肢烦疼，阳微阴涩而长者，为欲愈。◎尺脉弱涩者，复不可下之。◎少阴病，下利，脉微涩，呕而汗出者，必数更衣，反少者，当温其上灸之。◎下利寸脉反浮数，尺中自涩者，必清脓血。◎伤寒其脉微涩者，本是霍乱。

◎血痹之病云云，但以脉自微，涩在寸口，关上小紧。◎男子脉浮弱而涩，为无子，精气清冷。◎问曰：人病有宿食，何以别之？师曰：寸口脉浮而大，按之反涩，尺中亦微，亦涩，故知有宿食也。◎寸口脉迟而涩，涩为血不足。◎趺阳脉浮而涩，涩则伤脾云云，脉紧而涩，其病难治。◎寸口脉微而涩，法当亡血。

数　脉

【形状】一息六七至，一分钟八九十至也，脉流薄疾。

【相反】与迟为极端反对。

【相似】滑紧。

【原因】气血有热，火盛。

【其体】为阳。

【其性】急速。

【其病】为热，为火，为阳盛。

【其治】宜清热，泻火，宣阳。

【其化】为动。

【其兼】浮为表热，沉为里热，大为阳实，小为阴虚，弦为实热，濡为虚热。

数脉一息六七至，脉流薄疾热所使，有力数弦用清凉，无力数濡温暖治。

风邪脉数疾无妨，虚劳脉数为最忌，数虚数实辨分明，用温用凉毋忘记。

疮疡数实热伤营，冬地芩连为利器，数虚当用附桂姜，莫听时医之俗议。

引经

◎脉数急者，为传也。◎脉浮数者，法当汗出而愈。◎脉浮而数者，可发汗。◎脉浮数者，可更发汗。◎脉浮数，烦渴者，五苓散主之。◎微数之脉，慎不可灸。◎关上脉细数者，以医吐之过也。◎病人脉数，数为热，当消谷引食，而反吐者，此以发汗，令阳气微，膈气虚，脉乃数也，数为客热。◎数则为热。◎数则为虚。◎脉细数者，头痛未止。◎脉滑而数者，有宿食也，当下之，宜大承气汤。◎病人无表里证，七八日，虽脉浮数者，可下之，假令已下，脉数不解，合热则消谷喜饥云云，若脉数不解，而下不止，必协热而便脓血也。◎少阴病脉细沉数，病为在里，不可发汗。◎后三日脉之，而脉数，其热不罢者，此为热气有余，必发痈脓也。◎下利，脉数有微热，汗出，今自愈，设复紧，为未解。◎下利寸脉反浮数，尺中自涩者，必清脓血。◎下利下重云云，脉微弱数者，为欲自止。◎下利脉数而渴者，今自愈。◎论曰：百合病者云云，其脉微数。◎病者脉数无热云云，目赤如鸠眼，目四眦黑，脓已成也，赤豆当归散主之。◎疟脉弦数，多热，风发也。◎曰：寸口脉数，口中反有浊唾涎沫者何？师曰：为肺痿之病，脉反滑数，知为肺痈，咳唾脓血。◎脉数虚者，为肺痿。◎数实者，为肺痈。◎问曰：病咳逆，脉之，何以知此为肺痈云云？师曰：寸口脉微而数，微则为风，数则为热，微则汗出，数则恶寒。◎咳而胸满，振寒，脉数云云，为肺痈，桔梗汤主之。◎胸痹之病云云，寸口脉沉而迟，关上小紧数，瓜蒌薤白白酒汤主之。◎病腹满，发热，十日，脉浮而数，饮食如故，厚朴七物汤主之。◎其脉数而紧乃弦，状如弓弦，按之不移，为宿食。◎脉数弦者，当下其寒。◎数而滑者，实也，此有宿食。◎脉弦数，有寒饮。◎久咳数岁，实大数者，死。◎趺阳脉数，胃中有热。◎《水气篇》曰：趺阳脉医当伏，今反数，本自有热。◎趺阳脉浮而数，数脉即止。◎寸口脉沉而数，数则为出，沉则为入，出则为阳实，入则为阴结。◎趺阳脉紧而数，紧则为寒，食即为满。◎夫吐血咳逆，上气，其脉数而有热，不得卧者，死。◎诸脉浮数，应当发热云云，若有痛处，当发其痈。◎肠痈之为病云云，脉数。◎肠痈者云云，脉洪数者，脓已成。◎脉数，无疮云云。◎少阴脉滑而数者，阴中即生疮。

迟　脉

【形状】一息三四至，一分钟五六十至也，来去极缓。

【相反】以数为极端反对。

【相似】涩缓。

【原因】血寒气冷，水盛。

【其体】为阴。

【其性】迟缓。

【其病】为寒，为水，为阴盛，为在脏。

【其治】宜温热，补火，回阳。

【其化】为结。

【其兼】浮为表寒，沉为里寒，大为阴实，小为阳虚，弦为实寒，濡为虚寒。

脉迟三至四为规，脏病有寒切莫疑，有力弦迟寒已实，虚寒无力脉濡迟。

外感迟脉邪入脏，内伤迟脉把寒治，实寒方用温通疗，若是虚寒温补施。

缓脉属炎迟属冷，温清误用最阽危，大而迟者寒伤气，血分有寒迟若丝。

引经

◎假令尺中迟者，不可发汗。◎脉沉迟者，新加汤主之。◎得病六七日，脉迟浮弱，恶风寒，手足温，医二三下之，不能食云云，食谷者，哕。◎动数变迟，膈内拒痛。◎脉迟，身凉，胸胁下满，如结胸状，谵语者，此为热入血室也。◎阳明病，脉迟，食难用饱，饱则微烦。◎阳明病，脉迟，虽汗出不恶寒者，其身必重。◎脉浮而迟，表热里寒，下利清谷，四逆汤主之。◎阳明病，脉迟，汗出多，微恶寒者，表未解也，可发汗，宜桂枝汤。◎少阴病，饮食入口则吐云云，脉弦迟者，胸中实，不可下也，当吐之，干呕者，不可吐也，急温之，宜四逆汤。◎伤寒，脉迟六七日，而反与黄芩汤，彻其热，脉迟为寒云云。◎下利，脉沉而迟，其人面赤色云云，下虚故也。

◎太阳病，身体强几几然，脉反沉迟，此为痉。◎太阳中暍云云，其脉弦细芤迟。◎疟脉弦迟者，多寒，可温之。◎寸口脉迟而缓，迟则为寒，缓则为虚。◎脉沉小迟，名脱气。◎胸痹之病云云，寸口脉沉而迟，关上小紧数，瓜蒌薤白白酒汤主之。◎脉紧大而迟者，必心下坚。◎寸口脉浮而迟，迟即为劳。◎正水，其脉沉迟。◎黄汗，其脉沉迟。◎寸口脉浮而迟，迟脉则潜。◎寸口脉沉而迟，迟则为寒。◎寸口脉迟而涩，迟则为寒。◎趺阳脉微而迟，迟则为寒。◎病人胸满唇痿，舌青云云，脉微大来迟，腹不满，其人言我满为有瘀血。◎下利脉迟而滑者，实也。◎肿痈者云云，其脉迟紧者，脓未成。

紧　脉

【形状】一息八九至，一分钟九十至一百以上也，如转索无常。

【相反】与缓为极端反对。

【相似】滑数。

【原因】营卫伤寒，脏腑有寒，病在脏。

【其体】为阴中含阳。

【其性】紧急。

【其病】为伤寒，为痛，为阴胜格阳，为邪盛。

【其治】宜发汗，宜驱寒，宜攻实，宜温散。

【其化】为促。

【其兼】浮为伤寒，沉为诸痛，弦为邪盛，濡为正虚。

紧脉如转索无常，一息八九至毋忘，表邪脉紧伤寒症，里病紧来食宿肠。

诸痛腹中常脉紧，木邪克土体寒殃，有力紧弦寒实病，紧濡无力是阳亡。

浮紧麻龙汤发汗，紧沉攻下大承当，乌头汤治实寒紧，虚寒脉紧理中良。

引经

◎脉阴阳俱紧者，名曰伤寒。◎脉浮紧，发热，汗不出者，不可与桂枝汤。◎太阳中风，脉浮紧云云，大青龙主之。◎太阳病，脉浮紧云云，麻黄汤主之。◎太阳病，脉浮紧，发热，身无汗，自衄者，愈。◎脉浮紧者，法当身疼痛，宜以汗解之。◎伤寒，脉紧云云，麻黄汤主之。◎伤寒，若吐脉沉紧云云，苓桂术甘汤主之。◎衄家，不可发汗，汗出必额上陷，脉紧急。◎寸口脉浮而紧，此肝乘脾也。◎寸脉浮，关脉小细沉紧，名曰脏结。◎脉沉而紧，心下痛，按之石硬者，大陷胸汤主之。◎脉沉紧者，必欲呕。◎脉虽沉紧，不得为少阴病。◎脉浮而紧，而复下之，紧，反入里，则作痞。◎脉浮而紧，若下之，则腹满小便难也。◎阳明病，脉浮而紧者，必潮热。◎脉浮而紧，咽燥，口苦，腹满而喘，发热，汗出，不恶寒，反恶热，身重，不可汗火下。◎病人脉阴阳俱紧，反汗出者，亡阳也。◎少阴病，脉紧，至七八日，自下利，脉暴微，手足反温，脉紧反去者，为欲解也。◎病人手足厥冷，脉乍紧者，邪结在胸中云云，当吐之，宜瓜蒂散。◎下利脉数，有微热，汗出，今自愈，设复紧，为未解。

◎夫痉脉，按之紧而弦，直上下行。◎疟脉弦小紧者，下之瘥，又弦紧者，可发汗，针灸也。◎寸口脉浮而紧，紧则为寒，浮则为虚。◎血痹之病云云，但以脉自微，涩在寸口，关上小紧。◎血痹，阴阳俱微，寸口关上微，尺中小紧云云，黄芪桂枝五物汤主之。◎夫失精家云云，脉得诸芤动微紧，男子失精，女子梦交。◎胸痹之病云云，寸口脉沉而迟，关上小紧数，瓜蒌薤白白酒汤主之。◎胁下偏痛，发热，其脉紧弦，此寒也。◎腹满脉弦而紧，弦则卫气不行，即恶寒，紧则不欲食，邪正相搏，即为寒疝。◎

寒疝，绕脐痛，其脉沉紧者，大乌头煎主之。◎其脉数而紧乃弦，状如弓弦，按之不移为宿食。◎脉紧大而迟者，必心下坚。◎脉大而紧者，阳中有阴，可下之，脉紧如转索无常者，宿食也。◎膈间支饮云云，其脉沉紧。◎太阳病，脉浮而紧，法当骨节疼痛，反不疼云云，此为风水。◎《水气篇》曰：趺阳脉当伏，今反紧，本自有寒。◎寸口脉紧而沉，紧则为痛。◎趺阳脉紧而数，数则为热，热则消谷，紧则为寒，食即为满。◎趺阳脉紧，为伤脾。◎胃反，脉紧而涩，其病难治。◎肿痈者云云，其脉迟紧者，脓未成。

缓　脉

【形状】一息二三至，一分钟四五十至，从容和缓。

【相反】与紧脉为极端反对。

【相似】涩迟。

【原因】营卫中风，太阴本脏脉。

【其体】为阳中含阴。

【其性】和缓。

【其病】为中风，为太阴病，为中气虚。

【其治】宜发汗，宜利湿，宜补虚，宜清通。

【其化】为代。

【其兼】浮为中风，为太阴病，弦为气盛，濡为气虚。

缓脉二三至来徐，莫作迟看与涩与，脉缓中风为卫盛，伤寒转缓太阴于。

阳病缓来宜发汗，阴经缓作湿邪祛，缓中更有风痹病，久病缓濡脾土虚。

引经

◎脉缓者名为中风。◎脉微缓者，为微愈也。◎伤寒，脉浮缓云云，大青龙汤发之。◎太阳病，寸缓，关浮，尺弱，其人发热，汗出，复恶寒，不呕，但心下痞者，此以医下之也。◎伤寒脉浮而缓，手足自温，是为系在太阴。

◎寸口脉迟而缓，迟则为寒，缓则为虚。◎寸口脉浮而缓，缓则为痹。

动　脉

【形状】数而时静时动也，勿轻忽重也。

【相反】与结为极端反对。

【相似】数紧。

【原因】气血暴升。

【其体】为阳。

【其性】暴躁。

【其病】为痛，为惊，为气血外奔。

【其兼】芤为失精梦交，弱为惊悸，弦为痛。

动脉数实痛与惊，阳升暴越欲离阴，标邪脉动属诸痛，本病梦遗及带崩。

引经

◎动则为痛。◎夫失精家云云，脉得诸芤动微紧，男子失精、女子梦交。◎寸口脉动而弱，动即为惊。

结　脉

【形状】缓而时歇至也。

【相反】与动脉为极端反对。

【相似】代脉。

【原因】气血凝结，血虚。

【其体】为阴。

【其性】凝结。

【其病】为血结，为积聚，为痰结，为外伤，为血虚，为阴不足。

【其治】宜养阴，补血，通瘀，消痰，化积，调气血。

结脉缓中时一止，气血凝痹痰积痞，疮疡积聚实宜攻，血少补阴虚为旨。

引经

◎太阳病，身黄，脉沉结，少腹硬，小便不利者，为无血也，小便自利，其人如狂者，血证谛也。◎伤寒脉结代，心动悸，炙甘草汤主之。

促　脉

【形状】紧而时歇至也。

【相反】与代脉为极端反对。

【相似】动脉。

【原因】表邪下陷。

【其体】为阳。

【其性】促迫。

【其病】胸满气喘，邪陷胸中。

【其治】宜升表。

紧脉时止名为促，表邪误下胸如束，仍宜升表出太阳，误服寒凉病益笃。

引经

◎太阳病，下之后，脉促，胸满者，桂枝去芍药汤主之。◎脉促者，表未解也。◎太阳病，下之，其脉促，不结胸者，此为欲解也。◎伤寒，脉促，手足厥逆者，可灸之。

代　脉

【形状】迟而歇至有定也。

【相反】与动脉为极端反对。

【相似】结脉。

【原因】血亏。

【其体】为阴。

【其性】缓。

【其病】为阴虚血不足。

【其治】养阴补血。

【其兼】浮为心肺病，沉为肝肾病，不浮不沉为脾之本脏脉。

代脉中止有定数，阴血衰残病久痼，标邪脉代燥伤营，炙甘草汤药不误。

本病如逢代脉来，脏气已残命旦暮，代脉莫作结脉看，结生代死不同路。

引经

伤寒，脉结代，心动悸，炙甘草汤主之。

长　脉

【形状】按之有余，本部寸关尺连成一气。

【相反】与短为极端反对。

【原因】气血有余。

【其体】为阳。

【其性】上升。

【其病】为痛，为痉厥，为颠狂，为肝病，为阳实。

【其治】宜平肝，清热，泻阳。

脉长气盛血有余，下入尺中上至鱼，滑紧弦牢洪大数，兼长为实定非虚。

长为气治言平脉，微缓无邪脉动徐，冬尽春来长脉吉，阴消阳长病将除。

引经

◎太阴中风，四肢烦疼，阳微阴涩而长者，为欲愈。

短　脉

【形状】按之不足，本部寸关尺不能连续也。

【相反】与长脉为极端反对。

【原因】气血不足。

【其体】为阴。

【其性】下降。

【其病】为短气，为脱血，为肺病，为阳虚。

【其治】宜补气，宜扶阳，宜补肺。

短脉三部不相连，阳极阴消气右旋，三秋脉短知无病，春夏逢之寿不延。

实症语谵逢短脉，阳亡阴竭命归泉，涩缓迟濡微弱小，短兼气损血虚缘。

引经

◎发汗多，若重发汗者，亡其阳，谵语，脉短者，死。

弦 脉

【形状】按之如琴瑟之弦弹人指，端直而长，如张弓弦，脉来有力为弦。

【相反】与濡脉为极端反对。

【相似】牢实。

【在天】为震卦。

【在地】为东方。

【在人】为左胁。

【在经】为少阳。

【在脏】为肝胆。

【其体】为阳。

【其性】上升，外达。

【其病】外感为火病，热病，痉病，内伤为水病，寒病，疟病。

【其症】为颈项强，胁下满，腹痛，转筋，急强。

【其治】宜泻火，平肝，躯寒。

【其化】为牢，为实。

【其兼】诸脉兼弦者，皆为实。

脉来有力号为弦，诊断实虚以此研，夏令东方肝胆木，脉弦应令病非偏。

火邪疟病见弦脉，大小柴胡加减煎，腹痛疝瘕挛急病，乌头附子躯寒妍。

弦兼诸脉称为实，禁补宜攻气血坚，寒实温通乌附主，凉攻实热重芩连。

引经

◎阳脉涩，阴脉弦，法当腹中急痛。◎形作伤寒，其脉不弦紧而弱。◎脉弦者，必两胁拘急。◎脉弦五六日，谵语不止，当刺期门。◎阳明病，微喘，直视，脉弦者，生。◎阳明中风，脉弦浮大而短气，腹都满，胁下及心痛，久按之，气不通，鼻干，不得汗，嗜卧，一身及面目悉黄，小便难，有潮热，时时哕，耳前后肿，刺之少瘥云云。◎伤寒，脉弦细，头痛，发热者，属少阳。◎少阴病，饮食入口则吐，心中温温欲吐，复不能吐，始得之，手足寒，脉弦迟者，此胸中实，不可下也，当吐之，若膈上有寒饮，干呕者，不可吐也，急温之，宜四逆汤。◎下利，脉沉弦者，下重也。

◎夫痉脉，按之紧而弦，直上下行。◎太阳中暍，发热，恶寒，身热而疼重，其脉弦细芤迟。◎师曰：疟脉自弦，弦数者多热，弦迟者多寒，弦小紧者下之瘥，弦迟者可温之，弦紧者可发汗针灸也，弦数者风发也。◎男子脉虚沉弦，无寒热云云，此为劳使之然。◎脉弦而大，弦则为减，大则为芤，减则为寒，芤则为虚云云，妇人则半产漏下，男子则亡血失精。◎师曰：夫脉当取太过不及，阳微阴弦，即胸痹而痛。◎趺阳脉微弦，法当腹满。◎寸口脉弦者，即胁下拘急而痛。◎胁下偏痛，发热，其脉紧弦，此寒也。◎腹满脉弦而紧，弦则卫气不行，即恶寒，紧则不欲食，邪正相搏，即为寒疝。◎其脉数而紧乃弦，状如弓弦，按之不移，为宿食。◎脉数弦者，当下其寒。◎脉双弦者，寒也，皆大下后喜虚。◎脉偏弦者，饮也。◎肺饮不弦，但苦喘短气。◎脉弦数，有寒饮。◎脉沉而弦者，悬饮内痛，十枣汤主之。◎咳家其脉弦，为有水，十枣汤主之。◎寸口脉弦而紧，弦则卫气不行，即恶寒。

◎趺阳脉微而弦，弦则不得息。◎酒黄疸者云云，沉弦者。先下之。◎病人面无色，无寒热，脉沉弦者，衄。◎问曰：病人脉数云云，医反下之，令脉反弦，故名曰虚。◎下利脉反弦，发热，身汗愈。◎腹中痛，其脉当沉，若弦，有蛔虫。◎妇人怀妊六七月，脉弦，其胎愈胀云云，子脏开故也，当以附子汤温其脏。

濡脉（即软字）

【形状】按之如棉绳，不弹指，脉来无力为濡。

【相反】与弦脉为极端反对。

【相似】弱虚，仲景无濡脉，濡与弱相似也。

【在天】为兑卦。

【在地】为西方。

【在时】为秋（同毛脉）。

【在人】为右胁。

【在经】太阴。

【在脏】为肺。

【其体】为阴。

【其性】下降，内陷。

【其病】外感为水病，寒病，厥病，内伤为阳虚，盗汗，亡血，骨蒸。

【其症】汗出，手足冷，崩漏，诸不足。

【其治】宜温暖，补肺，壮阳。

【其化】为弱，为虚。

【其兼】诸脉兼濡者皆为虚。

脉来无力号为濡，弱脉和虚以此模，秋令毛同濡脉象，古今名异理无殊。

浮濡盗汗阳虚病，崩漏沉濡血已枯，诸班脉象兼濡者，断作为虚定不诬。

引经

◎仲景无濡脉，当与弱脉合看。

牢脉（仲景无牢脉，牢即实也）

【形状】按之劲强有力，较弦为甚，较实为逊。

【相反】与弱脉为极端反对。

【相似】弦实。

【原因】气血有余而太过。

【其体】为阳。

【其性】上升外越。

【其病】为诸实。

【其治】宜攻。

气血有余脉便牢，寒凝热结气炎高，实症脉牢攻即愈，虚寒牢见病肓膏。

弱　脉

【形状】按之软弱无力，较濡为甚，较虚为逊。

【相反】与牢脉为极端反对。

【相似】濡虚。

【原因】气血不足而不及。

【其体】为阴。

【其性】下降内陷。

【**其病**】为诸虚。

【**其治**】宜补。

脉弱无阳阴又衰，阳经汗出桂枝宜，阴经厥冷阳将脱，姜附回阳切要知。

本病弱来温补效，标邪脉弱禁寒治，三阴下利脉弱者，阳长阴消病愈时。

引经

◎阴弱者，汗自出。◎脉微弱者，此无阳也。◎太阳病外症未解，脉浮弱者，当以汗解，宜桂枝汤。◎若脉微弱者，不可服大青龙。◎得病六七日，脉迟弱浮云云，食谷者哕。◎形作伤寒，其脉不弦紧而弱，弱者必渴，弱者发热。◎脉微弱者，此本有寒分也。◎太阳病，寸缓，关浮，尺弱云云，此以医下之也。◎得病二三日，脉弱云云，虽能食，以小承气和之。◎太阴为病，脉弱，其人续自便利，设当行大黄芍药者，宜减之。◎尺脉弱涩者，复不可下之。◎下利有微热而渴，脉弱者，今自愈。◎下利下重云云，脉微弱数者，为欲自止。◎呕而脉弱，小便复利，身有微热，见厥者，难治，四逆汤主之。

◎太阳中暍，身热疼重而脉微弱，此以夏月伤冷水云云。◎寸口脉沉而弱，弱即主筋，弱即为肝。◎少阴脉浮而弱，弱则血不足。◎男子脉浮弱而涩，为无子，精气清冷。◎男子平人脉虚弱细微者，喜盗汗也。◎肺死脏浮之虚，按之弱如葱叶，下无根者，死。◎肝死脏浮之弱，按之如索不来，或曲如蛇行者，死。◎久咳数岁，其脉弱者，可治。◎酒疸下之云云，其脉浮弱。◎寸口脉动而弱，弱则为悸。◎病人面无色，无寒热，脉浮弱，手按之绝者，下血。◎妇人得平脉，阴脉小弱云云，名妊娠。◎产妇郁冒，其脉微弱云云，所以然者，血虚而厥。

实　脉

【**形状**】牢极有力，如石投指。

【**相反**】与虚脉为极端反对。

【**相似**】弦牢。

【**原因**】气血太过而实。

【**其体**】为阳。

【**其性**】内结。

【**其病**】为阳明胃家实病，为真脏脉。

【**其治**】宜攻。

实脉气盛血有余，实症当攻病自除，虚病实来真脏见，旦占夕死莫何如。

引经

◎脉实者，宜下之。◎脉阳实，因发其汗出多者，亦为太过。◎伤寒下利，日十余行，脉反实者，死。◎脉沉实者，以下解之。

◎脉数实者，为肺痈。◎心死脏，浮之实如麻豆，按之益躁疾者，死。◎脾死脏，浮之大坚，按之如覆杯，洁洁状如摇者，死。◎肾死脏，浮之坚，按之乱如转丸，益下入尺中者，死。◎久咳数岁，实大数者，死。◎产后七八日，无太阳症，少腹坚痛，此恶露不尽云云，切脉微实，宜大承气汤。

虚　脉

【**形状**】弱极无力，如棉绳应指。

【**相反**】与实脉为极端反对。

【相似】濡弱。

【原因】气血不及而虚。

【其体】为阴。

【其性】外散。

【其病】为太阴湿病，为真脏脉。

【其治】宜利湿，宜补虚。

脉来弱极号为虚，标病湿邪气血徐，本病脉虚诸不足，劳伤虚极症难除。

引经

◎脉浮虚而涩者，桂枝附子汤主之。◎伤寒五六日，不结胸，腹濡脉虚，复厥者，不可下，此为亡血，下之死。◎男子平人脉极虚，亦为劳。◎男子脉虚沉弦，无寒热云云，此为劳使之然。◎男子平人脉虚弱，细微者，喜盗汗也。◎脉数虚者，为肺痿。◎肺死脏，浮之虚，按之弱如葱叶，下无根者，死。◎久咳数岁，其脉虚，必苦冒。

大　脉

【形状】按之如绳，其形粗。

【相反】与小脉为极端反对。

【相似】洪、芤、革、散。

【原因】气血热，气血外脱。

【其体】为阳中之阳。

【其质】为气血皆有余。

【其性】上升。

【其病】外感为暑，为燥，为湿，内伤为虚劳，脱气，脱血，为脾之真脏。

【其治】 宜清热，攻里，驱湿，纳阳。

【其化】 为洪，为芤。

【其变】 为革，未散。

【其兼】 浮为表热，沉为里热，缓为湿热，弦为实热，濡为虚热。

大脉形粗体是阳，标邪暑热总宜凉，阳明胃实燥邪盛，大实大承白虎汤。

脉大而虚正气弱，回阳参附与干姜，实症大来攻即效，虚邪脉大补犹殃。

引经

◎脉洪大者，与桂枝汤，如前法。◎脉洪大者，白虎加人参汤主之。◎其脉浮大者，不可下。◎伤寒三日，阳明脉大。◎阳明中风，脉弦浮大。◎三阳合病脉浮大，上关上。◎下利，脉沉弦者，下重也，脉大者，为未止。

◎问曰：寸脉沉大而滑，沉则为实，（沉大皆为实）滑则为气。◎湿家病，身疼，发热，面黄而喘，头痛鼻塞而烦，其脉大。◎疟脉浮大者，可吐之。◎男子平人脉大为劳。◎劳之为病，其脉浮大，春夏剧，秋冬瘥。◎脉弦而大，弦则为减，大则为芤，减则为寒，芤则为虚云云，妇人则半产漏下，男子则亡血失精。◎上气，面浮肿，肩息，其脉浮大，不治。◎咳而上气，此为肺胀云云，脉浮大者，越婢加半夏汤主之。◎脉紧大而迟者，必心下坚。◎脉大而紧者，阳中有阴，可下之。◎问曰：人病有宿食，何以别之？师曰：寸口脉浮而大，按之反涩，尺中亦微，亦涩，故知有宿食也。◎脾死脏，浮之大，坚，按之如覆杯，洁洁状如摇者，死。◎久咳数岁，实大数者，死。◎病人胸满唇痿，舌青云云，脉微大来迟，腹不满，其人言我满，为有瘀血。◎腹中痛，其脉当沉，反洪大，有蛔虫。

小 脉

【形状】按之如线其形细。

【相反】与大脉为极端反对。

【相似】细微伏无。

【原因】气血寒，气血内脱。

【其体】为阴中之阴。

【其质】为气血皆不足。

【其性】下降。

【其病】外感为少阴病，内伤为虚劳，气不足。

【其治】宜温热，宜补阳。

【其化】为细，为微。

【其变】为伏，为无。

【其兼】浮为表寒，沉为里寒，濡为虚寒，弦为实寒。

脉来形细名为小，病属阳衰气血少，标邪脉小阳入阴，里病内治当禁表。

引经

◎寸脉浮，关脉小，细，沉，紧，名曰脏结。◎伤寒三日，少阳脉小者，欲已也。

◎疟脉弦小紧者，下之瘥。◎脉沉小迟，名脱气。◎胸痹之病云云，寸口脉沉而迟，关上小紧数，瓜蒌薤白白酒汤主之。◎水之为病，其脉沉小，属少阴。◎妇人得平脉，阴脉小弱云云，名妊娠。

洪　脉

【形状】按之大而有力。

【相反】与细脉为极端反对。

【相似】芤革。

【原因】气血热极外盛。

【其体】为阳中之阳。

【其性】上升。

【其病】为暑热在表，为气血有热，为蛔虫。

【其治】宜清热，宜平肝。

脉来弦大号为洪，暑热伤肌气象雄，白虎加参汤治渴，乌梅丸可杀蛔虫。

引经

◎脉洪大者，与桂枝汤如前法。◎脉洪大者，白虎加人参汤主之。◎脉浮而洪，洪则为气。◎肿痛者云云，脉洪数者，脓已成。◎腹中痛，其脉当沉，反洪大，有蛔虫。

细　脉

【形状】按之小而弦。

【相反】与洪脉为极端反对。

【相似】小微。

【原因】气血有热内伏。

【其体】为阴中之阳。

【其性】内降。

【**其病**】为君火内伏，为邪热内伏，为痉湿暍，为虚劳，为积聚。

【**其治**】宜清热，宜散邪，宜攻下。

脉小而牢称为细，阳病入阴君火闭，藏结阳微结头疼，里病宜清禁汗剂。

痉湿暍病细常有，邪热伤筋阴不济，气血水积细脉多，邪热内潜乎营卫。

引经

◎脉浮细而嗜卧者，外已解也。◎脉微细，所以然者，以内外俱虚故也。◎寸脉浮，关脉小、细、沉、紧，名曰脏结。

◎关上脉细数者，以医吐之过也。◎脉细数者，头痛未止。◎脉细者，此为阳微结。◎伤寒，脉弦细，头痛，发热者，属少阳。◎少阴之为病，脉微细。◎少阴病，脉细、沉、数，病为在里，不可发汗。◎少阴病，脉微细沉，但欲卧，汗出，不烦，自欲吐，至五六日，自利，复烦躁，不得卧寐者，死。◎手足厥寒，脉细欲绝者，当归四逆汤主之。

◎太阳病，发热，脉沉而细者，名曰痉，为难治。◎太阳病关节疼痛而烦，脉沉而细者，此名中湿。◎太阳中暍云云，其脉弦细芤迟。◎男子平人，脉虚弱，细微者，喜盗汗也。◎诸积大法，脉来细而附骨者，乃积也云云。◎脉浮而细滑，伤饮。◎少阳脉卑，少阴脉细，男子则小便不利，妇人则经水不通。

芤　脉

【**形状**】按之大而弱，如按葱叶也。

【**相反**】与微脉为极端反对。

【相似】散革。

【原因】脱血，亡阴。

【其体】为阳。

【其性】外浮。

【其病】为伤阴，为脱血，为失精梦交。

【其治】宜滋阴，养血。

芤脉中空弱大浮，梦交脱血及精流，阴虚阳革虚劳病，参附归芎蛎芍投。

引经

◎脉浮而芤，浮为阳，芤为阴，浮芤相搏，胃气生热，其阳则绝。

◎太阳中暍云云，其脉弦细芤迟。◎夫失精家云云，脉得诸芤动微紧，男子失精，女子梦交。

微　脉

【形状】按之小而弱，如按绵丝也。

【相反】与芤脉为极端反对。

【相似】伏无。

【原因】脱气，亡阳。

【其体】为阴。

【其性】内降。

【其病】为亡阳，为脱气，为四逆盗汗，为少阴病。

【其治】宜回阳，补气。

无力如丝小曰微，阳虚厥冷病垂危，标邪微脉当禁汗，真武汤施法要知。

微脉虚劳阳气脱，热寒交作汗淋漓，男微腰痛头眩治，女作崩中带下医。

引经

◎脉微缓者，为欲愈也。◎脉微而恶寒者，此阴阳俱虚。◎脉微弱，无阳也。◎若脉微弱者，不可服大青龙汤。◎尺中脉微，此里虚。◎下之后，复发汗，必振寒，脉微细，所以然者，内外俱虚故也。◎脉沉微，身无大热者，干姜附子汤主之。◎但阳脉微者，先汗出而解。◎但阴脉微者，下之而解。◎若自下利者，脉当微厥。◎微数之脉，甚不可灸。◎太阳病，六七日，表症仍在，脉微而沉，反不结胸，其人发狂者，以热在下焦。◎脉微弱者，此本有寒分也。◎伤寒吐下后，发汗，虚烦，脉甚微云云，久而成痿。◎脉反微涩者，里虚也。◎脉阳微而汗出少者，为自和也。◎太阴中风，四肢烦疼，阳微阴涩而长者，为欲愈。◎少阴之为病，脉微细。◎少阴病，脉微不可发汗，亡阳也。◎少阴病，脉紧，至七八日自下利，脉暴微，手足反温，脉紧，反去者，为欲解也。◎少阴中风，脉阳微阴浮者，为欲愈。◎少阴病，脉微细沉，但欲卧，汗出不烦，自欲吐，至五六日，自利，复烦躁，不得卧寐者，死。◎少阴病，下利脉微，与白通汤。◎少阴病，下利清谷，里寒外热，手足厥逆，脉微欲绝云云，通脉四逆汤主之。◎少阴病，下利脉微涩，呕而汗出，必数更衣，反少者，当温其上，灸之。◎伤寒脉微而厥，至七八日，肤冷，其人躁无暂安时者，此为脏厥。◎伤寒六七日，脉微，手足厥冷，烦躁，灸厥阴，厥不还者，死。◎下利脉沉弦者，下重也，脉大者，为未止，脉微弱数者，为欲自止。◎伤寒，其脉微涩者，本是霍乱。◎恶寒脉微而复利，利止，亡血也，四逆加人参汤主之。◎既吐且利云云，脉微欲绝者，四逆汤主之。◎吐已下断云云，脉微欲绝者，通脉四逆加猪胆汁汤主之，◎太阳中暍，身热疼重，而脉微弱，此以夏月伤冷水云云。◎论曰：百合病者云云，其脉微数。◎血痹之病云云，但以脉自微涩，在寸口关上小紧。◎血痹阴阳俱微，寸口关上微，尺中小紧云云，用黄芪桂枝五物汤。◎夫失精家云云，脉得诸芤动微紧，男子失精，女子梦交。◎男子平人，脉虚弱细微者，喜盗汗也。◎问曰：病咳逆，何以知此为肺痈云云？师曰：寸口脉微而数，微则为风，数则为热，微则汗出，数则恶寒。◎师曰：夫脉当取太过不及，阳微阴弦，即胸痹而痛。◎趺阳脉微弦，法当腹满。◎问曰：人病有宿食，何以别之？师曰：寸口脉浮而大，按之反涩，尺中亦微，亦涩，故知有宿食也。◎青龙汤下已，寸脉沉尺，脉微云云，苓桂味草汤主之。◎趺阳脉微而弦，微则无胃气。◎趺阳脉微而迟，微则为气。◎寸口脉微而数，微则无气。◎寸口脉微而涩，法当亡血。◎产妇郁冒，其脉微弱云云，所以然者，血虚而厥。

革　脉

【形状】洪而浮如按鼓皮。

【相反】与伏脉为极端反对。

【相似】芤洪。

【原因】气盛血衰。

【其体】为阳。

【其性】外浮。

【其病】为脱血，为失精，为半产漏下。

【其治】宜补血，宜纳阳。

革脉洪芤若鼓皮，血衰气盛病难治，遗精半产兼崩漏，旋覆花和胶艾医。

引经

◎脉弦而大，弦则为减，大则为芤，减则为寒，芤则为虚，虚寒相搏，此名为革，妇人则半产漏下，男子则亡血失精。

伏　脉

【形状】细而沉，按之至骨乃见也。

【相反】与革脉为极端反对。

【相似】微无。

【原因】气衰血结。

【其体】为阴。

【其性】内沉。

【其病】为水病，为积聚。

【其治】宜宣通。

伏脉沉潜至骨间，周身水肿貌潺潺，腹疼霍乱食痰宿，积聚凝坚脉一班。

引经

◎诸积大法，脉来细而附骨者，乃积也云云。◎病者脉伏，其人欲自利，利反快，虽利，心下续坚满，此为留饮，欲去故也，甘遂半夏汤主之。◎《水气篇》曰：趺阳脉当伏。◎热止相搏，名曰伏。◎沉伏相搏，名曰水。◎夫水病，人目下有卧蚕，面目鲜泽，脉伏。◎趺阳脉伏，水谷不化。

散　脉

【形状】芤而虚，按之如飞雪。

【**原因**】气血已败。

【**其体**】为阳。

【**其性**】外脱。

【**其病**】为亡阴。

散脉形像如飞雪，气散外脱脉无血，真脏脉形病笃危，朝现斯脉命暮绝。

无　脉

【**形状**】浮中沉三部皆无脉也。

【**原因**】气血已败。

【**其体**】为阴。

【**其性**】内脱。

【**其病**】为亡阳。

气血衰残病笃时，脉无生命已垂危，虚阳将脱阴寒格，姜附回阳恐已迟。

引经

◎少阴病，脉不至者，灸少阴七壮。◎少阴病，四逆，恶寒而身蜷，脉不至，不烦而躁者，死。◎少阴病，利不止，无脉，干呕，烦者，白通加猪胆汁汤主之，服汤脉暴出者，死，微续者，生。◎少阴病，下利清谷云云，脉不出者，通脉四逆汤主之。◎伤寒六七日，大下后，寸脉沉而迟，手足厥逆，下部脉不至云云，麻黄升麻汤主之。◎下利手足厥冷，无脉者，灸之不温，若脉不还，反微喘者，死。◎下利后，脉绝，手足厥冷，晬时脉还，手足温者，生，脉不还者，死。

第七章 平 脉

夫人内无七情之疾，外无六淫之邪，身体完好，脏腑健全者，命曰平人。平人之脉，四时各有不同，少年壮年老年亦各异，肥瘦男女亦有分别，更有生成大小悬绝者也。

第一节 四时之脉

四时之寒热不同，故人身之脉亦各异。春日天气渐暖，热度渐高，气血渐活，故其脉沉滑而长，往来流利，有渐浮渐急之势也。夏日天气炎热，热度长极则气融活而散，故其脉浮大而弦，为热力外长也。秋日天气渐凉，热度渐减，气血渐凝渐敛，故其脉浮涩而短，往来涩滞，有渐沉渐缓之势也。冬日天气严寒，热度衰微，气血凝闭，故其脉沉濡而小，寒气凝结故也。反四时者，病。按：脉之所以浮沉滑涩，当察其热度之强弱也。赤道与温带寒带，亦当以寒热为准，不可拘定四时也。古人设四时之脉，不过立法而已，学者当变通也。

第二节 幼年之脉

人自一岁至七八岁，曰幼年之时间，七八岁至十五六岁，为童年之时间，而气血滑利，脉小紧滑。一二三岁之脉，一息约七八至，一分钟约九十至一百至。五六七八岁，约一息六七至，一分钟约八九十至。童年之后，约一息五六至，一分钟七八十至也。总之，年愈幼，脉愈急，年愈大，脉愈缓也。不但人之大小如是，即物亦如是。试观时计小者，则声急，大者则声缓，极大者则声愈缓也。试观车轮之转，小者急，而大者缓也。试听动物之声，小者噪，而大者和也。可知急缓为物性自然之理，反者则病也。

第三节　壮年之脉

壮年之时间，在十五六以至四十左右，其体气血充足，脉当雄健，有长大而弦之力，约一息四五至，一分钟约七十左右至，反此者病也。间有生成浮沉大小急缓者，甚少，虽无病，亦当预防其身弱也。

第四节　老年之脉

老年之时间，在四十五十以上者，其气血将衰，脉路不通，精神渐弱，其脉亦渐缓渐弱，约一息三四至，一分钟六十左右至。亦有老年之脉，同壮年者，甚少也。

第五节　肥瘦之脉

肥人肉厚脂多，经脉之路闭塞，脉管被压，不能发力，故极肥之人，脉甚微，或竟无脉也。瘦人肉薄脂少，经脉之路通，脉管从容，可尽其发动之能力，故瘦人脉如常也。肥人肉不坚，及骨大而肉不甚厚者，其气血多而管大，故其脉大而洪也。瘦人身体筋骨小者，其气血少而脉管细，故其脉亦细小也。

第六节　男女之脉

男子气盛，脉常浮大，女子血盛，脉常沉细，此为阴阳之性使然。男以气为主，气性上升，故寸脉浮，尺脉沉也。女子以血为主，血性下降，故尺脉常旺，寸脉常弱也。男子之脉多躁，女子之脉多静，间有反常者，以其气血偏胜。男得女脉，必阴盛阳衰；

女得男脉，必阳盛阴衰也。惟女子临经，尺脉常涩，怀妊六十日，尺脉小弱；四月，尺脉沉滑；六月，尺脉沉实；临产，尺脉离经而渐浮；产后，脉常芤也。

第八章　病脉

脉象三十，别为三类，以浮、沉、滑、涩、长、短、弦、濡、大、小，为原脉。以数、迟、紧、缓、牢、弱、洪、细、芤、微，为变脉。以动、代、促、结、实、虚、革、伏、散、无，为极脉也。又原脉可称为第一期常病之脉，变脉可称为第二期急病之脉，极脉可称为第三期危病之脉也。又原脉之病多易治，变脉之病多难治，极脉之病多不治也。病至极脉，正气已无抵抗力，故多危也。

第一节　原脉

原脉十种，各各不同，诸脉皆从原脉变化而来，故称为原脉也。原脉十种，又可分为二纲六类：浮、大、弦、长、滑，阳病脉也；沉、小、濡、短、涩，阴病脉也。滑、长、弦，又为阴中之阳，涩、短、濡，又为阳中之阴，浮、大，为纯阳，沉、小，为纯阴也。

凡病皆以浮沉定表里，滑涩大小定寒热，长短弦濡定虚实者也。

浮沉，表里对待之脉也。浮主表、主上、主外、主气诸病脉也；沉主里、主下、主内、主血诸病脉也。外感之得脉浮，邪在头项皮肤，其气外达，故治用表散即愈；若见沉脉，病必日重日剧，入里、入腑、入脏之邪，难于治疗也。若杂病之得浮脉，为正气外脱，症属难治，或死，非虚则脱；若见沉脉，病必顺利易治，以正气牢固故也。故伤寒杂病之脉，绝对不同。伤寒以邪气为主，脉浮邪在表，易于治疗；沉则邪在里，难医也。杂病以正气为主，脉宜常沉，则本原牢固，亦易于治疗；若见浮则正气虚脱，必见危象也。此浮沉二脉之对于标本二病之极端不同者也。凡病皆以浮沉二脉定病之在表在里，确切不易者也。

滑涩二脉，为气血寒热之标准。滑主气热，涩主血寒，滑主阳气有余，涩为阴血不足，滑主宣发，涩主壅塞，标病见涩脉为肌表之外邪闭塞，本病见滑脉，为脏腑正气宣泄也。凡病皆以滑涩二脉定气血之寒热者也。

长短二脉，为气血有余不足之标准。长脉气血有余，病必多实，短脉气血不足，病必多虚也。长短又多兼弦濡之脉而显象也。

弦濡二脉，邪正强弱虚实之标准也。弦为气血有余，濡为气血不足，弦为实症，濡为虚症。凡病之见弦脉者，名为有力之脉，治多主攻；见濡者，名为无力，治多主补也。标病多喜弦，以其正邪俱强，攻之即痊；本病多喜濡，以其正邪俱弱，补之即愈。若虚症见弦脉，为症虚脉实，病多危，治难见效；若实病见濡脉，为脉虚症实，病亦多急，药更难投也。

大小二脉，为水寒火热之表显，亦为气血盛衰征候也。大为火热之象，小为水寒之征，大为阳有余，阴不足，小为阳不足，阴有余。标病之脉大者，病在阳经，小者病在阴经；本病之脉大者，为外脱之象，脉小者，为内脱之兆也。凡病皆以大小定阴阳寒热者也。

第二节 变脉

变脉由原脉而变现，其病比原脉更进一步，除浮、沉、长、短，无变化外，其他皆有进一步之表显也。

数紧二脉，本由滑脉而衍进。数性属热，脉虽快而有从容不迫之象，数极为紧，紧则有急迫不宁之概，反属寒也，此两脉极易混淆，有寒热冰炭之异，不可不为细辨也。

又如洪芤二脉，原属大脉之形，大为热实之病，大而中实有力为洪，有洪涛奔腾之象，其热愈炽，阳气过实，惟暑热病有之，若大而中空无力，为芤，故按之如葱叶，外强中干，阴血过虚，适与洪脉为反背，为阳实阴虚之表显，亦不可不为细辨者也。

迟缓由涩脉而变化，脉来甚迟缓，迟则属寒，脉来形小无力而蹇涩，缓则属热，脉来体大有力而从容，此寒热二脉，亦极易混淆，更不能不细心辨别者也。

细微二脉，形体皆小，小中亦有分别也。细脉虽小而应指分明而有力，微脉则应指不分明，所谓似有似无，脉来无力之故也。细则为阴虚，微则为阳虚者也。以上为大小快缓同类之阴阳寒热虚实者也，更有相对之阴阳寒热虚实者。按：数与迟对，紧与缓对，数则属热，迟则属寒，数为在腑，迟为在脏，紧则为寒，缓则为风，此快缓二脉之寒热对照者也。

又按洪与细对，芤与微对，洪则属阳盛，细则属阴虚，芤则脱血，微则脱气，此大小脉之虚实对照者也。至若弦、牢、实、濡、弱、虚之脉，虽有衍进，并无变化者也。

第三节　极脉

极脉为病剧之象，原脉变脉之过甚者也。动为数极，促为紧极，结为迟极，代为缓极，革为洪极，散为芤极，伏为细极，无为微极，实为牢极，虚为弱极，病现极脉，难以救治，故极脉多见死症者也。

卷三　证论

闽杭 包识生先生　著　包天白　包应方　包应申　校字

第一章　证论总论

诊脉之后，专凭问证以定其病，若审证不明，则表里、寒热、虚实之病莫辨，往往误凉以为热，改攻以为补，实实虚虚，死生顷刻。夫症候虽多，不外寒热之所化，脏腑之所生也。是篇以温、暖、热、灼、清、冷、寒、厥八气之旋转，为造作诸症之原料，盖诸症之发生，亦必藉寒热而现也。分有形有象之症，属于肾水；有形无象之症，属于肝木；无形无象之症，属于心火；无形有象之症，属于肺金；兼形兼象之症，属于脾土。各有相反太过不及，合之为五，分之为十五，散之为百，化之为千，总不离五脏之表里、寒热、虚实也。

第一节　八气化证图说

东方第一层，肝木反收之症图；二层，肝木太过之症图；三层，肝木不及之症图。南方第一层，心火反藏之症图；二层，心火太过之症图；三层，心火不及之症图。西方第一层，肺金反生之症图；二层，肺金太过之症图；三层，肺金不及之症图。北方第一层，肾水反长之症图；二层，肾水太过之症图；三层，肾水不及之症图。中央，第一北，脾土不及之症图；第二东，脾土太过之症图；第三南，脾土太化之症图；第四西，脾土不化之症图；中央，脾土自化图。

躯体九窍图

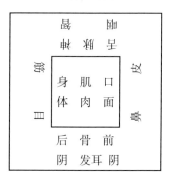

八气化证五藏图

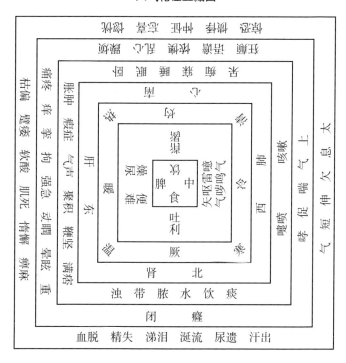

第二节　八气阴阳变化说

夫天有二十四气，地有八方，阴阳往来，寒热辐辏，人亦应之，故冬至一阳生，阳气渐升，立春而天气温，春分而天气暖，立夏而天气热，夏至而天气灼，升极而降，故夏至一阴生，阳气渐降，立秋而天气清，秋分而天气冷，立冬而天气寒，冬至而天气厥，降极而又复升也。

夫阳升则阴降，阴降则阳升，一往一来，百症变化矣。温暖者，肝木之生气也。热灼者，心火之长气也。清冷者，肺金之收气也。寒厥者，肾水之藏气也。合五气于中宫，脾土之化气也。温清者，生杀之机也。暖冷者，金木之本也。寒热者，阴阳之变也。厥灼者，水火之极也。左为阳，温暖热灼皆阳也。右为阴，清冷寒厥皆阴也。温为阳，阴多而阳少。清为阴，阴少而阳多。暖为阳，阴阳俱各半。冷为阴，阴阳两平均。热为阳，阳多而阴少。寒为阴，阳少而阴多。灼，为纯阳而无阴。厥，为纯阴而无阳。故阳气强而阴气弱，形化而象生，阳气少而阴气多，形成而象灭也。

第三节　五脏变化百症说

夫东方者，肝木也。木性曲直，喜达而恶郁，郁则血凝而病作，故症属于有形无象也。南方者，心火也。火性炎上，喜通而恶结，结则神散而病作，故症属于无形无象也。西方者，肺金也。金性从革，喜镇而恶浮，浮则气逆而病作，故症属于无形有象也。北方者，肾水也。水性润下，喜静而恶动，动则精流而病作，故症属于有形有象也。中央者，脾土也。土性稼穑，喜运而恶积，积则意约而病作，故症属于有形无形有象无象也。夫肝木欲生而反收则结，为痞满、坚硬、积聚、馨气、症瘕、肿胀矣。若生气太过则发，为重、眩晕、瞤动、急强、拘挛、痒、疼痛矣。若生气不及则消，为麻痹、懈惰、死肌、酸软、痿躄、偏枯矣。心火欲长而反藏则敛，为卧眠寐睡、痴呆矣。若长气太过则焕，为烦躁、心乱、懊恼、谵语、癫狂矣。若长气不及则伏，为恍惚、喜忘、怔忡、悸愦、恐惊矣。肺金欲收而反生则发，为喷嚏、咳嗽矣。若收气太过则逆，为上气、喘促、哮矣。若收气不及则散，为太息、欠伸、短气矣。肾水欲藏而反长则壅，为痰饮、水、脓、带、浊矣。若脏气太过则缩，为癃闭、淋沥矣。若脏气不及则泄，为出汗、遗尿、流涎、泪涕、失精、脱血矣。脾土欲化而反收则积，为嘻噫、呕哕、雷鸣、矢气矣。若化气反长，则为消渴矣。若化气反生，则为便难燥屎矣。若化气反藏，则为吐利矣。此为五脏变化百症之源也。

第二章　寒热总论

寒热之在人身也，乃阴阳之表显耳。寒热平均，不寒不热，为平人。一有偏胜则病，过高则危，高极低极皆死，是则寒热之关乎人之性命也，大矣。夫阴阳者，寒热之性也。气血者，寒热之体也。水火者，寒热之变也。故病人身体强健者，气血皆旺，病发时，寒热皆盛。病人身体衰弱者，气血亦衰，故病发、寒热亦轻也。又初病时，气血未衰，寒热亦盛；病久，气血已衰，故寒热亦微也。所以，医者之治病，必审寒热之盛衰以为断，太过则抑之，不及则扶之，务使其人体寒热平均而后已。

第一节　寒热之种类

按寒热之种类甚多，有轻有重，今以温、暖、热、灼、清、冷、寒、厥八字，定其高低强弱之程度。温清，寒热之和者也。不过人身微有感觉，未至不快，不能称为病也。至冷暖之候，始觉身体不舒，冷则欲加衣，暖则思去服，虽人体感觉不舒，衣服加减之后，气血强壮之人，或不至病。然亦有即此起病而发热者，亦有即此冷暖未成寒热而为轻病者，虽不能说有寒热，但其人衣服反常，是极轻之寒热。总觉身体有不快之感觉，则已入病态之途者也。至已成寒热，则病进矣。身必重裘，肌必发热，诸症蜂起。若寒热加甚，则变为灼热与厥冷矣。病至灼厥，已入危途，不亟治则有死亡之兆也。是则冷暖属轻病，寒热属重病，温清则安，灼厥则危，此为辨寒热者不可不知者也。

第二节　辨寒热法

按辨寒热法，西医用热度表，国医用手掌。热度表虽能毫厘不爽，但只能辨寒热之高低，不能辨寒热之虚实，亦只能辨全身，不能辨局部。若用手掌，又能辨其虚实，并可辨其局部。如掌心热、额心热、四肢寒热、外症热不热，皆可一按而知。又以吾人之经验，往往热度表至百零四五度者，国医常用姜附治之即愈，亦有热度表并无高热，而用药当用大凉大泻者也，是则国医之喜用热度表者，反误病机，以高度之热，即以凉剂治之，能不偾事乎。

第三节　辨寒热虚实真假法

寒热何为虚实？虚者，空虚也；实者，结实。寒热之在身体外表皮肤，体内脏腑无寒热者，名曰虚也。若寒热在体内脏腑筋络间，名为实也，以体内实满寒热故名也。其在体外皮肤间之寒热，体内并无寒热者，是外有内无，故名空虚也。若人体外有寒热，内无寒热，其寒热无本，手按之似觉甚热，按久则热无继续力，热在皮肤，则病人之体与医者之手，热度平等不觉其热矣，此即所谓虚热也。若病体肌肉脏腑俱热，则医者手按之甚热，按久更觉其热由内发出，有继续力，有灼手之象，是所谓实热也。又病人体有寒热，病者自己不觉有寒热，及神志清明者，是虚寒虚热也。若病人自觉甚寒甚热难忍，及神志昏迷者，是实寒实热，在脏腑在脑髓也。又病人体热，厚其衣被者，是真寒假热也。身热不欲衣被者，是真热实热也。病人身不热或冷，及四肢冷而不欲衣被者，是真热实热假寒也，即所谓热厥是也。又病人身热，舌苔滑腻或薄，不绛、不干燥者，及小便清长，或黄而长且多次者，或大便泄泻者，或脉弱无力及迟微不弦数者，皆虚热也。若病人身微热，或无热，或冷，而心烦躁，舌干，红绛，口燥咽干，尿短赤，便坚，或大小便热甚者，皆真热实热也，是假寒真热也。此辨病人之寒热虚实之法，不可不细察者也。

第四节　寒热之症治（附风湿燥火）

夫人身之所以有寒热者，邪气与正气交战而作也。实为正气抵抗外邪之利器也，正气旺者，一度寒热而病即除。若邪气胜者，虽多日寒热，而病日盛，必至气血衰败，死而后已。由是观之，寒热之关乎人之生命也，大矣。按：医者之投药，实助寒热之敌邪，当以顺水推舟之法，切不可助桀为虐，以摧残气血，故同是一病，古人治以阴阳、表里、寒热、虚实之八法，即以安正驱邪为宗旨者也。大凡人体寒热之轻重，全在正气邪气二方之胜负而定之也。

正气旺者，感邪时寒热必重，正气衰者，寒热必轻，此为人身生病之素因有多少故也。若正气旺者，所感之邪甚轻，其寒热亦必甚轻。若正气衰者，所感之邪甚重，其寒热亦必甚重。以其邪轻正气之反动力亦轻，邪重正气之反动力亦重故也。

[有寒有热] 以外感为最多，内伤次之，杂病则甚少，无论内伤虚损、外感六淫，或各种杂病，及一切外症，若病已有寒热，其病必不轻，且变端百出，病必日甚一日，有病起时无寒热，而后始有寒热，更当注意之也。

故凡病总以无寒热，或轻寒热为佳，间亦有欲其有寒热者，如痧痘初起，及一切内病传外诸症，借此寒热可使内达外透之意，其他总不相宜，尤以内伤及各种急性传染病为更忌有寒热者也。

[无寒无热] 其病必轻，其症必顺，无论何病，虽累年累月，总不致碍及生命也。杂病多无寒热，以其未伤根本故也。纵患危急诸症，若无寒热或轻寒热，亦不必担忧也。

[忌寒忌热] 忌寒忌热者，冷亦不好，热亦不宜，未冷先憎，未热先畏，温药不受，凉剂难投，是血气已衰，脏腑虚弱，身体无此抵抗能力，已入劳损之途矣，虽无劳损诸症，皆属身体虚弱可知，若此者，非耐心调治，万难转弱为强也。

[恶寒发热] 恶寒，身怕冷，欲加衣覆被而始安也。发热，肌肤作烧，甚热也。恶寒发热，又称形寒肌热，大致因外感六淫而发者居多，尤以伤寒中风为必见之症，其他外症，亦有见之者，如痈疽、疔毒、喉症、痧痘等，初起时亦多有恶寒发热之症。若杂病虚劳而见寒热者，病已入于危途矣。然恶寒发热，虽有轻重虚实之不同，用药有寒热虚实之各异，总以表散为最多，惟虚损与杂病，若见寒热者，及寒热已退而复发者，用他种对症治法外，

若外感身有寒热，总以恶寒为主症，虽至十余日或多日，皆当发表为宜。按：恶寒属皮肤表病，外邪初感，即起寒热，仲师列为太阳主症，有恶寒在，始终用表剂也。但恶寒初作，病者觉冷，即是恶寒，至其发热后，或病人加衣后，有仍恶寒者，有不甚恶寒者，或不恶寒者，医者问症时，病者往往答以不恶寒，其实加衣覆被，不觉其寒矣，医者不可信之，当观其衣被之厚薄，以定其恶寒之轻重，若以病者答言不恶寒为信，则失却表解之机矣，此为医者切当注意者也。若已真不恶寒，邪已传经或化热，则病者之衣被必薄，或有宽衣弃被之举，且现恶热形状，始可认其为不恶寒也。已不恶寒，只存发热，病属阳明经矣。故以恶寒为太阳主症，恶热为阳明主症，往来寒热为少阳主症也。又按：未服表散之前恶寒者，故以表剂为主，若已服表剂或多服表剂后，而仍恶寒不止，或恶寒更甚者，则又当禁用表剂，而用固正之真武一类也。

夫六淫外感，无有不恶寒发热者，风寒初起，更以寒热为主症，故《内经》称为热病，仲景名曰伤寒，皆以主症定名者也，且外感之寒热，是并发症，若已但寒不热，或但热不寒，及往来寒热，则传化他经，而作他经治法矣。按：恶寒发热症，在日夜如是，无分离间歇之时。间亦有

［乍寒乍热］者，一名忽寒忽热也，以外感初起，病势未盛，邪正相争，故现乍寒乍热之状。外症及时行病初起，亦多有乍寒乍热者，当与恶寒发热之表症一类看也。尤以外科初发更多见，乍寒乍热乃将酝酿作脓之候，又名阵寒阵热是也。有病起时即

［大寒大热］者，以其邪盛正强，故其寒热比平常之人更甚，常人弱人亦有大寒大热者，必外感风寒甚重，此极易变端，不可

大意，用药亦宜重剂，方合病机。至其

〔微寒微热〕者，其病必轻，或其体必弱，虽感外邪，寒热轻可，而用药切不可大量，病轻药重，皆非所宜。然其他病症初起无寒热，而后亦有发微寒微热者，则其病势将渐转剧之兆，更当小心，不可大意也。至

〔似寒似热〕其病更轻，或其体更弱，有不服药而自愈者，若要服药，亦不过一二味汤头，及单方即能胜任，亦不必用大量之品，小题大做者也。至身体虚弱之人，时作似寒似热者，则脏腑虚损，劳伤可虞，日久因此寒热不除，变成痨症者也。至

〔虚寒虚热〕者，病久之人，寒热不退，或身弱劳损之体，时作寒热，以其气血皆虚，常发此虚寒虚热也，其寒热必甚轻可，病人自己不觉有热，但时觉怕寒，或手足清冷而已，其他一切症候，皆呈虚象也。至

〔日久寒热〕之人，病势绵延，不久气血必耗，终成虚症，故日久寒热不退，皆属虚也。若实症，断无此日久不退之寒热，以其实症，变端急迫，难延一月以上也。按：实症之寒热，至多不过三候，经此三候，非愈则死，若三候以上之寒热不退，不论何症，体已形瘦骨立，气血皆衰，无有不成虚症者也。古云：走马医伤寒，以伤寒以寒热为主，治法愈快愈妙，汗吐下利皆伤正之方，日近，气血未败，易于施治，恐日久气血已衰，寒热不退，变成虚脱，汗下皆不能故也。又有

〔顷刻寒热〕者，此必病人之正气甚旺，病亦必轻，故一发寒热，邪即外逃也。总之，寒热顷刻即退者，病属轻微可知，表邪亦必不重，间亦有表邪传半表里时，而将病疟之兆，亦有此象，但顷刻寒热之后，则身体平和，隔日再发，即为转疟病矣。更有

〔时作寒热〕之人，以小儿为多及身体虚弱者，往往无故作一寒热也，以此先后天不足之人，极易患病也，小儿脾肾两亏者，亦常易患此，但此寒热，当根本治疗，若无外邪，慎勿即用表药也。又有

〔反复寒热〕者，此等寒热，反反复复，大多因病愈后饮食不节，起居不调，旧病复作而发也，间亦有感外邪而发者，亦有药力未足，愈而复发者，当随症施方以治之。大概身弱及畏服药之人，易见此反复寒热也，但反复一次，难治一次，或病根已深，脏腑已损，初药，则渐见效，复药，则又寒热者，此等病症，实难治愈也。谚云：复病无复药，信乎？医者不可不留意也。至若

〔凉而复热〕之病，比之反复寒热不同，反复病根必深，凉而复热，症虽类似，但非反复可比也。凉而复热之症，或因药力太轻，愈而复发，或因饮食不节，起居不调而复发，按症施方，定能即愈，以此复热，不过一次二次而已，若累次如此，则名为反复寒热，属难治矣，一字之差，有千里之别，不可不辨也。

按：以上恶寒发热之类，是寒热兼发之症也，是日夜恶寒又发热者也，与先寒后热、先热后寒之往来寒热，寒热分发者，及但寒但热之独发者不同也。按：寒热并发之症，及往来寒热之症，皆当分其"寒多热少"及"热多寒少"者也。寒多热少者，是寒胜热微，治宜辛温发汗之剂；热多寒少者，是热胜寒轻，治宜辛凉解表之药也。按：寒多亦有轻重之各异，有重裘厚被，仍畏冷而不觉其热者；有加衣后，即不觉其寒者；有微觉畏寒，不加衣者。虽恶寒之轻重各别，而寒时不觉身体发热者，概属寒多，以寒为主，当以辛温治之者也。若身怕冷，又觉热者，是寒热各半，亦可辛温治之。若身已加衣，不觉怕冷，只觉其热者，是热多寒

少，治当辛凉为主。但热多亦有轻重之别，有身热如火，唇红面赤，神智不清，糊言乱语，小便短赤者；有但觉身热，唇红面赤，神志清明，小便黄赤者；有但觉身热者。病者已觉身热，虽加衣覆被，则为热多寒少，当以辛凉治之。此为恶寒发热之热多寒少，寒多热少者也。若往来寒热之寒热多少，又与上文各异。往来寒热之多少，恶寒发热，亦有轻重之不同，有恶寒顷刻，即发热者；有恶寒半日，始发热者；有不甚觉其寒，至热退后肢微清而又发热者。大概往来寒热，多以寒少热多者为多，寒多热少者甚少见也。若伤寒温病之寒热往来，为寒热之最多见者，俱以热多寒少为多，且其恶寒之象又最轻，以热退后身不觉怕冷，而又发热者为更常见。此亦为往来寒热之类也。总之，往来寒热之症，当视其寒热之多少，以定温清之药治之也，寒多用温，热多用清，为寒热治方之大法，若虚寒虚热，则又当用反治法矣。

　　［往来寒热］病属少阳半表里症，以后身太阳之寒，前身阳明之热，合而为侧身少阳之往来寒热也，是寒去热来，热去寒来，故名寒热往来也。按：往来寒热，是每日寒热如是者，可称为往来寒热，若已成疟，则非往来寒热矣。因疟症之寒热，固是寒去热来，但热去则身和而寒不来矣，次日或隔日再发时，始见寒热，故不可称为往来寒热也。又寒热往来为寒热中之最多见者，上文寒热多少论内，已先论其形状矣，今再续论之。按：往来寒热症，介太阳之寒与阳明之热之间，已至少阳地位，势必寒少热多矣。但无论其寒热之多少，总以寒去热来，热去寒来，方可称是名也。若热来时仍欲加衣覆被者，虽寒热已有往来之象，仍当从表治之，必热来时无恶寒之状，始可称为往来也。若热退时其寒不来，又无恶寒之状，退至平度，又不较平人为低者，则不可称为往来寒

热，而变为潮热之症矣。若热已去尽，已有肢清，或热度缩进，虽无恶寒之象，仍可称为往来寒热也。按：往来寒热，虽属少阳相火之症，然相火亦有表里寒热虚实之分。寒多热少，表症又多，当从表重里轻之药治之。若热多寒少，里症居多，则又当从里重表轻之药治之，或表里并用，或先表后里俱可。若是实火，其症火象居多，以大小柴胡为主药。若是虚水，热必属虚，则桂枝龙牡、柴胡龙牡、附子龙牡，俱为对症之药也。按：往来寒热之症，概以

　　[先寒后热]者为多，至先热后寒之症，实百不见一也。但先寒后热，有轻重之不同，（见上文[寒多热少]内）当视其寒热之轻重，而定其治法也。按：寒热已属往来，治用和解，所谓和解者，即表里合治之药，不表不里，又可表可里，如柴胡黄芩之类是也，即以轻表轻里之药合用之，亦是和解之意。至

　　[先热后寒]之症，见者甚少，若见是症，必属阳虚一类也。按：发热后再见恶寒，其热必是表虚之症，表阳一虚，热退即觉恶寒矣，故属阳虚，治用真武一类之药。但此症与乍寒乍热有别，乍寒乍热之症，亦有热退后又恶寒者，然寒后又热，即所谓忽寒忽热也，与先热后寒之症不同。按：先热后寒，是一日一度；乍寒乍热，是一日数度也。按：往来先后多少之外，又当别其寒热之时候，有

　　[日夜寒热]者，日夜寒热，是日与夜皆有寒热者也，是寒热无停止之时间也。不论何种寒热，若日夜连发，其症必重，一有间止，则病轻矣。又有

　　[日日寒热]者，即夜凉日热也，是每日日间有寒热，夜间则无也。日间寒热，是阳经之病为顺，若是阴经之病，日间寒热，

亦为顺也，以日属阳，阴病出阳为顺也。若是

[夜夜寒热]即日凉夜热也，夜间属阴，阳病入阴，其症必重，病亦绵延，故寒热逐日提早，其病日轻，若逐日拔晚，病日深矣。更有妇人小儿，每有夜夜寒热者，必身体虚损可知，亦有因此而成痨病者，症属阴分血分为多，夜已有热，切当从速注意调治也。按：日阳夜阴之候，确有气血阴阳之关系。总之，病症以出阳为顺，入阴为逆也。然寒热又有

[日轻夜重]者，与夜夜寒热大异。按：寒热一症，大多是下午及半夜为甚，至下半夜及上午多轻松，或退凉矣，今日轻夜重之寒热，其邪将入里也，病亦必缠绵。若

[夜轻日重]病在三阳，在表，症属易治，以其未入脏也。又有

[日轻日重]之寒热，大约其邪在半表里，势将转入疟症之象。亦有因气血已损，病将入阴，症将转危。亦有此日轻日重之象，切当留意之也。若已成

[间日寒热]病疟成矣，治以疟方，必寒热分明，寒而后热，热退身和，间日再作，方可称疟。若寒热退，不清者，虽每日寒热，未可作疟治也，切要切要，否则病症必加重。至其

[二日寒热]疟病更深。及

[三日寒热]又益深矣，更难医治，所谓三阴疟疾是也。更有一月一发，一年一发者，已成疟母之病，治更难愈也。全身寒热之症，已如上述。又有所谓

[表热里寒]者，即外热内寒也。按：人身除偏寒偏热外，其寒热皆互相出入。伤寒白虎症有表热里寒者，有里热外厥者，是寒热兼病是也。然里已寒，何以仍用白虎，不用真武、四逆？

但此寒热属真热，以其脉象皆滑，一为浮滑，一为滑也。若脉见微及弱，则为虚热，而不可用白虎，即当用真武、四逆矣。按：寒热无论在表在里，在上在下，总当辨其真假为切要，不可以热在表，里寒即不可用清。又按：仲师辨虚实症法，以汗出、小便清长、便泄、脉弱四大法，为虚症之诊断。反之，则为实症。今以白虎治里有寒及外厥者，即以脉滑故也。按：表热里寒，里热表寒，是定其病在人身何处耳，非可以此表里之寒热，即立其治法者也。不但辨此寒热如是，即各种之寒热，皆当如是辨之。（已见前辨寒热虚实真假法内）按：表热里寒之症，实则固可白虎，若见里寒之四大虚象，则断不可用清也。如表热里寒，下利清谷者，四逆汤主之一类是也。至

〔里热表寒〕即内热外寒，所谓四肢厥逆及身凉，或恶风寒，皆所谓表寒，若里已热，则成热厥之症，故先师亦用白虎治之。按：里热亦必见舌燥黄、尿短赤、脉滑数诸症，始可称为里热也。但表寒亦有里虚热者，则改凉而用温矣。更有

〔上热下寒〕之症，与表热里寒，又有别。如口燥、唇红、面赤等，而见便泄、腹痛、脉弱、小便清长者，是上热下寒也。上热下寒之症，治当用温降之药，乃桂附龙牡之类是也。按：上热下寒之体，所谓浮阳，即虚阳上越是也，此等症最多见，有温清并用者，但用清凉，则非所宜也。至

〔上寒下热〕者，则甚少见。其症头目并无热象，或面青唇白，或怕冷，即所谓上寒也，如见腹中作热，或大便闭塞，小便短赤者，虽见症种种不同，但下热上不热，亦可称为上寒下热也。经曰：阴虚生内热，阳虚生外寒。此二语可道尽一切寒热之大法也。按：内热之症，见象甚多，不能尽述，但其小便必短赤无疑也，其他

心烦、不寐、腹热、便闭、舌绛、口燥等症，皆内热之所表现也。若外寒则四肢必冷，及恶寒、面青、唇白等，而小便必清长也。然此上寒下热之症，治其下热可也，此类之人，近乎内热之症，切当留意者也。又有

[热厥往来] 之症，病属三阴居多，与往来寒热大异。寒热往来，是三阳少阳病；热厥往来，是三阴厥阴病。少阳厥阴又有表里母子关系，故寒热有类似之象也。但往来寒热，是全身前后之升降；热厥往来，是脏腑内外之出入者也。按：厥冷先从手足指起始，循掌至臂股，甚至胸腹心位之四傍止，若入心则死矣。其热从心外发，至臂股及掌与四末，故热厥是一出一入也。按：热厥是厥阴之病，若少阴太阴，虽亦四肢厥冷，但热厥不往来也，所以为异。又按：热厥多端，有邪有正，而治法总不离乎厥阴。然他经寒极热极，皆能成厥，而无出入往来之象，所以不同也。然所谓

[热深厥深] [热微厥微] 者，是表明厥病之轻重也，犹言厥冷甚剧，发热亦重，厥冷轻微，发热亦轻微之意也。热是厥之反应者也，不但热厥如是，即寒热亦犹是也，恶寒甚者，其发热亦甚也。按：热厥往来之症，病属厥阴专主，为他经所无，治法亦以寒热兼用，不比少阴之药，但寒但热者也。按：肝胆二经，治法与他经大异，少阳以不表不里之和解治之，厥阴则以又寒又热之混合药治之，治虽不同，而义实同也。若见

[身热肢寒] 是少阴之厥冷也。按：少阴之厥，是日夜肢冷，并无往来之象，有身热微热者，有身不热者，无论其热之轻重，或恶寒蜷卧，其四肢必终日厥冷者，即少阴之病也。若少阴君火亢，病则又不发冷矣。然太阴虽肢冷，但其掌必热，无蜷卧之症。又以

［身寒肢热］属太阴脾阳虚者为多，小儿尤多见此症，或身有热，其四末必寒，而为

［肢寒掌热］小儿慢脾惊风，更多见此症，或久泻不愈，甚则掌背跗肿，掌心作热，则难治矣。小儿常发肢冷掌热者，其脾必虚，当以健脾为主也。以上言寒热并发之症外，又有

［恶寒喜热］之症，恶寒喜热，则属寒病，无论内寒外寒，至其喜热，则寒气已盛，虽有邪正虚实之治法，无论何种寒热，至有喜恶时，真假分明，治法了然矣。

第五节 寒热引经

发热恶寒 二法，太阳中风，当解表。

发热恶寒 七法，太阳中风，当解表。

啬啬恶寒 十二法，太阳中风，桂枝汤。

（淅淅恶风，翕翕发热） 十二法，太阳中风，桂枝汤。

发热恶风 十三法，太阳中风，桂枝汤。

（发热恶寒，热多寒少） 二十三法，太阳中风，桂麻各半汤。

（发热恶寒，热多寒少） 二十七法，太阳伤寒，桂二越婢一汤。

发热恶风 三十四法，太阳伤寒，麻黄汤。

发热恶寒 三十七法，太阳中风，大青龙汤。

发热恶风 百法，表邪未罢，小柴胡汤。

发热，啬啬恶寒 百十一法，火邪伤肺，刺期门。

发热恶寒 百卅七法，表邪未罢，当解表。

发热恶寒 百四十六法，表邪，当解表。

恶寒发热 百四十七法，表邪入血室，小柴胡汤。

发热微恶寒　百四十九法，表邪，柴胡桂枝汤。

发热恶寒　百五十五法，表邪，当解表。

发热恶寒　百九十一法，表邪，当解表。

发热恶寒　二百十法，表邪未解，当解表。

发热恶寒　二百四十四法，表邪未解，五苓散。

发热恶寒　三百八十七法，太阴霍乱，四逆汤。

杂病

发热恶寒　二篇三章一节，暍病，当清热。

发热恶寒　二篇三章二节，暍邪在表，白虎加人参汤。

寒热　十二篇三章四节，肺脏留饮，苓桂术甘汤。

恶寒发热　十五篇二章一节，谷疸，茵陈蒿汤。

发热恶寒　十五篇二章二节，女劳疸，硝石矾石散。

发热恶寒　二十篇二章二节，妊娠子脏开，附子汤。

发热恶寒　二十篇二章六节，产后太阳表病，桂枝汤。

观以上引证发热恶寒之症，总以风寒在表为多，暑湿燥火在表者，亦有寒热，法宜治表，惟在里者，则有热无寒，不可解表，故治方以桂麻龙越至小柴胡为止也。惟霍乱、吐利，虽有表邪之寒热，亦不宜表，以里寒虚症，救里为先，当用五苓、四逆辈矣。至杂病一类，虽有寒热，不以寒热为主，而以杂病为主也。乃饮、水、谷疸、女劳疸、子脏开等，各症各治，绝不以寒热之方治其寒热者也。以各种杂病病剧之候，往往作寒作热，其病根不在寒热，故不用解表。若素有杂病，新感外邪而作寒热者，则又当先治寒热，而后治杂病矣。

往来寒热

往来寒热　九十七法，半表里病主症，小柴胡汤。

往来寒风　九十八法，半表里病，小柴胡汤。

往来寒热　百卅九法，热结在里，大柴胡汤。

往来寒热　百四十七法，热入血室，小柴胡汤。

往来寒热　百五十法，半表里病，柴胡桂枝各半汤。

往来寒热　二百六十五法，半表里病，小柴胡汤。

杂病

往来寒热　四篇一章二节，疟母，鳖甲煎丸。

疟多寒　四篇一章四节，牡疟，蜀漆散。

往来寒热，是寒去热来，热去寒来，故称往来寒热也，此症概属少阳半表里病，法用和解，以太阳之寒与阳明之热相合而生之病，属少阳半表里颊颈胁之地，故汗下皆非所宜，概以小柴胡汤治之也。

第六节　恶寒之症治

〔恶寒〕恶寒一症，病在皮肤，皮肤为太阳所主，又内合肺脏，气体由皮肤排泄，故皮肤感邪可直达肺脏也。凡卫气强者，外邪难以侵入，故称为卫者，以其能保卫身体，为脏腑之干城也。若人身失其调摄，外邪即先侵入皮肤，气分强者，虽衣薄觉寒，邪不能入，加衣身热，即不致生病；若感邪甚，又不加衣，卫失其平常能力，势必加紧工作，与之对敌，则发热矣。按：热即卫气所发之反抗能力也，故体壮者，一度发热，其病即愈，若寒盛气弱一热不愈，则再热三热也，故亦有二三度发热，不服药而病亦愈者也。若不愈，则邪日进，病日剧矣，则非服药助其卫气外拒敌邪，病不愈也。故见恶寒之症，概用表散之药，又以生姜、大枣为主，麻、桂为将，使气力加增，排泄汗液而寒去病愈也。

故太阳以恶寒为主症，恶寒未罢，总须发表者也。按：恶寒又有轻重之别，有

[啬啬恶寒]者，书云：农夫啬啬，又吝啬也。按：农夫啬啬，象其形状也。农夫登堂，无轩昂之态，有据拙之形，恰是怕冷景状。又吝啬者，欲与人钱物，不与不可，与则不甘，又恰是畏寒之象。今患啬啬恶寒，身又发热，加衣被则觉热，弃衣被又不能，又象吝啬之态，故云啬啬恶寒。俗云：一身寒啬啬是也。啬啬又与翕翕发热作同一症状也。按：啬啬恶寒，必表症初起始有之，然亦有

[微恶寒]者，按：微恶寒，其病轻也。各症除有阴阳虚，不宜表散外，其他有微恶寒之象，即先当表散为宜，无论其有热无热，已发未发，皆如是也。至

[大寒]者，是身甚恶寒也，重裘厚被，仍觉畏冷，是伤寒重症初起之象。仲景虽有身大寒反不欲近衣之言，但是形容之辞，以实热在里，外不欲衣，身凉无热耳。以余所诊之热厥验之，症比大寒尤重，其身实不致大寒也，此先师真假寒热之论，不可以辞害意也。若大寒不欲衣，则不近人情矣。按：热厥之身寒，总不若寒厥之身寒如冰者也。又按：大寒之后又大热者，外感之伤寒也；大寒之后无热者，阳虚之体也。至

[振寒]其寒气更盛矣。寒而至于振慄，以疟病为多。若伤寒杂病，实无此利害之寒象。然表药之后，阳虚身弱者，亦有发振寒脉微，但近亡阳之候，而阳将亡时，往往有此振寒者也。但症至振寒，为恶寒极矣。再进一步则为

[厥寒]矣。厥寒者，手足冰冷也。但厥症种类甚多，有指头寒者、有手足寒者、有四肢寒者、有全身寒者。但寒状亦轻重

不同，有只肢清者、有手足清冷者、有寒如冰者。虽厥寒各异，不过病症之轻重而已。按：厥微者，病亦微；厥深者，病亦深。但阳厥与阴厥有别。三阳热厥，外厥内热也，虽手足厥冷，不致如三阴之冷也。若三阳虚厥，则手足冷甚，亦不如三阴之利害。然三阴又各有别，以太阴为最轻，厥阴为次之，少阴独甚。但太阴之厥，有肢冷掌热者，有但肢冷者；厥阴之厥，有但指头半寸之间厥冷者，有肩臂均冷者，有但手足冷者，然冷后必有热也；若少阴厥冷，则冷如冰寒之刺手，终日如是，虽身热，其厥冷不去也。按：厥症病极始有，热极寒极皆然，然病一至厥，其病必危，虽有种种症候之不同，不过六经之寒热虚实而已。若太阳表病恶寒甚者，其四肢亦冷，切不可误为阴证，药用辛温表散，其厥自去。至少阳厥冷，寒甚时有四肢厥冷者，热来则厥去，治从和解，但表性之药当重用，以其表寒甚也，但寒甚热亦甚，凉剂亦当注意。若阳明热厥，白虎症多，承气症亦有，但病至厥冷，其症极凶，死生顷刻，急宜用大泻也。至三阳虚亦有发厥者，太阳表虚肢厥，真武治之。少阳半表里虚阳上浮，症属龙牡一类。阳明里虚作厥，胃阳大亡，必久泻之后方见，治以理中吴萸之类也。然三阴之厥，阴极则厥，太阴脾阳将亡，治宜补土温中。少阴阴格阳亡，四逆辈治。至厥阴厥冷，寒热兼施，以厥阴有热厥往来者也。按：厥症寒热俱有，病重则厥，当合以脉色，其病方明。若见厥则用温，必至偾事。然厥症终以寒症为多，此不可不知者也。但厥寒未至人事不清之候，而觉

〔恶寒透骨〕者，真寒也，是阴盛阳虚之症也，是少阴病症也。其身亦必有

〔恶寒蜷卧〕之象，蜷卧是冷至骨髓矣，此纯阴之症。所谓

［表里俱寒］治用大温之品也。

［但寒不热］之症，其阳将亡之兆也。若但

［四肢厥逆］之症，身热未除，寒热俱有，已详上文厥寒之内。又有所谓

［背恶寒］者，按背为心府，背恶寒与心中热作对偶也。其背恶寒，是阳虚之候，胸中有寒饮，背亦作恶寒如掌大，即心阳虚者，其背即恶寒也。至于

［少腹恶寒］又是下元虚冷，少腹为丹田真阳发生之地，若至恶寒，阳虚可知。妇人子脏开张，亦少腹作冷，恶寒，亦用附子温暖之。若

［局部恶寒］是该部受冷所致，气血不足故也，如头冷、足冷、手冷，以及各部总总恶寒，皆气不外达，属寒症，当用温治之。又有所谓阳虚生

［外寒者］阳虚之人，身体外部多作寒象，而怕冷矣，以其阳微不能外达故也，甚者，其内亦怕冷矣，此又与阴虚生内热作对象也。更有

［体寒］者，此人系生成怕冷之体，是阴盛阳虚之人，诸病皆宜温者也，又与热体之人，作对偶者也。以上所论，皆恶寒一类之形状不同者也。

第七节　恶寒引经

恶寒　一法，风寒在表太阳主症，当解表。

恶寒　三法，太阳伤寒，当解表。

恶寒　廿三法，表邪未罢，桂麻各半汤。

恶寒　百六十六法，表邪未罢，桂枝汤。

恶寒　百八十四法，表邪未罢，当解表。

恶寒　三百八十一法，表邪未罢，桂枝汤

微恶寒　二百三十四法，表邪未罢，桂枝汤。

恶风寒　九十九法，表邪未罢，当解表。

恶风　十四法，太阳中风，桂枝加葛根汤。

恶风　三十法，太阳中风，葛根汤。

足下恶风　一百十二法，胃阳不降，当和胃。

时时恶风　一百七十法，暑热伤表，白虎加人参汤。

背微恶寒　一百七十一法，暑热伤表，白虎加人参汤。

恶风不欲去衣　一百七十七法，寒湿在里，甘草附子汤。

杂病

恶寒　二篇二章三节，湿邪在表，当汗不可下。

恶寒　二篇三章二节，暍病热在表，白虎加人参汤。

心中恶寒　三篇一章三节，中风，侯氏黑散。

时时振寒　七篇一章一节，肺气不宣，肺痈。

振寒　七篇一章八节，肺痈虚症，桂枝汤。

啬啬恶寒　十篇一章五节，肝寒疝，当温之。

恶寒　十篇三章四节，寒疝，大乌头煎。

背寒如掌大　十二篇三章一节，心下有留饮，当温散。

恶寒　十四篇二章三节，过汗阳虚，当扶阳。

恶寒　十四篇三章四节，卫阳不宣，当宣阳。

身冷　十四篇七章一节，阳气不宣，当宣阳。

恶寒　十四篇七章一节，阳气虚，当宣阳。

洒淅恶寒　十八篇一章一节，疮疡初起，当发散。

恶寒　十八篇二章二节，肠痈，大黄牡丹汤。

恶寒　二十篇三章三节，肺气闭，葵子茯苓散。

少腹恶寒　二十二篇三章一节，寒凝下焦，当温散。

恶风　二篇一章九节，表虚风水，麻杏薏甘汤。

恶风　十四篇一章二节，风水，当表散。

恶风　十四篇二章一节，表虚，当固表。

恶风　十四篇六章一节，表虚风水，防己黄芪汤。

恶风　十四篇六章二节，表实风水，越婢汤。

不恶寒

不恶寒　六法，寒邪化热，太阳温热。

不恶寒　四十七法，表症已罢，邪传阳明。

不恶寒　六十九法，表邪已罢，调胃承气。

不恶寒不欲衣　一百廿四法，胃阴虚，当益阴。

不恶寒　一百五十四法，表邪已罢，可攻下。

不恶寒　一百八十三法，阳明胃燥表邪已罢，当清热。

不恶寒　一百九十九法，胃阴虚，不可攻。

不恶寒　二百十法，胃阳实，可攻。

不恶寒　二百十五法，胃阳实，大承气汤。

不恶寒　二百廿四法，表邪已罢，当清里。

不恶寒　二百四十四法，表邪已罢，属阳明。

欲去衣被　二百八十七法，少阴阳回，症可治。

身反不恶寒　三百十五法，阳虚妒阳，通脉四逆汤。

杂病

不恶寒　二篇一章二节，表热甚，柔痉。

身凉

身凉　一百四十六法，热入血室，刺期门小柴胡汤。

按：恶寒一症，病在皮肤，为太阳之主症，不论风寒暑湿燥火，初感人身，皆有恶寒之象。观所引症，无论太阳中风伤寒，及其他外邪，皆有恶寒一症，治当表散为是。书虽云伤寒则恶寒，中风则恶风，究实风寒可不必深辨。按：风虽为阳邪，属热居多，寒虽为阴邪，属寒居多，然在《伤寒论》内，风寒俱互见，皆当解表为主，不过寒用辛温，风热用辛凉而已。观先师之论风寒，可不必分，惟表虚表实，当细辨之，不可有误也。而暑热在表之恶风，不用表，只用白虎清之也。又按：恶寒虽为太阳主症，法当解表，然未服表剂之前恶寒者，固当解表，而已服表剂后，仍作恶寒者，则为阳虚之恶寒，当以扶正之真武四逆一类之药治之也。但亦有热伏之大实症，而反现恶寒身冷者，即所谓身大寒不欲衣是也，此为热极似寒，切当留意，不可有误。至杂病之恶寒恶风，亦不离表实里寒而已。表寒解表，里寒温中，与《伤寒论》之治法，大同小异者也。至若不恶寒者，为表邪已罢，势将化热而属阳明病矣。以恶寒为太阳主症也，然亦有阴虚发热而不恶寒者，所谓阴虚生内热是也。阴虚已生内热，外不恶寒必矣，虽不恶寒，不可用阳实之攻药治之。然胃阳化燥而现不恶寒者，此为外邪已罢，里热已实，非用攻阳之药不可。更有寒极似热，病属阳虚，因阳虚妒阳，而身现不恶寒者，虽不恶寒，不能作阳实之治法，仍当用四逆辈治之，所谓假热是也。又不恶寒为外邪已罢，而热亦渐退者，病将愈也，非邪传阳明之里之症也。然亦有不恶寒而热亦不发，身凉脉迟者，为邪入血分，属热入血室症，外表虽无寒热，而热在里，非病愈也。

厥冷引经

手足厥冷　廿九法，阳虚，甘草干姜汤。

手足冷　一百五十一法，表阳虚，当扶阳。

手足厥冷　一百九十九法，中焦阳虚，不可攻。

手足厥冷　二百二十二法，阳亡，不可下。

手足厥冷　二百九十二法，阴盛格阳，不可汗。

手足厥冷　二百九十三法，阴盛格阳，不治。

四逆　二百九十四法，阴盛格阳，不治。

四逆　二百九十六法，阴盛阳虚，死症。

手足厥逆　三百〇七法，阳虚，吴茱萸汤。

手足厥逆　三百十三法，阳虚将亡，四逆加胆汤。

手足厥逆　三百十五法，阳虚阴盛，通脉四逆汤。

手足寒　三百二十二法，阴格阳亡，四逆汤。

手足厥逆　三百四十一法，阴格阳亡，病危。

手足厥冷　三百四十二法，厥阴阳亡，死症。

厥逆　三百四十三法，少阴阳亡，死症。

厥不止　三百四十四法，阴格阳亡，死症。

厥逆　三百四十七法，太阳亡阳，难治。

手足厥逆　三百四十八法，少阳亡阳，可灸。

厥逆　三百五十一法，太阴阳亡，四逆汤。

厥冷　三百五十二法，少阴阳亡，四逆汤。

手足厥冷　三百六十法，君火将亡，死症。

手足微厥　三百六十四法，肾阳虚弱，当回阳。

手足厥冷　三百六十六法，亡阳，死症。

厥冷　三百六十八法，阳虚，通脉四逆汤。

厥冷　三百七十五法，阳虚，四逆汤。

手足厥冷　三百八十七法，阳虚，四逆汤。

厥逆　三百八十九法，阳亡阴竭，通脉四逆加胆汤。

手足寒　三百〇三法，少阴伤寒，附子汤。

四逆　三百十六法，厥阴下利，四逆散。

四逆厥　三百廿八法，厥阴病，不可下。

厥逆　三百廿九法，厥阴邪盛，病日进。

厥逆　三百三十法，厥阴病，厥胜剧。

厥逆　三百卅法，寒胜，病剧。

厥逆　三百卅三法，寒胜，病难治。

厥逆　三百卅五法，阴阳不交，病难治。

厥逆　三百卅六法，脏厥，病难治。

厥逆　三百卅六法，蛔厥，乌梅丸。

厥逆　三百卅七法，蛔厥，乌梅丸。

指头寒厥　三百卅八法，血热厥，当凉血。

厥逆　三百卅八法，血寒厥，当温血。

厥逆　三百四十六法，血虚厥，不可下。

厥逆　三百四十九法，阳明热厥，白虎汤。

手足厥寒　三百五十法，厥阴邪厥，当归四逆汤。

厥逆　三百五十三法，胸中表邪，瓜蒂散。

厥冷　三百五十四法，心下水饮，茯苓甘草汤。

手足厥寒　三百五十五法，邪结血分，麻黄升麻汤。

杂病

手足逆寒　六篇一章九节，阳虚气劳，宜扶阳。

手足厥逆　十二篇九章四节，肾阳伤，苓桂味草汤。

手足寒　十七篇五章一节，六腑阳亡，死症。

其足逆冷　十四篇四章五节，肾阳虚，水病。

手足逆冷 十四篇七章一节，卫阳虚，宜扶阳。

厥逆 二十一篇二章一节，血虚，当温血。

手足厥冷 十三篇三章四节，阳明寒疝，大乌头煎。

手足逆冷 十篇三章六节，太阳寒疝，抵当乌头桂枝汤。

手足厥逆 十七篇四章三节，胃寒哕逆，橘皮汤。

手足逆冷 二篇三章一节，中暍，当清暑。

胫冷 五篇二章四节，寒湿伤卫，历节。

厥逆 十篇三章三节，寒厥，赤丸。

厥冷病属三阴，与三阳之痉作对偶。厥病发于四肢，作四肢冰冷、及抽缩；痉病发于项背，作项背角弓反张。厥病，作前身之拘挛；痉病，作后身之抽缩。病剧则皆作人事不省，直视口噤也。按：厥病虽属阴，亦有实热而厥者；痉病虽属阳，亦有虚热而痉者也。观引经所论，皆以厥冷属阳亡阴格者为多，治属少阴之四逆、真武、附子等方。至厥阴之厥冷，中含少阳，现热厥往来之象，阴阳不交之症也，治属厥阴诸方。虽有蛔厥、脏厥、血厥、邪厥、水厥、寒厥、热厥之分，总以表里、寒热、虚实为治，其中以白虎之热厥为最当注意者也。至杂病之厥冷，较伤寒为少，亦以阳虚阴盛，及寒伏中焦，热郁于表，寒闭于里等，治以对症之方，其厥自愈也。

又按：凡病至脏腑筋骨时，必发痉厥，以其症重，伤及神经而发也。病至若是，凶多吉少，切切留意为要。

手足温引经

手足温 百五十五法，阳未亡，易愈。

手足自温 百八十九法，太阴湿邪，当和中。

手足温 二百廿九法，阳旺阴虚，栀子豉汤。

手足自温　二百七十六法，太阴湿邪，桂枝加芍药汤。

手足反温　二百八十五法，少阴阳回，病欲愈。

手足温　二百八十六法，少阴外阳回，可治。

手足不逆冷　二百九十法，少阴阳回，可治。

手足温　三百六十六法，阳回，病生。

手足又名四肢，为脾所主，脾症多现四肢温暖也。按：三阴以厥冷为主症，惟脾症往往反温暖，故太阴病手足自温为要症。至厥少二经，以厥冷为主。少阴日夜厥寒，一见手足温，即为阳回，其病将愈之兆也。厥阴则先厥后热，热厥一往一来不息，又以热厥之多少，定厥阴病之愈剧，厥则阳亡阴格，热则阳亢阴亡。按：温与热，厥与冷，有轻重之分，病有专属，手足温者，不冷之谓，比热之温度减却多多矣，若见热非三阳必属厥阴病也。

第八节　发热之症治

[发热]发热者，是人身内所发出之热也。外寒侵入，即以内热外发以敌之，故曰发热。是由内外发之义也，亦体内发生一种热力，以消减异类之义也。故人身之热不足者，当用温热之药以助之。然人身过热，何以用凉清其热？按：热本敌邪之物，过热恐人身之阴液消烁至干，故用清凉之药，以加水分，使寒热平均，恢复其常态耳。故治外感之邪，无论用表里、寒热、虚实之药，当使邪有一条出路为最要。所谓出路者，即汗、下、温、清、吐、利之法也。故治外邪未罢之症，最忌早用纯温纯清之药，以此种药，最能留邪，亦即无出路之故也。是以治伤寒者，用汗吐下利，愈早愈妙，若邪不去，日久正虚邪未罢，补之不可，攻之不能，邪入脏腑，即难治矣。若邪已达，但正虚者，补之即痊，然外邪

已罢，即不用补剂，亦能痊愈也。至日久正虚之症，当以扶正为要，不能用攻矣。又按：发热，为热病中之常态，与恶寒作对偶，必现有

［恶热］之状，则必无恶寒之症矣，以寒热之性若冰炭者也。然症见恶热，即为实热。若是虚热，病人必不知其热也，但与阳虚妒阳之症又不同。妒阳见光则畏，身不恶热，而且喜热也。若恶热之症，虽亦见光则畏，但其身亦见热则恶也，又恶热症必喜凉也。按：恶热有多种形状，有弃被衣袒胸露臂者，有不欲热汤热水而喜冷饮者，有欲啖水果者，有见阳光灯火而畏者，有喜当风席地而卧者，有见人多而烦闷者，有大渴欲冰冷之物者，有欲以冷水罨身者，此皆恶热之象也，喜热者则反之。至其他见

［翕翕发热］者，按翕翕鸟学飞状，其翅一开一阖也，即人身覆被则热，去被则寒，时覆时弃，恰如小鸟学飞之状，此为初起恶寒发热症俱有之，故加被则热，去被则寒也，若其他热状，则无此象。至

［蒸蒸发热］又不同矣。按：蒸蒸如釜中炊米状，其热气上升蒸蒸然，即病人发热，觉如坐蒸笼中也。医者以手探入病人衣被内，觉其热蒸蒸然是也。此蒸蒸发热，邪已化阳明之表热矣，有有汗者，有无汗者，若见蒸蒸发热，必投甘寒清热治之最宜。至云

［大热］则无蒸蒸之状，只觉身体非常之热而已。其

［炽热］则更进一步，热状如火之炽人也。所谓

［灼热］亦曰炽热，其热有如火灼手之状，此三者皆实热也，治宜大剂凉品，其表里俱热可知，但热虽盛，未至于极，若极则称为

［热厥］者是也。按：热极则厥，反见四肢清冷，甚则全身清冷也，其内则热至最高度矣，又称为热伏者是也。但热厥必神志不清，九窍皆呈火象，唇红面赤，舌绛鼻燥，耳聋目眩，二便皆闭，脉有沉伏者，此热在脏腑，虽身外无热，犹有九窍之象可辨。若热伏脑髓，更无外象可诊，但现神志不清，身体强硬，手足头项拘挛，其全身症状，无一处见热，恰如平人气象，脉亦平常，所谓脑膜炎及脑脊髓炎之类是矣，国医称为痉病是也。按：热结脏腑，犹可攻之，若热结脑髓，治则难矣。亦有热结脏腑一部分者，如结胸结痞、热入血室、热结膀胱、热结胃肠，以及热结在肾、在心、肝、脾、肺、胁肋等处者，不论其全身及九窍有无热象可观，而小便短赤如浓茶，或如血汁，为必有之证据也，故小便如血，脉细数者，体虽无热，其脏腑必有一处甚热，正在发炎、作脓、腐烂、生癌、生痈之症无疑也，此皆热结于里，外表无热，或反清冷之热厥诸症者也。病至热厥，有实无虚，而实热，小便必短赤，脉数；若虚热，其小便虽黄，必多也，脉亦虚数也。至称为

［微热］者，是病轻也，诸症见此，皆吉。至称为

［潮热］者，如潮水之涨落，有一定时候也，其热虽有低降时候，但不致较平人为低，其热退至平度为止，但低降不退净者，居多。若退至较平人为低，则属寒象，而称往来寒热矣。又按：潮热为阳明主症也。按

［表里俱热］而始能作潮，故先师称阳明之为病，胃家实是也。所谓胃家实者，阳明所属内外之部位皆实也。若是虚热，其热虽亦有如潮之升降，但降退时必有寒象可见，有寒象则不可称为潮热矣。是潮热必

［但热不寒］属白虎承气一类。又有称为

［骨蒸潮热］者，与上文潮热不同，潮热属标邪，骨蒸潮热，属本原病也。即经云：阴虚生

［内热］是也。内热由五脏所发，脏阴已亏，即发骨蒸潮热，其热亦如潮信之有一定时候者也。发于夜间者居多，又称

［五心潮热］此热外候身体不热，但额心、二手心、二足心，五处有热而已。体内亦觉时有热状，脉象细数，小便短赤，舌色红绛且干燥，形消骨立，夜不安寐，病已深矣。其热夜夜如此，即成潮热矣。但此五心部位而表热轻者，及热退未净时，虽亦有五心作热，但无夜夜如潮之象，所以不同也。若但

［手足心热］而额心不热，则非表热，亦非内热，属脾虚之热也。按：脾主四肢及太阴，太阴病及脾病，往往手足心热，而手背反不热也，则不可认为阴虚内热治之，阳虚亦有此热也，以小儿更多见之。至

［心中热］病属厥阴心包之证，阴血亏耗而发，治属厥阴。间亦有心火内炽而作心中烦热者，亦因阴虚火旺而发也。按：心中热为阴虚，又与背恶寒之阳虚作对偶者也。有但见

［足下热］者，是湿火下注二足胫也，又称为流火者是矣。至若

［九窍俱热］全是火症，属少阳，以火走空窍故也。亦有内热过盛而九窍俱热者，亦属火旺而发也，皆是全身之热也。若但

［口鼻气热］则为上焦有火，病在肺胃二经。至

［大便热］病在阳经腑症，或表热内侵，或内热独盛，治总宜清通也。若

［小便热］病在阴经脏症，治亦宜凉。有一种

［头面升热］是下元亏损之症，过劳则发，多在下午，治宜

补肾培元也，所谓戴阳者是也。至

[胸中烦热] 邪郁上焦，因表邪内陷而未入里，或感外邪伤肺，及小儿肺风痰喘，不急治，变成鸡胸龟背之症。若

[少腹发热] 热在下焦膀胱之位，当发淋症也。至但

[局部发热] 是外症初起之候，日久必红肿作脓。又有一种

[脏腑发热] 脏腑发热，已见热厥内，今再以其各部之发热论之。按：平常之人，外无寒热，而脉细数，小便短赤者，其五脏必有一处发热，除肺热有现明之外候可观，其他四脏，外候甚平常，病者只觉内部疼痛不快而已，但其小便必短赤，色红如血，脉象细数，一定之见症也。按：内脏何以体外不见热象？因其脏体与身体分离，只有小部分根脚连在背脊骨而已，故脏腑发热生疮，虽腐烂一半，外候甚少见也。医者若见小便短赤，脉细数，虽外无寒热及症象，切当注意其内脏已生病矣，或肾或肝脾肺心，以及各腑，必有一处发热作脓也，尤以虚损之体，及年老者更多见之。治亦甚难，病亦危险，凶多吉少者也。但病笃时，亦有身体发热者，但无大寒热而已，犹有小便脉象可见。至有

[脑髓发热] 其外象更无可见之候，连小便脉象亦平常，但四肢与项脊发痉强而已，神志则不清也，今所谓脑膜炎、脑脊髓炎是也。但热至骨髓与脑，治更棘手，比脏腑发热更危笃也，此症小儿更多。但病久邪日内侵，亦必至脑髓而后已。又有人体素来

[体热] 者，生成热体，常患火症，喜凉而恶热，虽无病亦属偏阳之体也，总宜用凉药以治其病者也。

附论　恶风，恶湿，恶燥，恶火。

恶风，恶湿，恶燥，恶火。按：恶寒、恶热之外，有恶风、湿、

燥、火者，总以寒热为大纲。恶风、恶湿者，恶寒之轻症也。恶燥、恶火者，恶热之重症也。恶风，见风则畏，无风则不畏也，不比恶寒在深围厚被之内，犹觉恶寒也。恶风甚者，人行其身畔，被帐摇动，亦觉难堪也。按：表有暑热，毛孔开张则恶风甚，亦有阳虚身弱之人，见风而畏者。但仲师恶风、恶寒，不大明辨，虽有中风则恶风，伤寒则恶寒之言，其间又有呈反象者，伤寒反恶风，中风反恶寒，是风极似寒，寒极似风之象也。总之，表邪在太阳，无论其恶风恶寒，皆须表散，而化暑之白虎症，则用清凉而已。又按：风为阳邪，即风热，中于人身，毛孔外开，风入肌腠，故恶风也。治宜辛凉解表，不宜辛温治寒之剂，恐其化燥也。至若

〔恶湿〕者，见湿则畏，但湿处甚少，如茶水、稀饭、水果之类，病者不欲，即是恶湿者也，以其腹内湿重，不宜再加湿类也。至

〔恶燥〕适与恶湿相反，见燥则畏，喜茶水、水果之类，是恶热之轻症，未至恶热之候也。至

〔恶火〕则已臻恶热之状矣。大凡带热性者，皆为所忌也。已既恶热，则喜凉必矣。各处皆呈火象，热汤、热茶、阳光、人多、声响，皆为所恶。

第九节　发热之引经

发热　十二法，表虚中风，桂枝汤。

翕翕发热　二十八法，表虚中风，桂枝去桂加苓术汤。

发热　五十二法，表虚中风，桂枝汤。

发热　九十六法，表虚中风，桂枝汤。

身大热欲衣　十一法，真寒假热，治宜温热。

发热　八十三法，表阳虚，真武汤。

发热　九十三法，里阳虚，四逆汤。

发热　三百五十一法，里阳亡，四逆汤。

发热　三百八十一法，里阳虚，四逆汤。

发热　三百八十五法，里阳虚，五苓理中。

发热　十七法，表实伤寒，当发汗。

发热　卅九法，太阴伤寒，小青龙汤。

发热　四十法，太阴伤寒，小青龙汤。

发热　四十五法，太阳伤寒，麻黄汤。

发热　四十六法，太阳伤寒，麻黄汤。

发热　百十五法，太阴伤寒，当发汗。

反发热　二百九十九法，少阴伤寒，麻黄附子细辛汤。

后发热　三百廿九法，厥阴伤寒，病易治。

发热　三百卅法，厥阴伤寒，病易治。

后发热　三百卅二法，厥阴伤寒，病易治。

发热　三百卅三法，厥阴伤寒，不可汗。

发热多　三百四十法，厥阴伤寒，病易治或便血。

发热　三百四十三法，厥阴伤寒，死症。

发热　三百四十四法，厥阴伤寒，死症。

发热　三百四十五法，厥阴伤寒，死症。

发热　三百四十七法，厥阴伤寒，死症。

发热　百七十法，暑伤表里，白虎加人参汤。

发热　百七十二法，暑热在里，白虎加人参汤。

发热　二百二十四法，暑热在里，白虎加人参汤。

发热　一百四十八法，邪入血室，不可下用小柴。

发热　一百五十二法，半表里病，小柴胡汤。

发热　二百六十四法，少阳火邪，小柴胡汤。

发热　三百七十七法，半表里邪，小柴胡汤。

发热　三百九十三法，半表里邪，小柴胡汤。

发热　一百六十七法，营实结痞，大柴胡汤。

发热　二百三十六法，瘀热在里，茵陈蒿汤。

发热　六法，温病，宜清热。

发热　五十五法，胃阳实，承气汤。

但发热　六十九法，胃阳实，调胃承气汤。

发热　百八十三法，胃阳实，当下之。

发热　百八十七法，胃阳实，当下之。

翕翕发热　百九十四法，胃阳实，当下之。

发热　二百十一法，胃阳实，小承气汤。

发热　二百十五法，胃阳实，大承气汤。

发热　二百廿四法，胃阳实，猪苓汤。

发热　二百廿八法，胃阳实，宜清热。

蒸蒸发热　二百四十八法，胃阳实，调胃承气汤。

发热　二百五十三法，胃阳实，大承气汤。

发热　二百五十七法，胃阳实，大承气汤。

发热　二百九十法，里热过盛，少阴阳回。

一身手足尽热　二百九十一法，表热过盛，膀胱有热。

微热　七十法，三焦阳实，五苓散。

微热　九十七法，风寒伤肺，小柴胡汤。

微热　二百四十二法，胃有燥屎，大承气汤。

微热　二百五十二法，胃阳伤髓，大承气汤。

微热　三百卅八法，厥阴伤寒，病将愈或入血分。

微热　三百五十八法，邪将退，病自愈。

微热　三百五十九法，病转轻，当自愈。

微热　三百六十四法，肾阳虚弱，当扶阳。

微热　三百七十五法，阳将亡，四逆汤。

身无大热　六十法，里阳虚，干姜附子汤。

身无大热　百三十九法，水结在里，大陷胸汤。

身无大热　一百六十四法，热结在里，麻杏甘膏汤。

身无大热　一百七十二法，暑结在里，白虎加人参汤。

身无大热　二百六十七法，阳邪入阴，治属少阴。

杂病

发热　二篇一章一节，表实热，刚痉。

发热　二篇一章二节，表虚热，柔痉。

发热　二篇一章二节，热结在脑，难治。

身热　二篇一章七节，热结在脑，痉病。

头热　二篇一章七节，热结在脑，痉病。

发热　二篇二章二节，湿邪，当利湿。

发热　二篇二章六节，湿邪，当微汗。

发热　二篇三章一节，暍病，当清暑。

发热　二篇三章三节，暍病，一物瓜蒂汤。

发热　三篇一章八节，百合病，百合滑石散。

但热　四篇一章三节，温疟，白虎加桂枝。

发热　十篇二章一节，肺气不宣，厚朴七物汤。

发热　十篇三章二节，少阳寒疝，大黄附子汤。

发热　十一篇三章三节，心伤，当养神。

发热　十四篇一章六节，黄汗，当清利。

发热　十四篇二章八节，黄汗，芪芍桂酒汤。

发热　十五篇一章十二节，湿热在里，黄疸。

发热　十八篇一章一节，身内生疮，当外托。

发热　二十一篇三章一节，上焦有热，竹叶汤。

微热　十三篇一章四节，消渴，五苓散。

无大热　十四篇六章二节，风水表实，越婢汤。

手足热引经

足心热　百十二法，胃热下流，当清利。

杂病

手足热　四篇一章三节，温疟，白虎加桂枝。

手足烦热　六篇一章十一节，脾痨，黄芪建中汤。

手足中热　十五篇一章五节，房劳过度，女劳疸。

足下热　十五篇一章八节，饮酒过度，酒疸。

足下热　十五篇二章二节，女劳疸，硝石巩石散。

手掌烦热　二十二篇三章二节，血瘀经带，温经汤。

心中热　十五篇一章八节，饮酒过度，痉疸。

心中热　十五篇一章十节，饮酒过度，痉疸。

肚热　十五篇一章十二节，湿热在里，黄疸。

局部发热　十八篇一章一节，身生疮痈作脓，外症。

时时发热　十八篇二章一节，肠痈，大黄牡丹汤。

暮即发热　二十二篇三章二节，血瘀经带，温经汤。

身如有热　十六篇一章十一节，血热成瘀，当下之。

翕翕发热　十一篇四章一节，脾中风，当清利。

翕翕发热　十一篇三章一节，心中风，当清利。

潮热引经

日晡所潮热　百〇六法，火邪入阳明，柴胡加芒硝汤。

日晡所潮热　百四十法，热结在里，大陷胸汤。

潮热　二百〇三法，胃阳实，当调胃。

潮热　二百十法，胃阳实，可攻里。

潮热　二百十一法，胃阳实，大承气汤。

潮热　二百十五法，胃阳实，大承气汤。

潮热　二百十七法，胃阳实，小承气汤。

潮热　二百十八法，胃阳实，大承气汤。

潮热　二百廿三法，胃阳实，大承气汤。

潮热　二百卅法，胃阳实，小柴胡汤。

潮热　二百卅二法，阳明燥病，当清热。

日晡潮热　一百四十法，阳明化燥，大承气汤。

杂病

日晡所潮热　二篇二章八节，风湿，麻杏薏甘汤。

日晡发热　二十一篇二章五节，产后胃燥热，大承气汤。

恶热引经

恶热　百八十三法，阳明胃燥实热，当清热。

恶热　百八十四法，阳明胃燥实热，当清热。

恶热　二百廿四法，阳明胃实，白虎加人参汤。

灼热引经

身灼热　六法，风温实症，不可汗下火。

伤寒温病，古时均称热病，以热度之强弱，定邪正之虚实者也，故伤寒以热盛为病进，热平为病痊，热之反面为寒，又以恶寒为发热之对偶。热为阳、为气、为火；寒为阴、为血、为水也。今观伤寒之发热，表里、寒热、虚实，皆有。表虚之发热，桂枝以调荣卫；表里阳虚之发热，真武、四逆、五苓、理中，以回阳；风寒伤六经，用麻细之发汗；暑热伤表里，用知膏之清阳；半表里之火邪，有大小柴胡之泻火；阳明之燥病，有大小承气之攻阳,此发热治法之大概也。至称微热与无大热者，或病已轻松，或病已入里，或为阳虚，或为热伏。至杂病之发热，与伤寒大同小异，有邪内蕴者居多，无邪者多不发热。至其发热病，必变端百出也。至手足热一类，多以中焦热郁，伤及脾胃，热发于外，四肢独现也。若称潮热之症，概以阳明燥病已成，始有潮热，总以大小承气治之。恶热、灼热，亦为极热之症，阳明燥邪在里，始有是象也。

第三章　胸腹胁腰痞满
硬痛肿胀总论

自胸至腹为脏腑之躯壳，三焦之所主也。自颈至心下有骨处，称为胸，属上焦。自胸骨尽处至私处，称为腹。脐以上称为上腹，属中焦。脐以下称为少腹，属下焦。胸腹交界处，俗称人字骨处，名曰心下。胸腹之二旁称曰胁，胸旁曰胸胁，腹旁曰胁，少腹旁曰季胁。胁之后为腰，腰内为肾所居。少腹之内，膀胱与盲回肠子宫外肾之所属也。当脐属小肠之中枢，又为脾所主。上腹心下为肝胆脾胃心膈之总会。胸腔为心肺之宫城。胸胁为少阳胆经之外候，胁又为肝脏之外候。腰、少腹，又为肾气之发源地。胸为表，腹为里，胁为半表里，部位已明，方知病症所属也。

痞满俗称闷，即上下之气不通，在心腹交界之心下，有胀满壅塞之象，惟外无胀满之形耳。虽按之无胀满之形，却较胀满之苦更甚，逼塞难堪也。故痞症以心下独多，虽有胸痞腹痞之称，其实是胀满之甚者，有如痞症之痞塞不通状也。按：痞与胀满，往往类似难分，其实亦不必分也。症之轻者，多称为满，满甚则为胀，胀甚即有痞之象矣。又在胸称为满，以胸有骨外护，不能发胀大之形，只胸腔内盛满气血水火之作苦闷难堪耳。若在腹，则内有所病，其形外鼓，最轻为满，剧则为胀，又其形外鼓称为胀。胸腹内实称为满，如瓶袋盛满物件意耳。至称为肿胀者，多在外表发生，皮肉筋骨作胀大之形，则称为肿也。至濡软坚硬，是痞满肿胀形状之分别也，实寒实热，症多坚硬如铁，虚寒虚热，症多濡软如棉，但亦有反是者，不可不知也。

第一节　痞满坚硬之病因

胸腹胁腰之所以作痞满、坚硬、肿痛者，病因虽有内外之分，而其致病之果，实于气、血、水、火之所积聚而发也。外因由于风寒在表，误凉误下，致邪内陷于胸腹，或其自传于胸腹。内因多由于饮食过度，或不洁之物，起种种之变化而作。待病起之后，其胸腹之处，顿起发热，热发则肌肉脏腑发生肿状，今之称为炎症，如肺炎、心脏炎、肾脏炎、肋膜炎、腹膜炎等等是也。病已发热，其部分必有气、血、水、火之一种聚于该处，而作痞满坚硬之症矣。

第二节　痞满坚硬之诊断

经曰：病者腹满，按之不痛者为虚，痛者为实，可下之。又曰：腹满时减，复如故，此为寒，当以温药。又曰：腹满不减，减不足言，当下之。又曰：痛而闭者，厚朴三物汤主之。又曰：按之心下满痛者，此为实也。又曰：腹满脉虚，不可下。又曰：按之心下濡者，为虚烦也。又曰：上下痛而不可近者，大建中汤主之。又曰：掣痛不得屈伸，近之则痛剧云云，甘草附子汤主之。此仲师辨症之虚实法也。大凡痞满坚硬，可按之不痛者，为虚症；按之痛者，为实症。又按之濡软者，为虚症；按之坚硬者，为实症。又热症多不可按，按之则痛，惟虚热则不痛；寒症多可按，按之不痛，惟实寒者不能按，按之则痛剧也，此大建中甘草附子之实寒症，所以不可按，按之则痛剧，不可认为实热，此以按法辨虚实者也。又胀满与痛，时减时复者，多属虚寒症；胀满与痛，不减，纵减亦不足言减，即是减犹不减之意，多为实热症，此以痛状辨虚实之法者也。又痞满，按之濡软者为虚症；坚硬者为实症；亦有虚寒症石硬者，如骨槽风、历节、穿骨流注等，是虚寒石硬似实者，此以濡硬辨虚实也。又有皮色红者为热，为实；白者为寒，为虚也。又有以二便不利，为实热；通利，为虚寒者也。又有以舌黄燥，为实热；舌白腻，为虚寒者也。又有以痞满处热者，为实热症；寒冷者，为虚寒症也。又有以脉洪、数、滑、大、弦为实热症；微、濡、涩、迟为虚寒症者也。又胸腹痞满，叩之膨膨作响者，气火作胀也；叩之不响者，水血内实也。但腹胸打诊，不可平卧，须坐起打之。按：坐则水血下流，故打之有水处无声，无水处则有声也，以胸腹未为水盛满也。若胸腹全盛水血，则上下左右皆无声矣。若无水血，则又上下左右皆有膨膨声音也。若平卧则背有水血，胸则空虚，有水血如无水血者也。若胸腹有一处在皮肉作痞满坚硬之症，打之即现实质之音也，或有一处按之痛，该处即发生肿胀，甚则腐烂作脓，亦未可知也。

第三节　痞满坚硬肿胀之症治

痞满坚硬痛肿之症，多发生于前身，概别之有八种，一曰胸，二曰心下，三曰胸胁，四曰胁下，五曰腹，六曰少腹，七曰内里，八曰外身是也。各部之病，又以称满者独多，其次为痛，又其次为硬，为痞，为肿，为急，更有称为烦，为窒，为痹，为不安，为气塞，为坚策者，皆痞满等之类似症也。按：胸为身之表，腹为身之里，心下与胁，又为半表里，故胸病多从表治，腹病多从里治，心下与胁多从半表里治，此各部地位之不同，有同病异治之法，不可不先为说明者也。至若各症之发生，以气、血、水、火为病源，以阴阳、表里、寒热、虚实为治法者，可概乎其类也。

胸居身之上部，与头项最近，下接腹部，左右连胁，内藏心肺二脏，故发病时治法有别。胸满，是胸中胀满不舒也。胸烦，是胸中难过，非胀非痛，有一种坐立不安，摩按皆非之状，胸中有热者，往往若是，与心胸不安同状。胸中窒，不但胸中胀满，且呼吸困难，如有物塞在胸中，上下不通之状。胸痹，是气塞不通，难以呼吸，如被物闭住也。胸中痞硬，比胀满更甚一步，胸之肌肉作胀，如石硬之象，但胸有骨外护，内有水血，成痞硬难以知觉，故胸中痞硬之症，其少见也。因胸肌甚薄，非欲生疮，无结痞硬之状，至内脏结有痞硬，外按不觉，亦无从知也，不比腹痞硬，可按而知之。至胸中痛，是胸肌骨作痛。若肺脏作痛，是隐痛，以肺少神经故也。至论治方，如表症中兼有胸满，是邪将内传之兆，虽为入里，不以里症治之，仍当表散，所以桂麻等，多用以绝邪之来路也。若已兼胁兼腹，则属半表里症之治法，表里均非所宜。

然胸部内藏心肺，外邪侵入心肺，极易生病。若是肺部受病，是仍表散为宜，以肺主皮毛，为脏腑之表，又属上焦，故邪当外透，青龙尚矣。若邪已深入为痞满硬痛之症，肺不能通涤水道，水饮积于胸肺，则非用降水下达之陷胸、十枣不可。如邪伤心脏，或半表里，其邪为寒火内结，表亦不可，下亦不能，则小柴、泻心为正治法矣。又有中焦之湿邪上蒙清府，胸亦作满，则治胸无效，当清除中宫湿热，胸结将安，如芪芍桂酒、茵陈蒿等之治黄谷疸等是矣。更有胃热上攻，胸满痛，用承气一类者。亦有内寒上逆，胸满痛，用吴萸建中者。及其他肝气上逆，脾湿内阻，心火上炎，肾水上淩，俱能作胸满之疾，治当治本为要。亦有久病误治伤阳伤阴，用人参汤、栀子豉者。又有气结于胸，作胸痹之病，用蒌薤橘枳之破气者。血瘀于内，作胸满之症，用黄朴桃䗪之消瘀者。又有肺脏生痈成痿，以及肺劳咳嗽诸病，皆能使胸中作满作痛者也。种种病状，难以枚举。大概胸满痞硬之症，以胸腔肺脏积水留饮之病独多，医者留意病源，症无不治矣。心下位于胸腹之间，右肝胆左脾，上心肺，下大小肠，后肾，前胃，中有膈膜为脏腑之总枢。心之发病，必现于此，故痞症多由心火内郁而作也。心下痞，是心下作胀满壅塞之痞满状也，是胸腹上下之气互阻不通也，是寒火交并不分也。心下满及逆满，是心下胀满不通，较痞略轻而已。心下硬，是水邪内结成块作硬也，较痞满更重。心下痛，则症更剧，邪更盛也。心下急症，较满又更轻，支结亦同。心下濡，则为虚象，非热也。然亦有虚寒症作痞硬者，不可不知。按：心下之症，比胸满症之烦杂多多，半表里邪，及心火内结之症，多现于心下。治方亦以泻心、陷胸、柴胡为主。虽有阳虚等症，用人参汤及桂枝去桂加苓术者，总属少数也。亦有热邪伤阴，用栀子豉、大承气者也。又有肝气上逆，用枳实薤白桂枝及人参汤者。有胃寒结疝，用温散者。有水饮内结坚硬，用甘遂、半夏、木防己、桂、甘、姜、枣、麻、辛、附子，及枳术汤者。有五脏之气水内闭，用香散者也。

胸胁满痛一症，在伤寒是表邪内侵半表里，或肝经，治用小柴胡之破气血；在杂病是肝肾之气上逆，用枳实、附子等药者，有痰饮内结，用利水攻水，苓桂术甘及十枣汤者，有胃中寒结，用温散之药者。

胁满痛，纯是半表里与肝脏二经之病，以胁部只有肝胆二脏故也，病源亦不离气、血、水、火，实症虚症皆有者也。

腹居胸下，统脾胃大小肠为一家，为消化器之外护，故腹胀满，以胃症为独多，脾症次之，肝症更次之。胃阳实热，治用承气之攻下，推陈致新，荡涤积宿为主。胃阳虚，则又改攻而为补，理中、四逆以温补之，则胀自愈。其气、血、水、火之内结，与胸胁之症，同治法也。但胃症多在大腹，脾症多在脐中。阳虚阴虚，亦能作胀满，气血虚实，更为胀满之根源，积寒积热，胀满更甚，妇人经带腹胀之症亦多。总之，腹部胀痛，气、血、水、火与表里、寒热、虚实皆有，治方亦种种各异，细心辨症，诸病无不治矣。

少腹之胀满作痛，病在膀胱与肾，及大肠之一部。妇人则子宫之症为多，但少腹胀痛。男妇蓄血症皆有，小便利者，是蓄血之症也。小便不利，则为蓄水，或肾气为病也。小腹傍痛，恐为盲肠之腐烂。妇人多患子宫之症，亦多在少腹两傍作痛也。

至腰部作痛，皆属肾病，治主温水利水为宜，间亦有与肺关连之处，不可不知也。

里急之病，非痛非胀，是内脏不舒之象，多发于虚寒一类，治用温补之剂为宜，肺肾肝脾，皆能作里急之症者也。

症瘕，病类痞满之硬块，有结于脏腑之外，或皮肉之内者，大多是脏腑自身发肿胀作硬，名之曰症瘕，如脾之疟母是也。

身肿一症，是水蓄内脏及身躯而作。身半以上肿者，多用发汗为宜。身半以下，治多利水为主。全身肿胀，利水泻水俱有。亦有虚肿用温中者。但久病头面肿者，属心脏衰弱。下身肿者，属肾脏衰弱也。若但四肢作肿，多属脾阳不足。亦有阴虚阳虚之肿，治属阴阳并补为宜。更有气肿、血肿、水肿诸症，不可以利水破水之法为惟一治法，宜审其虚实，分其门类，为至要者也。

第四节　胸腹胁腰痞满
硬痛肿胀之引经

胸满　廿二法　表邪内陷　桂枝去芍药

胸满　卅二法　表邪内侵　麻黄汤

胸满　卅六法　邪入半表里　小柴胡汤

胸满　百○九法　半表里病　柴胡龙骨牡蛎汤

胸满　二百六十三法　少阳火邪　当小柴胡汤

胸满　三百○八法　火邪伤阴　猪肤汤

胸中窒　七十八法　热邪伤阴　栀子豉汤

胸中烦　九十七法　半表里病　小柴胡汤

胸烦　百五十五法　表邪误下伤阴　当用泻心

胸中有热　百七十五法　半表里火邪　黄连汤

胸中痞硬　百六十八法　寒邪结胸　瓜蒂散

胸下结硬　二百七十一法　误下伤脾　当和中

胸中痛　百廿六法　胃热内蕴　调胃承气

胸中结痛　百卅一法　表邪内陷　当用陷胸汤

胸满痛　百四十四法　热被寒抑　小陷胸及白散

胸硬痛　百卅九法　水结在里　大陷胸汤

杂病

胸满　二篇一章十二节　热结上焦　大承气汤

胸满　二篇二章三节　湿邪内陷　宜治湿

胸满　五篇一章四节　邪侵心脏　宜清火

胸满　十二篇三章四节　肺脏留饮　宜破饮

胸满　十二篇七章三节　心脏支饮　厚朴大黄汤

胸满　十二篇九章四节　水饮　小青龙苓桂味草加减

胸满　十四篇一章六节　黄汗　芪芍桂酒汤

胸满　五篇一章十二节　湿热在里黄疸　宜利湿

胸满　十六篇一章十节　瘀血　当破瘀

胸满　十四篇三章一节　误下伤阳　宜扶阳

胸满　十七篇二章一节　胃阳虚　吴茱萸汤

胸满　七篇二章八节　肺痈虚症　桔梗汤

胸中隐痛　七篇一章一节　肺痈肺痿　当清肺

胸背痛　九篇二章一节　肺气闭塞　宜温散

胸中痛　十二篇九章二节　水饮　十枣汤

胸中窒痛　十四篇二章五节　黄汗　芪芍桂酒汤

胸中痛　十四篇五章四节　肺积水　宜破饮

胸痹痛　九篇一章一节　阳虚阴盛　宜温散

心胸大寒痛　十篇三章一节　太阴寒疝　大建中汤

胸中痛不得转侧　十一篇二章二节　肝中寒　当温散

胸痹　九篇二章二节　水闭在肺　瓜蒌薤白半夏汤

胸痹　九篇二章三节　肝气上逆　枳实薤白桂枝汤人参汤

胸痹气塞　九篇二章四节　肺气上逆　茯苓杏仁甘草汤枳橘生姜汤

心下痞满硬痛引经

心下痞　百五十三法　寒火内结　当用泻心

心下痞　百五十五法　寒火内结　当用泻心

心下痞　百五十六法　寒火内结　大黄黄连泻心汤

心下痞　百五十七法　寒火内结　附子泻心汤

心下痞　百五十八法　寒火内结　五苓散

心下痞　百六十六法　寒火内结　大柴胡汤

心下痞　二百四十四法　表邪内陷　当用泻心汤

心下逆满　六十六法　肝阳伤　苓桂术甘汤

心下满　百五十二法　寒火内结　半夏泻心汤

心下满　三百五十三法　邪结在胸　瓜蒂散

心下满　百五十一法　半表里病　小柴胡汤

心下急　百〇五法　相火为病　大柴胡汤

心下支结　百四十九法　半表里病　柴胡桂枝汤

心下濡　三百七十三法　心火内结　栀子豉汤

心下硬　百卅七法　表热内陷　大陷胸汤

心下痞硬　百四十五法　半表里邪　刺期门小柴胡

心下硬　百五十三法　热结在里　大陷胸汤

心下痞硬　百五十九法　寒火内结　生姜泻心汤

心下痞硬满　百六十法　寒火内结　甘草泻心汤

心下痞硬　百六十一法　寒火内结虚症　赤石脂禹余粮汤

心下痞硬　百六十三法　寒火内结虚症　旋覆代赭石汤

心下痞硬　百六十五法　里虚　桂枝人参汤

心下痞硬　百六十七法　寒火内结　大柴胡汤

心下硬　百七十三法　半表里病　刺大椎及期门

心下硬满　二百〇七法　半表里病　不可攻

心下硬　二百五十一法　胃阳实　小承气汤

心下满微痛　二十八法　心阳虚　桂枝去桂加苓术汤

心中结痛　七十九法　邪热伤阴　栀子豉汤

膈内拒痛　百卅七法　表热内陷　大胸陷汤

心下痛硬　百卅八法　热结于里　大陷胸汤

心下至少腹硬满而痛　百四十法　热结在里　大陷胸汤

心下按之痛　百四十一法　热结在里　小陷胸汤

心下结痛　百四十二法　热结在里　当用陷胸汤

心下满硬痛　百五十二法　热结在里　大陷胸汤

心下痞硬满引胁下痛　百五十四法　里热结水　十枣汤

心下硬胁下痛　百六十二法　寒火内结　当用泻心

心下必痛　二百十九法　阳亢伤心阴　大承气汤

心中疼痛　三百廿四法　厥阴病　治属厥阴

杂病

心中痞　九篇二章三节　肝气上逆　枳实薤白桂枝汤人参汤

心下痞　十篇一章八节　胃寒误下　当温散

心下痞　十一篇一章二节　上焦水气　小半夏加茯苓汤

心下痞　十七篇二章三节　寒火内结　半夏泻心汤

心下痞　廿二篇二章三节　心火内结　泻心汤

心下闷　廿一篇二章五节　产后表邪内侵　桂枝汤

心下坚　十篇三章七节　寒疝　可下其寒

心下坚　十一篇六章二节　热在中焦　宜调胃

心下坚策　十二篇二章一节　水在心　宜利水

心下坚满　十二篇四章四节　中焦痰饮　甘遂半夏汤

心下痞坚　十二篇六章一节　肝支饮　木防己汤

心下坚　十四篇七章二节　气水内结　桂甘姜枣麻辛附子汤

心下坚　十四篇七章三节　气水内结　枳术汤

心下坚　十七篇六章二节　君火内结　大承气汤

心痛彻背　九篇二章二节　肺水内闭　瓜蒌薤白半夏汤

心中痞悬痛　九篇二章六节　心气不宣　桂枝生姜枳术汤

心痛彻背背痛彻心　九篇二章七节　肾气上逆　乌头赤石脂丸

心下满痛　十篇二章四节　心气实　大柴胡汤

心痛彻背背痛彻心　十一篇三章二节　心中寒　宜温散

心中痛　十一篇三章三节　心伤　宜安神养心

胸胁满痛引经

胸胁苦满　九十七法　邪传半表里　小柴胡汤

胸胁满　百〇六法　半表里病　小柴胡汤

胸胁满微结　百五十法　半表里病　柴胡桂枝干姜汤

胸胁满　二百三十法　半表里病　小柴胡汤

胸胁下满　百四十六法　热入血室　刺期门小柴胡

胸胁烦满　三百卅八法　血热成厥　宜清血

杂病

胸满胁下逆抢心　九篇二章三节　肝气上逆　枳实薤白桂枝汤人参汤

胸胁逆满　十篇二章二节　肾水上逆　附子粳米汤

胸胁支满　十二篇四章二节　上焦痰饮　苓桂术甘汤

胸胁内痛　十一篇五章三节　悬饮　十枣汤

胸胁苦痛　十四篇五章四节　饮水内结　可攻水

二肢疼痛　十篇一章一节　胃寒　宜温药治之

胁满痛引经

胁下满　百法　半表里病　小柴胡汤

胁下痞硬　九十七法　半表里病　小柴胡汤

胁下硬满　二百卅一法　半表里病　小柴胡汤

胁下硬满　二百六十五法　半表里病　小柴胡汤

胁痛　卅六法　半表里病　小柴胡汤

胁下满痛　九十九法　半表里病　小柴胡汤

胁下及心痛　二百卅二法　半表里病　小柴胡汤

胁下痞连脐旁痛引少腹及阴筋　百六十九法　脏结寒症　当死

杂病

胁下拘急痛　十篇一章五节　肝寒疝　当归生姜羊肉汤

胁下偏痛　十篇三章二节　少阳寒疝　大黄附子汤

二胁痛行常伛　十一篇二章一节　肝中风热　宜熄风

胁下痛　十一篇七章一节　馨气　宜温散

胁下咳唾引痛　十二篇一章一节　悬饮　宜破饮

胁下支满嚏而痛　十二篇二章四节　水在肝　宜破饮

胁下痛引缺盆　十二篇三章二节　肝脏留饮　宜破饮

胁下胀痛　十四篇四章二节　肝水　宜破饮

胁下急痛　十四篇五章四节　肾气上冲　宜温降

二胁疼痛　二十二篇三章一节　中焦寒疝　宜温中

腹满引经

腹胀满　六十五法　脾阳虚　朴姜夏草人参汤

腹满　八十法　脾阴虚　栀子厚朴汤

腹满　百九十七法　脾阳虚　当温中

腹胀满　百十一法　胃阳虚　不可攻当温中

腹胀满　三百六十二法　胃阳虚　四逆汤

腹胀满　三百七十法　胃阳虚　四逆汤

腹满　百十法　木邪伤脾　刺期门

腹满　百十一法　木邪伤肺　刺期门

腹微满　二百五十九法　寒湿在里　茵陈蒿汤

腹满　二百七十一法　太阴湿邪　不可下宜温中

腹满　二百廿二法　阳明燥热　白虎汤

腹满　二百二十四法　阳明燥热　白虎汤

腹微满　百二十六法　胃阳实　当调胃

腹满　百九十一法　胃阳实　当调胃不可下

腹满　二百十法　胃阳实　大承气

腹大满　二百十法　胃阳实　小承气

腹都满　二百卅二法　胃阳实　小柴胡汤

腹胀满　二百四十九法　胃阳实　调胃承气

腹满不减减不足言　二百五十五法　胃阳实　大承气汤

腹胀　三百二十法　胃阳亢伤脾　大承气汤

腹满　三百七十九法　胃阳实　当利二便

腹微满　二百三十八法　胃阳未实　不可攻

腹满痛　二百四十一法　胃有燥屎　大承气汤

腹满痛　二百五十四法　胃阳实　大承气汤

腹满时痛　二百七十七法　太阴湿邪　桂枝加芍

腹满大实痛　二百七十七法　太阴湿邪　桂枝加大黄

杂病

腹满　六篇一章九节　脾阳虚　宜温中

腹满　六篇一章十六节　七伤脾虚　大黄蟅虫丸

腹满　十篇一章一节　胃阳虚　当温中

腹满　十篇一章二节　胃阳虚　当温中

腹满　十篇一章三节　胃阳虚　当温中

腹满　十篇三章四节　阳明寒疝　大乌头煎

腹满　十五篇一章二节　胃寒　宜温中

腹满　十篇二章一节　肺气内郁　厚朴七汤物

腹满　十二篇八章一节　肠内积水　己椒苈黄丸

腹满　十四篇一章五节　石水　宜泻水

腹满　十五篇一章十四节　黄疸　宜利湿

腹满　十五篇一章九节　酒疸　宜清热

腹满　十五篇二章二节　女劳疸　硝石矾石散

腹满　十五篇二章七节　黄疸里实　大黄硝石汤

腹满　十五篇二章八节　黄疸里虚　小半夏汤

腹满　二十篇三章六节　心气实　刺劳宫

腹满　二十二篇三章二节　血瘀经带　温经汤

腹烦满　十六篇一章十一节　血热成瘀　宜破血

腹不满其人言我满　十六篇一章十节　有瘀血　宜攻瘀

腹中烦实　十一篇四章一节　肝中风　宜清热

其腹如鼓　十四篇一章三节　皮水　宜破水

腹大　十四篇三章七节　病水　宜破水

腹大　十四篇四章二节　肝水　宜破水

腹大　十四篇四章四节　脾水　宜破水

腹大　十四篇四章五节　肾水　宜破水

腹如水状　十五篇一章五节　女劳疸　硝石矾石散

腹满胁鸣　十四篇七章一节　荣卫不利　调荣卫

腹痛引径

腹中痛　九十七法　火邪内郁　小柴胡汤

腹中急痛　百○一法　火邪内郁　小柴胡汤

腹中痛　百七十五法　火邪内郁　黄连汤

绕脐痛　二百卅九法　胃有燥屎　大承气汤

时腹自痛　二百七十一法　太阴湿邪　桂枝加芍

腹中痛　三百十六法　肝热下利　四逆散

腹中痛　三百五十六法　厥阴作利　当温之

腹内拘急　三百五十一法　太阴寒厥　四逆汤

腹痛　三百○五法　阳虚痢疾　桃花汤

腹痛　三百十四法　阳虚　真武汤

腹痛　三百十五法　阳虚　通脉四逆汤

杂病

腹痛　六篇一章十一节　脾劳　黄芪建中汤

绕脐痛　十篇三章四节　阳明寒疝　大乌头煎

腹中痛及胁痛　十篇三章五节　厥阴寒疝　当归生姜羊肉汤

腹中痛　十篇三章六节　太阳寒疝　抵当乌头桂枝汤

腹中满痛　十篇三章一节　太阴寒疝　大建中汤

绕脐痛　十篇一章八节　风冷　当温不可下

腹中雷鸣切痛　十篇二章二节　肾水上逆　附子粳米汤

腹痛而闭　十篇二章三节　肝热内闭　厚朴七物汤

腹痛　十五篇二章九节　黄疸血实　柴胡汤

腹痛　十九篇一章五节　蛔虫　乌梅丸

腹痛　二十篇二章二节　妊娠子脏开　附子汤

腹中痛　二十篇一章三节　妊娠肝血虚　胶艾汤

腹中疞痛　二十篇二章四节　妊娠脾血热　当归芍药散

腹中疞痛　二十一篇二章二节　产后脾虚寒　当归生姜羊肉汤

腹中烦满　二十一篇二章三节　产后少阴心火亢　枳实芍药散

腹痛　二十一篇二章四节　产后瘀血不去　下瘀血汤

腹中刺痛　二十二篇四章一节　血实　红蓝花酒

腹中痛　二十二篇四章二节　血虚　当归芍药散

腹中痛　二十二篇四章三节　气虚　小建中汤

少腹满痛引经

少腹结急　百〇八法　血结膀胱　桃仁承气汤

少腹硬满　百廿七法　血结膀胱　抵当汤

少腹硬　百廿八法　血结膀胱　抵当汤

少腹满　百廿九法　血结膀胱　抵当丸

少腹满　卅九法　水结膀胱　小青龙汤

少腹满痛　三百三十九法　寒结膀胱　当温之

小腹里急　三百九十一法　邪结关元　烧裈散

杂病

少腹满　六篇一章三节　肾阳不足　宜温肾

少腹弦急　六篇一章六节　肾阳不足　桂枝龙骨牡蛎汤天雄散

少腹拘急　六篇一章十三节　肾气不足　八味肾气丸

少腹弦急痛引脐中　十三篇二章一节　热结膀胱淋病　当利水

膀胱急　十五篇一章五节　女劳疸　硝石矾石散

少腹满膀胱急　十五篇二章二节　女劳疸　硝石矾石散

少腹皮急如肿按之濡　十八篇二章一节　肠痈　薏苡附子败酱散

少腹肿痞按之即痛如淋　十八篇二章二节　肠痈　大黄牡丹汤

少腹如扇　廿篇二章二节　子脏开　附子汤

少腹坚痛　廿一篇二章五节　产后燥伤瘀血　大承气汤

少腹里急　廿二篇三章二节　血瘀经带　温经汤

少腹满痛　廿二篇三章三节　血结子宫　土瓜根散

少腹满如敦状　廿二篇三章六节　血水结子宫　大黄甘遂汤

少腹坚硬　廿二篇三章八节　干血结子宫　矾石丸

腰痛引经

腰以下有水气　三百九十四法　下焦不利　牡蛎泽泻散

杂病

腰痛　六篇一章十二节　肾劳　八味肾气丸

腰中冷　十一篇五章一节　肾着　甘姜苓术汤

腰以下冷痛　十一篇五章一节　肾着　甘姜苓术汤

腰疼背痛　十二篇三章四节　肺脏留饮　宜破饮

腰痛　十四篇四章五节　肾水　宜利小便

里急引经

里急　六篇一章三节　阳虚劳病　宜扶阳

虚劳里急　六篇一章十一节　脾劳　小建中汤

虚劳里急　六篇一章十二节　肺劳　黄芪建中汤

里急　十篇三章五节　肝寒疝　当归生姜羊肉汤

症瘕引经

症瘕　四篇一章二节　疟母　鳖甲煎丸

身肿引经

身微肿　百七十七法　寒湿在里　甘草附子汤

杂病

脚肿如脱　五篇二章三节　历节　桂枝芍药知母汤

独脚肿大　五篇二章四节　历节　用乌头汤

面浮肿　七篇一章一节　肺胀　当发汗

头面肿　十一篇一章一节　肺中风　宜辛凉

其状如肿　十四篇二章二节　肺胀　发汗则愈

形肿　十二篇一章一节　支饮　宜破饮

形肿　十二篇九章四节　支饮　加杏仁

身体胕肿　十四篇一章三节　皮水　当治水

四肢头面肿　十四篇一章六节　黄汗　用芪芍桂酒汤

身体肿　十四篇六章七节　黄汗　芪芍桂酒汤

身体洪肿　十四篇二章一节　风水　宜发汗

面目肿大　十四篇二章二节　风水　当治水

目窠微肿　十四篇二章二节　风水　宜治水

手足肿　十四篇二章二节　风水　宜治水

身肿而冷　十四篇二章四节　皮水　宜治水

一身面目黄肿　十四篇二章七节　里水　越婢加术汤

身体肿重　十四篇三章五节　水病　死症

面目鲜泽　十四篇三章七节　水病　可下水

阴肿　十四篇四章一节　心水　宜治水

身肿　十四篇四章三节　肺水　宜治水

脐肿　十四篇四章五节　肾水　宜治水

腰以下肿　十四篇四章六节　水病　当利小便

腰以上肿　十四篇四章六节　水病　当发汗

一身悉肿　十四篇六章二节　风水　越婢汤

四肢肿　十四篇六章三节　皮水　防己茯苓汤

身肿　十四篇六章四节　里水　越婢加术甘草麻黄

身肿　十四篇六章五节　正水　麻黄附子汤杏子汤

身肿　十四篇六章六节　皮水　蒲灰散

全身肿　十四篇五章四节　阳虚水病　宜补中

面目手足浮肿　十四篇五章四节　胃阳虚　宜补中

第四章　头项颈背身体四肢急强痒疼痛总论

前章自胸至腹，是身内脏腑之病症，此章自头至足，是身外躯壳之病症也。按：头为诸阳之首，神经之总枢，头部发病，可引及全身之躯体，故太阳伤寒，多头痛身疼，及背腰疼痛诸症。但头部之症，又当分别其前后两侧，各有所属。自前额至巅及背，为太阳所主；额至面及胸腹，为阳明所主；自颊至颈胁，为少阳所主也。身为脏腑之外候，属三阳，风寒六淫之邪感人，多现身体之急强疼痛，故病在气血者，每现全身之症也。若四肢则又不同，必脏腑有病，方现四肢之症也。至头部则外感内伤躯壳脏腑之发病，皆可发生头部之急强疼痛，此头与身及四肢所发之病症，有异同之分别者在也。

第一节　急强疼痛之病图

急强病在筋骨，筋骨发肿，必生急强，但有寒热之分辨也。急强甚则作疼痛，有并发者，有独发者。按：疼痛亦因肌肉筋骨受寒热之刺激，而气血凝滞不利，则作急强疼痛之症也。但疼痛是神经之作用，因种种压迫刺激而作也。揆其病因，总以阴阳、表里、寒热、虚实，皆能作急强疼痛之症者也。

第二节　急强疼痛之诊断

急强疼痛之诊断，甚难分辨。大概红赤者，多属热症；皮色不变者，多属寒症，即阳症阴症是也，当以望闻问切，四诊之辨症法为确实。疼痛则有喜按、拒按，可为大概之诊断。疼痛之在头身欲以物件及手敲之为快者，多属虚寒；不能敲按者，多属实热。按：头痛作胀，静脉扩大者，为热症；静脉不扩大者，为寒症。疼痛剧烈者，多热症；时急时缓者，多寒症。唇红面赤而痛者，多实热症；面青唇白者，多虚寒症。喜布帛包扎者，多虚寒症；不能包扎不可按者，多实热症。但头身骨节亦有痛不可近，属大寒之症者也。但其关节作肿大形，是骨肿，属髓寒之寒湿症也。若痛在筋肉之间者，病多在营分也。但身痛之症，有寒热者，多属外邪之伤营；无寒热者，多属正气之血分。又未服表剂、通剂之身体痛，多为营实症；已服表剂、通剂而身痛，则为营虚之症也。总之，急强疼痛甚难诊断，必以望闻问切之四诊，以定其表里、寒热、虚实为确切者也。

第三节　头身手足急
强痒疼痛症治

头项颈身之强痛，即今所谓脑脊髓炎之轻症是也，是热在头项侵及脑髓而作也。故无论表热、里热、虚热、实热，皆能伤及脑髓，以头项强痛，颈项强痛，为最轻症，项背强几几，则更进一步矣，至身体强则成痉病，是真正脊髓炎矣。按：头项背之强痛症，属太阳表病，解表则强痛自除。但症有虚实之分，方有桂枝、葛根之异治。若半表里之颈项强痛，症属火邪，用大、小柴胡之清火，即愈。其里热之上炎脑脊，发生身体强，则陷胸、承气之泻内热，而项背强痛自除。然亦有虚热上刑，亦患头项背之强痛者，则参附、四逆皆可治愈也。总之，凡百病症，热传脑脊皆能作痉厥之症。但痉在后身之作强痛，厥在前身之作面目手足拘挛也。一是脑脊髓神经之病，一是迷走神经之病，故痉属三阳，厥属三阴也。症现痉厥，凶多吉少，不可不慎也。

头痛较头项强痛之症为轻，因未入脑脊，邪在头之表部作痛而已，治法与头项强痛之症，大同小异也。按：头痛之症，三阳病居多，尤以表散，用麻、桂、葛根为尚；清里，则承气、十枣、陷胸俱宜；火盛，则宜二柴竹叶；湿盛，则宜麻术芷苍；若阳虚，有用吴萸、理中、四逆者；如阴虚，有用六味、八味、二冬、二地等药者也。总之，头为诸阳之首，极易患脑充血之头痛症，不论虚火、实火皆能作痛也。

身痛之症，以皮肤、肌肉、骨髓三种为多。在表者，为太阳寒伤营血之实症，身体作疼痛，以麻龙二方发散之。若是表虚或已累服表剂仍作身体疼痛者，则又当用桂枝或加参芍之养血，始能除痛。在里者多属少阴骨髓之寒症，不可用表剂，宜用附子、真武、理中、四逆等方，始可除痛也。若在不表不里之肌肉，概属湿邪为病，痛多在关节，审其寒热、虚实，用麻黄加术、麻杏薏甘、桂枝附子、甘草附子一类之治湿药，其痛即除。此外虽暑暍、湿暍、阴毒、温疟、寒疝、饮水、风水、肺胀等等病症，总属少数之病也。但身痛之症，多在营血之不利，妇科及风疾更多作身痛者，治从肝经血分着手，或补或攻，总可治愈也，然亦有药物无效，而用针灸治之者，往往猎奇效也。

四肢为脾所主，统摄脏腑之阴阳，虽属身体之一部，与头身之急强疼痛，症同异治者也。按：头身之急强疼痛，症名为痉；四肢之急强疼痛，名为厥也。故四肢急强疼痛之症，由五脏外发，三阴经之疾病多现于四肢，尤以脾脏为四肢之主体也，是以三阴阳虚阴盛之症，四肢必现厥冷拘急疼痛，治用四逆、真武、附子干姜为主。若是阴虚亦有现烦疼挛急之症，则治宜养阴为急。更有火伤阴液，亦现四肢挛急疼痛者，又当泻火而救阴，但甚少见而已。按：杂病之四肢拘急烦疾之症，以脾为主，运脾之药，则建中、理中为宜。若四肢历节作痛，是阳气不足，阴凝四肢，治以乌、附、麻、桂为君。若但膝胫拘急烦疼，膝为肾经之外候，妇人之经带病，男子之色感，阴阳易病，多现是症，治又不同者也。按：四肢之症，多是虚阳，间亦有阳盛阴衰之现四肢苦烦，及脚挛急者，则又承气、泻心之症治，不可不知也。身痒症，疼痛之极轻者也，往往病症初起先痒而后痛作，又有先痛而后痒来者，比比，此外症之现状，多常见者也。若内症皮肤作痒，是表气不宣，或湿疮遍布，或疥癞之疾，或风疹外透，皆作痒者也。按：外症初起作痒者，病必日进，外症将愈作痒者，疮将收口之兆也，一是气血凝痹，故病日剧，一是气血宣发，故疮将愈也。若是内症皮肤作痒，是内病外发之兆，症候为吉，如麻痘将结疮痂，亦作奇痒是也。有当服药者，有不当服药者，有用外治之药，有用内服之药者，总宜宣泄气血为主。引经二条，一为表邪外达，治用表散外邪；一为血分伤邪，有疹外发，宜宣通气血为要者也。

第四节　急强疼痛之引经

头项颈背强痛

头项强痛　一法　寒水为病　当解表

头项强痛　百四十五法　太阳经症　当解表

头项强痛　廿八法　太阳经症　桂枝去桂加苓术汤

项背强几几　十四法　太阳经症　桂枝加葛根汤

项背强几几　卅法　太阳经症　葛根汤

颈项强　九十九法　半表里病　当和解

颈项强　百法　半表里病　小柴胡汤

颈项强　百七十三法　半表里病　当和解

项强　百卅四法　表邪内陷结胸症　大陷胸丸

杂病

颈项强急　二篇一章七节　痉病　当清热

背反张　二篇一章七节　痉病　当清热

身体强几几　二篇一章十节　痉病　瓜蒌桂枝汤

卧不着席　二篇一章十二节　痉病　大承气汤

背强　二篇二章三节　湿邪　当化湿

头痛

头痛　八法　太阳经症　当解表

头痛　十三法　太阳经症　桂枝汤

头痛　卅四法　太阳伤寒　麻黄汤

头痛　五十五法　表邪　桂枝汤

头痛　九十三法　表邪　当解表

头痛　百卅七法　表邪　当解表

头痛　二百六十四法　少阳火邪　当和解

头痛　五十五法　胃热　承气汤

头卓然痛　百十二法　火热在胃　当清热

头痛　百五十四法　寒水结痞　十枣汤

头痛　百九十九法　胃阳上升　宜温胃

头痛　二百七十六法　胃阳虚寒　吴茱萸汤

头痛　三百八十一法　胃阳虚寒　当用四逆

头痛　三百八十五法　胃阳虚寒　五苓理中

杂病

头痛　二篇二章六节　湿邪伤卫　麻黄加术汤

头痛　十篇四章六节　风寒在表　当解表

头痛　十七篇二章二节　胃阳虚寒　吴茱萸汤

头微疼　二十一篇二章六节　产后风　桂枝汤

头痛　二十一篇三章一节　上焦有热　竹叶汤

每溺时头痛　二篇一章一节　肾阴虚　百合地黄汤

体痛

体痛　三法　太阳伤寒　当发汗

身疼腰痛骨节疼痛　卅四法　太阳伤寒　麻黄汤

身疼痛　卅七法　太阳中风　大青龙汤

身疼痛　四十五法　太阳伤寒　麻黄汤

身体疼痛　九十三法　寒伤营　当解表

骨节疼　百九十四法　表气不和　当解表

身体疼痛　三百七十法　表邪未解　桂枝汤

身痛疼不休　二百八十六法　表邪未解　桂枝汤

身疼痛　九十二法　寒伤营　桂枝汤

身疼痛　六十一法　寒伤营血　新加汤

身体疼烦　百七十六法　寒湿在表　桂枝附子汤

骨节烦疼　百七十七法　寒湿在里　甘草附子汤

身体痛　三百〇三法　少阴伤寒　附子汤

骨节痛　三百〇三法　少阴伤寒　附子汤

身疼　三百八十一法　霍乱表症　理中汤

身疼痛　三百八十五法　霍乱表症　五苓理中

杂病

关节疼痛　二篇二章一节　湿邪　当利水

一身尽疼　二篇二章二节　湿邪　当利水

一身尽疼痛　二篇二章五节　湿邪　当微汗

身疼　二篇二章六节　湿邪　麻黄加术汤

身烦疼　二篇二章七节　湿邪　麻黄加术汤

一身尽疼　二篇二章八节　湿邪　麻杏薏甘汤

身疼痛　二篇二章一节　暑暍　当清热

身疼重　二篇三章三节　湿暍　一物瓜蒂散

身痛如杖　三篇三章二节　阴毒　升麻鳖甲汤

骨节烦疼　四篇一章三节　温疟　白虎加桂枝汤

身疼痛　十篇三章六节　寒疝　抵当乌头桂枝汤

身体疼重　十二篇一章一节　溢饮　大小青龙汤

骨节疼痛　十四篇一章二节　风水　当发汗

骨节痛　十四篇二章六节　肺胀　当发汗

骨节疼　十四篇七章一节　阴气不通　宜养阴

四肢拘急疼痛

四肢微急　廿一法　表阳虚　桂枝加附子汤

四肢拘急　三百八十七法　表里亡阳　四逆汤

四肢拘急　三百八十九法　表里亡阳　通脉四逆加胆

膝胫拘急　三百九十一法　阴阳易病　烧裈散

四肢沉重疼痛　三百十四法　阳虚阴盛　真武汤

四肢疼　三百五十一法　阳亡阴格　四逆汤

四肢烦疼　三百七十二法　脾阳不运　桂枝加芍

脚挛急　廿九法　里阴虚　芍药甘草汤

肢节烦疼　百四十九法　太阳少阳合病　柴胡桂枝汤

瘈疭　六法　火邪伤阴　宜救阴

杂病

四肢拘急　二篇一章五节　过汗伤阴　宜救阴

四肢酸疼　六篇一章十一节　脾劳　小建中汤

手足烦　六篇一章四节　脾劳　宜温中

四肢烦重　五篇一章三节　脾阳不运　候氏黑散

四肢历节痛　五篇二章一节　历节　宜温散

四肢疼痛　五篇一章一节　历节　宜温散

四肢历节疼痛　五篇二章二节　历节　宜温散

肢节疼痛　五篇二章三节　历节　桂枝芍药知母汤

四肢历节痛　五篇二章五节　历节　乌头汤

身痒

身必痒 卅三法 表邪不达 桂枝麻黄各半汤

杂病

身痒瘾疹 三篇一章四节 邪中血分 当宣通血分

第五章 头身下重总论诊断症治

重症有身重、头重、腹重、下重、四肢重、后重等名。然重之原因，有邪正两种，邪胜之症，因气血或水聚于一部而作重；正虚之症，则因精神不足，无力而作重也。

身重病，多在肉及骨之间。外邪伤人，侵入肌肉，则现身重，若侵及骨髓，亦多现身重。但症现身重，其病必剧，且有危险之虞。若久病之现身重，以及老年人病之现身重，病势凶多吉少矣。然湿病之身重，则应现之症象也，以脾主肌肉，肌肉湿阻，必现身重之症。总之，凡病之剧者，往往多现身重，如太阳伤寒之大青龙症，半表里火邪之柴胡龙骨牡蛎症，三阳合病之白虎症，皆现身重，病之危急可知。他如脾湿不化，脾阳不运，阴阳易病，皆有身重之症，而病症之危急则同。至杂病之身重，除风湿、中暍、黄汗之湿伤肌肉外，以水症之身重为多。若中风之身重，则为神经作用，非肌骨之病也。

头重，是邪伤脑髓。有外感之邪侵脑者，阴阳易病，由外肾上传至脑者，皆现头重之症。外感邪当外达，桂葛治之；色感邪当下达，烧裈治之。至久病头重不举，天柱骨倒者，神败之死症也。

腹重是肾水内阻，寒气不宣，以甘姜苓术治之。若水病腹内积水，又非攻水不可矣。

腰以下重，是阴血被伤，而血分下流之故，然亦有两脚重而难举者，虚损之先兆也，身弱年老，房事过劳，常有是症，而劳心过度之人，往往下身发重也。

下重是肝血下趋，肝气不达，多现于下痢之症，不但肛门大便时，有下重难堪之苦，即腰以下及足，亦重不能举，肠肿烂之血利，大多如是，热利以白头翁汤，虚利用四逆桃花辈也。

四肢苦重，四肢属脾所主，脾阳不运，往往四肢重惰无力，脾脏水病，四肢亦现苦重无力之象，然脾虚肢重之症，温脾即愈也。

第一节 头身下重引经

身重　卅八法　太阳伤寒　大青龙汤

身重　百〇九法　半表里邪　柴胡龙骨牡蛎汤

身重难转侧　二百廿二法　三阳合病　白虎汤

身重　一百廿四法　半表里邪　当和解

身重　六法　温热伤脾　难治

身重　四十八法　脾阳不运　不可汗下

身重　二百十法　脾湿未化　不可攻下

身体重　三百九十一法　阴阳易病　烧裈散

头重不举　三百九十一法　阴阳易病　烧裈散

下重　三百六十三法　肝气下趋　宜疏肝

下重　三百六十九法　肝气下趋　白头翁汤

腰以下重　一百十九法　火伤阴血　当清火

杂病

身重　二篇二章九节　风湿　防己黄芪汤

身重　二篇三章一节　中暍　当清热

身重 五篇一章二节 中风经症 当驱风

眩冒 九十四法 表邪未解 当解表

眩冒 百四十五法 半表里火邪 刺期门

头眩 百七十三法 半表里火邪 当泻火

眩冒 二百四十二法 胃有燥屎 大承气汤

头眩 六十六法 肝阳伤 苓桂术甘汤

头眩 八十三法 表阳虚 真武汤

眩冒 百六十二法 肝阳虚 当用真武

头眩 百九十七法 脾阳虚 当和中

头眩 二百法 胃阳虚 当温中

头眩时冒 二百九十五法 亡阳亡阴 死症

郁冒 三百六十四法 肾阳虚弱 当温之

杂病

头眩 三篇一章一节 肾阴不足 百合地黄汤

目眩 六篇二章六节 肾阳虚 天雄散

时冒 十二篇九章四节 肾阳虚 苓桂味草汤

头眩 五篇二章三节 历节水邪 桂枝芍药知母汤

头眩 七篇二章一节 肺阳虚 甘草干姜汤

眩冒 十一篇一章一节 肺中风 宜表散

头目瞤 十一篇二章一节 肝中风 宜疏肝

目眩 十二篇四章二节 上焦痰饮 苓桂术甘汤

眩冒 十二篇七章二节 肾支饮 泽泻汤

头眩 十二篇八章二节 上焦水气 小半夏加茯苓汤

颠眩 十二篇八章三节 下焦水气 五苓散

眩冒 十二篇九章三节 支饮 当破饮

眩冒　十二篇九章四节　支饮　当破饮

头眩　十五篇一章四节　谷瘅　当化浊

头眩　二十篇三章三节　肺气闭　葵子茯苓散

身重　十二篇二章二节　水在脾　当利水

身重而酸　十四篇二章三节　风水　当发汗

身重　十四篇四章一节　心水　当利水

身重　十四篇六章一节　风水　防己黄芪汤

身疼重　十四篇六章八节　黄汗卫虚　桂枝加黄芪汤

身重　二十篇三章三节　肺气闭　葵子茯茶散

身重　十一篇五章一节　肾着　甘姜苓术汤

腹重　十一篇五章一节　肾着　甘姜苓术汤

下重　十一篇三章三节　心伤　当养血

下重　十一篇六章二节　小肠有寒　当驱寒

四肢苦重　十四篇四章四节　脾水　当利水

第六章　头目晕眩身瞤动
总论诊断症治

头晕目眩，是连带之症也，与头痛虽有虚实、寒热之对偶。按：眩晕亦有实热之症，不过以虚多实少而已。有云：头眩，是脑贫血、头痛，是脑充血，然亦有不尽然者也。三阳经症，皆有头晕目眩。表邪初感，往往头晕，解表，其晕自去。半表里之火病，亦多头晕目眩，泻火即愈。阳明之燥屎承气症，亦有眩冒者也。其他三阴亦有头晕之症，但以虚症为多。肝肾脾胃之阳虚症，皆有头晕目眩之症，治当扶阳为主。是则三阳经症之晕眩，症多阳实；三阴经症之晕眩，症多阳虚。然亦有表阳虚而头晕目眩者，是真武症，因过表之后，始有晕眩者也。按：阴阳两经，五脏六腑，皆能令人头晕，当审其新久虚实而治之，方不致误。但头晕之症，新感表邪者，多属太阳症，宜表散为主；久病正虚者，多属肾经，宜以术附治之也。

至杂病头晕之症，肾阴不足，肾阳过虚，皆有是症。肺气虚，肝血亏，亦往往作头晕，则宜补气养血为主。但肺风肝风，亦作头晕，治宜疏散。其他水饮内积三焦，皆有头晕之症，宜用温散破水之品治之也。然中宫脾浊不化之谷疸等症，亦作头眩，则又宜化浊消食为主者也。

身振振摇及身瞤动症，皆属久病阳虚之症为多。因过服表剂而来者，病属重症为多。尤以眩晕之重症，剧甚则必身振摇而瞤动也，治用苓桂术甘及真武等汤。至头摇之症，热在脑髓，以清热之羚膏为主。其他身瞤振摇，多属肺风脾风，及水饮，治属头晕一类也。

第一节　头眩引经

眩冒　二十一篇二章一节　血虚　当养血
身振
身振振摇　六十六法　肝阳伤　苓桂术甘汤
身瞤动振振欲擗地　八十三法　表阳虚　真武汤
杂病
独头动摇　二篇一章七节　热伤脑髓　当清热
身瞤而重　十一篇一章一节　肺中风　当解表
皮目瞤　十一篇四章一节　脾中风　当清脾

振振身瞤　十二篇三章四节　肺脏留饮　当破饮

其颈脉动　十四篇二章二节　风水　当发汗

第七章　麻痹懈惰酸软死肌
总论诊断症治

麻、痹、懈惰、酸软、死肌，与眩晕痒痛为虚实之对偶，一则神经知觉过敏，一则神经无知觉也。病症发于四肢独多，头身更少见也。自麻痹至死肌，不过症之轻重而已。麻痹犹有些微知觉，死肌则毫无知觉矣。按：病至死肌，形同木偶，瘦人危险较少，至肥人则危险极多。因坐卧日久，其臀肉受压迫，变为褥疮，皮肤发生红紫黑颜色，日腐日烂，见骨而死，甚者臀肉一见腐烂，无可救药，不至十日，两臀大肉尽去，卧者则背臀皆生褥疮，极易致死。若初起时，易位坐卧，红紫处不受压迫，或不致成腐也。不但神经无知觉者如是，即有知觉者，久坐久卧，亦当防其生是疮也。有知觉者，起腐烂时，觉其处作痛，易于投治，其死肌之人，至腐烂时，仍不觉其疼痛，故往往致死不救也，医者切宜留意。至麻痹死肌之治法，虽有寒热、虚实之不同，而神经受压迫而作麻痹、死肌，则种种之病因皆同也。如中风症，是脑府之神经因出血而被压，故半身或全身不遂，轻则麻痹，重则死肌。亦有肌肉湿盛作麻痹者，去湿则愈。有血虚作麻痹者，有寒盛作麻痹者，亦有阴虚火盛，伤及神经作麻痹者，各症因其病源所在而治之可也。又按：麻痹、死肌，往往药剂不能治者，针灸之法，有起死回生之功，不可不知。但药剂亦有用乌附麻醉品治之者，皆猎奇效者也。

第一节　麻痹懈惰酸软死肌引经

身体不仁　六篇一章二节　血痹　黄芪桂枝五物汤

手足不仁　十篇三章六节　寒疝　抵当乌头桂枝汤

手足不仁　十七篇五章一节　五脏气绝　死症

肌肤不仁　五篇一章二节　中风轻症　当行血

两臂不举　十一篇二章二节　肝中寒　宜温散

半身不遂　五篇一章一节　中风　宜治风方

手臂不遂　五篇一章一节　中风痹症　宜治风方

喝僻不遂　五篇一章一节　中风　宜治风方

手足痹　十二篇九章四节　脾阳已伤　苓桂味草汤

痹挟背行　六篇一章八节　肝劳　宜治肝

酸削不能行　六篇一章四节　脾劳　宜治脾

瘫痫　五篇一章六节　中风卫热　风引汤

脚缩　十七篇五章一节　六腑气绝　死症

第八章　卧眠寐睡总论

卧眠寐睡，症同异状之病也。卧者，偃身以休息也，人横置于床，与起为对偶，目未合也。眠则为合目休息，进一步矣。寐则睡而未熟，如云假寐是也。睡则无知觉，与醒为对偶。但医书有混称之处，不可不知。按：寐睡之症，病源在神，卧眠之症，病源在身也。但仲师称卧，亦作睡眠诊也，以卧眠寐皆作睡论，统神病之一切，有时亦分卧寐之不同处，如不能卧，但欲起，是卧不作睡论也，如嗜卧，但欲卧，又作眠睡论也。

第一节　卧眠寐睡之诊断

卧寐之症，神之所主也。按：神有余，则不能卧寐，属实；神不足，则但欲卧寐，属虚。然亦有实症但欲卧，虚症不能卧者也。但实症之不能卧，虽多日而身体不疲倦；虚症之不能卧，虽少时亦觉身体无力也。一则精神焕发，因热伤神而不能卧；一则精神疲倦，因虚热而不能卧也。实症之但欲卧者，卧寐时神志糊涂，精神不清爽，语言错杂也；虚症之但欲卧者，卧寐时虽甚沉醉，呼之则觉精神，言语了了也。

第二节　卧眠寐睡症治

卧眠寐睡，症属神病，神藏于心，神有余则不得卧，神不足则但欲卧，此为一定之理也。然亦有非心神之病，而不得卧者，治心无益也。为气喘咳嗽，身有剧痛等，虽不能卧，非神不安之不能卧，因他症牵连而使人不能安睡，治其咳喘疼痛，病愈即当安卧也，故治心无益。至火症、热症之不能卧，则因火热而心神亢进，神有余也，泻阳清热，火热退即可安睡，为白虎、承气之类是也。又或火热伤阴，心阴不足，心阳即旺，此则不可泻阳而当救阴，阴足阳降，身能安卧，如栀子豉汤、黄连阿胶、泻心百合等汤之治法是也。又有阳虚妒阳，阳越于上，不能卧者，则泻阳救阴俱不可，当以四逆龙牡等，纳其浮阳而始能安睡也。但有阳将脱而不得卧者，是脱神之死症也，治亦无益。若平人无他病，只患不能睡眠者，全是心神不安，神不内守，即与安神之酸枣仁汤，为安神之妙剂也，如用茯神琥珀朱砂灯芯之药，同一意义也。至其他之方药，治不得卧者，概非主方也。

第三节 卧眠寐睡引经

多眠睡 六法 热邪伤心 宜清热

嗜卧 二百三十二法 阳明燥热 宜清热

但欲眠睡 二百六十六法 三阳合病 当清热

嗜卧 卅六法 表邪已罢 病已愈

但欲寐 二百七十九法 水盛火衰 当四逆汤

但欲寐 二百八十法 水盛火衰 当用四逆

但欲卧 二百九十八法 脱神 死症

不得眠 六十法 阳虚 干姜附子汤

不得眠 七十七法 阴虚 栀子豉汤

不得眠 三百十七法 燥热伤阴 猪苓汤

不得卧寐 二百九十八法 亡阳神脱 死症

不得卧 三百四十三法 少阴阳亡 死症

不得卧 七十法 阳实 五苓散

不得卧 百四十二法 热结在里 当用陷胸

不得卧 二百四十二法 胃有燥屎 宜承气汤

不得卧 三百〇一法 阳亢阴亡 黄连阿胶汤

杂病

默默欲卧不能卧 三篇一章一节 心阴不足 百合地黄汤

默默欲眠目不得闭 三篇二章一节 心火内炎 甘草泻心加参汤

默默但欲卧 三篇二章三节 心火内炎 赤豆当归散

不能起 十一篇三章一节 心中风热 宜甘草泻心

不得眠 六篇二章十五节 心阳不敛 酸枣仁汤

不能卧　十四篇四章一节　心中有水　宜泻水

不得眠　二十一篇二章三节　心火亢　枳实芍药散

不得眠　十六篇一章四节　亡阳脱神　死症

不得眠　十六篇一章六节　卫阳亡　死症

不得眠　二十二篇五章一节　心肾不交　肾气丸

合目欲眠　十一篇三章五节　心阳气虚　宜安神

不得眠　七篇二章三节　痰咳实症　皂夹丸

不得卧　七篇二章七节　肺痈实症　葶苈大枣泻肺汤

不得卧　十二篇一章一节　肺有支饮　宜破饮

不得卧　十四篇四章一节　黄汗　宜清湿热

不得睡　十五篇一章十四节　湿热伤血　宜清湿热

第九章　烦躁懊侬谵语颠狂总论

烦躁懊侬，谵语颠狂，皆神病也。因神智之不安，及地位之关系，而症状有不同者也。按：心藏神，心主血，血之精华为神，心即为生神之机关，而后寄藏于脑府，乃应全身之用，故热在心脏，则心烦，热在脑府，则手足躁。懊侬，则为心烦之极症。谵语，则为脑躁之极症也。颠狂，又谵语之极剧症也。古云：烦属心经，躁属肾脏，乃肾主脑，为藏神之府故也。

第一节　烦躁懊侬谵语
颠狂之诊断

烦、躁之名，乃通称者为多。烦是心中不安，多所不可；躁是身体不安，手足躁动也。乃烦属心阳，多属阳盛阴虚之症；躁属肾经，多属阴盛阳衰之症。然亦有不尽然者，烦亦有阳虚阴盛之症，躁亦有阴虚阳盛之症，不能单以烦躁辨阴阳虚实者也。按：烦躁之症，属神智，神智无物质可辨别，借他处之有色象可按者，以定其诊断为当。大概实热之烦躁，多片刻不安，有雄壮之威势；虚热之烦躁，多从客和缓，有萎靡不振之概。一则如壮夫之发怒，面赤神扬；一则为病夫之呻吟，形消意冷之现象而已。总以四诊诊断为是。

懊侬，心烦之极剧症也。心中如千军万马，扰乱不宁，说不出所苦，以其血热刑心，阴虚火盛，心神不安之状也。

谵语，热伤脑髓，即现是症。虽热伤脑，亦有虚实之分。糊言乱语，开口骂人，不避亲疏尊长者，即属谵语为实症也；如重言叠语，专说平日所为之事，一而再，再而三，即属郑声，属虚热也。仲师云：实则谵语，虚则郑声是也。

颠狂，有阴阳之分也。颠为颠颠倒倒，举动与众人反曰颠也。狂则狂妄粗暴，为人所不敢为曰狂也。颠后人称为文痴，狂为武痴是也。此精神失常，七情逆境所常患者也。但伤寒热病，往往发狂，即谵语之重症，有奔走骂人、打人、杀人之暴行，皆属蓄血症为多，乃血中藏神，血热则神狂故也。颠则未有详论，只阴气衰者为颠而已。总之，颠狂皆属神病是也。

第二节　烦躁懊侬谵语
颠狂之症治

烦躁，精神不安而作也。烦为心火不潜，躁为肾水不藏，烦为心中焦燥，多所不可，躁为身体手足不安，坐立不安也。烦躁，又与卧眠寐睡有连带之关系。一有烦躁，则不能卧寐，欲卧寐则不烦躁又必矣。烦虽有头中烦，胸中烦，手足烦之称，实即俗云难过是也。凡病至现烦躁，症必凶剧无疑，乃其邪入内脏矣。烦与躁又有阴阳之分，烦病易治，躁症难医，乃躁属脑府之病故也。

但称心烦者，为心火内炎，阳盛阴虚之症为多。微烦，轻症也。烦热，心中烦而且热也。烦实，是烦而心中窒塞也。时自烦，是心中无故自烦也。暴烦，是忽然发烦也。虚烦，烦而心中空虚。烦性和缓也。心中懊侬，烦之极也，心中如千军万马扰乱也。烦躁，心中不宁，而身体手足亦不安，或坐或卧，皆不适也。但躁，则手足不安，而心不难过也。烦多表现于口，言语多怒意，或呻吟声；躁则病人身体反覆不安，一望而知也。

心烦之治法虽有种种之不同，而以阳盛阴虚，芩连栀黄为主体，养阴即能泻火，泻火即可养阴，心火之实烦，即可愈也。至阳虚阴盛之心烦，又以姜附桂吴为主体也。至太阳表症之烦躁，麻桂之解表，烦躁即除。少阳相火之躁烦，大小柴胡之泻火而即愈。阳明胃燥之烦躁，承气泻阳，而烦躁自除。其他五苓、栀子、白虎、陷胸皆能治三阳之烦躁者也。三阴之烦，乃少阴为多，心肾不交之症，常作心烦，心属火，火盛阳实，心作烦躁，栀子豉与黄连阿胶为对症良方也。至太阴之心烦，是脾阳不运所致，理中、六君及朴枳楂芽，消食即愈。厥阴之心烦，多关血分及蛔虫，乌梅丸与归芍治之为宜。至其他烦症，治法多端，各随病源而治之可也。至心中烦躁，全是阳实之症，栀子、陷胸、承气为专药。烦躁与心烦，症常互作，治亦相同。至但躁不烦之症，有热伤脑髓之殊，较烦难治，且死症居多。至杂病烦躁，或湿邪，或瘅病，中焦壅塞之故也，其心伤之虚烦症，乃养阴养血为主，与伤寒之烦躁而大进出也。

第三节 烦躁之引经

心烦 廿四法 表虚伤寒 桂枝汤

心烦 四十五法 太阳伤寒 麻黄汤

心烦 五十六法 寒邪复发 桂枝汤

心烦 九十七法 相火为病 小柴胡汤

心烦 一百〇九法 相火内结 柴胡龙骨牡蛎汤

心烦 一百五十法 半表里邪 柴胡桂枝干姜汤

心烦 二百二十三法 少阳火邪 小柴胡汤

心烦 二百六十四法 少阳火邪 小柴胡汤

心微烦 一百〇五法 少阳火邪 大柴胡汤

心烦 一百六十法 寒火内结 甘草泻心汤

心烦 二十六法 暑热在表 白虎加人参汤

心烦 七十一法 三焦阳实 五苓散

心烦 七十三法 三焦阳实 五苓散

微烦 一百二十六法 胃阳实热 调胃承气

心烦 一百五十八法 胃阳实热 五苓散

心烦 一百七十法 暑热在里 白虎加人参汤

心烦 一百七十一法 暑热在里 白虎加人参汤

微烦 二百〇五法 胃阳实热 当用调胃

心烦 二百〇九法 胃阳实热 调胃承气汤

心烦 二百卅八法 胃有燥屎 大承气汤

心烦热 二百四十法 胃阳化燥 大承气汤

心烦不解 二百四十一法 胃阳化燥 大承气汤

心微烦 二百五十法 胃阳实热 小承气汤

心烦　一百五十三法　热结在里　大陷胸丸

心烦实　一百八十法　胃阳燥热　当调胃承气

心烦　三百五十三法　邪结在胸　瓜蒂散

心烦　七十七法　阳盛阴虚　栀子鼓汤

心烦热　七十八法　阳盛阴虚　栀子豉汤

心烦　八十法　阳盛阴虚　栀子厚朴汤

心微烦　八十一法　阳盛阴虚　栀子干姜汤

心烦　三百七十三法　阳盛阴虚　栀子豉汤

心烦　二百八十法　君火为病　当泻火

心烦　二百八十五法　君火阳回　病将愈

时自烦　二百八十六法　少阴阳回　病可治

心中烦　三百〇一法　君火太亢　黄连阿胶汤

心烦　三百〇八法　阴虚　猪肤汤

心烦　二百十七法　燥热伤阴　猪苓汤

烦逆　一百十八法　火伤心阴　当清火

暴烦　二百七十二法　少阴阳回　病将愈

心烦　二百卅六法　蛔虫厥　乌梅丸

心烦　三百十三法　阴盛格阳　白通加猪胆汁汤

心烦　廿九法　心阳虚弱　桂枝去桂加苓术

心烦　一百〇四法　心阳虚弱　小建中汤

虚烦　一百六十二法　心阳虚弱　当用真武

小烦　二百九十法　脾胃阳虚　当减食

日暮微烦　二百九十七法　脾胃阳虚　当和中

心中懊侬　七十七法　阳盛阴虚　栀子豉汤

心中懊侬　二百卅七法　热邪结胸　大陷胸汤

心中懊憹　二百〇一法　热结中焦　不可攻

心中懊憹　二百廿四法　阳盛阴虚　栀子豉汤

心中懊憹　二百廿九法　阳盛阴虚　栀子豉汤

心中懊憹　二百卅八法　胃有燥屎　大承气汤

烦躁　四法　表邪传里　当解表

烦躁　卅七法　表实中风　大青龙汤

烦躁　四十七法　外邪怫郁　当解表

烦躁　一百廿一法　火伤心阳　桂甘龙蛎汤

烦躁　一百廿四法　火邪伤心　栀子豉汤

烦躁　一百卅六法　热邪结胸　死症

烦躁　一百卅七法　热邪结胸　大陷胸汤

烦躁　七十法　胃燥阳实　五苓散

烦躁　一百十二法　阳明化热　当清热

烦躁　二百卅九法　胃有燥屎　大承气汤

烦躁　二百五十一法　胃阳实　小承气汤

烦躁　廿九法　阳虚　甘草干姜汤

尽日烦躁　六十法　阳虚　干姜附子汤

烦躁　六十六法　阳虚　茯苓四逆汤

烦躁　一百六十七法　阳邪入阴　不可汗下

烦躁　二百九十四法　阴盛格阳　不治

复烦躁　二百九十八法　亡阳脱神　死症

烦躁欲死　三百〇七法　阳虚阴盛　吴茱萸汤

烦躁　三百卅八法　血热　当凉血

烦躁　三百四十二法　厥阴厥病　死症

反躁　一百十二法　阳明化热　当清燥

手足躁　一百十六法　火伤神经　当清火

躁　一百十六法　火热伤阴　当清火

躁　二百廿四法　阳明化燥　当清燥

不烦而躁　二百九十六法　阴盛格阳　死症

躁　二百四十三法　少阴寒厥　死症

杂病

心烦　二篇二章一节　湿邪　当利水

心烦　二篇二章三节　湿邪化热　当利水

心烦　二篇二章六节　湿邪伤卫　用麻黄加术汤

心微烦　三篇二章二节　心火内炎　赤豆当归散

烦冤　四篇一章三节　温疟　白虎加桂枝汤

心烦　十五篇一章十二节　湿热在里　黄疸病

心中懊忱　十五篇一章六节　酒疸　当清利

心中懊忱　十五篇二章三节　酒疸　栀子大黄汤

虚烦　六篇一章十五节　心劳　酸枣仁汤

自烦　十一篇三章三节　心伤　当养心血

虚烦　十四篇五章四节　胃阳虚　当温胃

烦乱　二十一篇三章三节　中焦阴虚　竹皮大丸

烦热　二十二篇五章一节　阴闭　肾气丸

烦躁　七篇二章十节　肺胀　小青龙加石膏

烦躁　十四篇四章一节　心水　当利水

烦躁　十四篇六章八节　黄汗卫虚　桂枝加黄芪汤

烦躁　二十一篇二章五节　产后胃热　大承气汤

第四节 谵语之诊断

谵语与烦躁，同属神智受病，热在心则作烦躁，热在脑则作谵语也。按：心为生神之脏，脑为藏神之府，症异实同也。但谵语为阳明之表症，由潮热而生。然亦有虚实之分，所谓实则谵语，虚则郑声是也。按：谵语为语无伦次，不避亲疏，糊言乱语是也；郑声为重语，是三复斯言，重三叠四，始终所说的，是平常所作之事，一而再，再而三是也。同是神智被热所逼，一为虚热，一为实热，虚热则其言善良，实热则其言狂妄也。

第五节 谵语之症治

谵语之症，虽各经俱有，总以火热伤阳明为谵语之主脑，故治方概以少阳与阳明二经为主。在少阳多主芩连泻火，在阳明非白虎即承气也。然芩连之反面，有桂龙之治虚热；白虎之反面，有真武，承气之反面，有四逆，不可不知也。

第六节 谵语之引经

谵语　一百〇九法　热结于里　柴胡龙骨牡蛎汤

谵语　一百十法　火邪侵阳明　刺期门

谵语　一百十三法　火伤阳明　当清火

谵语　一百四十五法　火邪化燥　刺期门

谵语　一百四十六法　热入血室　刺期门

谵语　一百四十八法　热入血室　小柴胡

谵语　二百八十二法　火伤心阴　宜清火

谵语　一百十二法　火热化燥　当清热

谵语　一百十五法　火热伤阴　当清热

谵语　二百十五法　燥邪已实　当清热

谵语　二百十三法　阳明燥病　当清燥

谵语　二百十四法　燥邪已实　当清燥

谵语　二百廿三法　胃阳实　白虎汤

谵语　二百六十四法　阳明燥邪　当清热

谵语　二百六十五法　阳明燥病　当清热

谵语　廿九法　阳亢　调胃承气汤

谵语　一百〇七法　火邪化燥　调胃承气汤

谵语　二百十五法　阳明燥病　大承气汤

谵语　二百十六法　阳明燥病　小气承汤

谵语　二百十七法　阳明胃燥　小承气汤

谵语　二百十八法　胃阳实热　大承气汤

谵语　二百十九法　热入血室　大承气汤

谵语　二百廿法　胃有燥屎　大承气汤

谵语　二百廿一法　胃阳实　当调胃

谵语　二百廿三法　胃阳实　大承气汤

谵语　二百廿四法　胃阳实　当调胃

谵语　二百七十二法　有燥屎　小承气汤

杂病

谵语　二十一篇二章五节　产后胃燥　大承气汤

独语　五篇一章六节　营血热　防己地黄汤

附语言

语言难出　六法　热邪伤肝　当清热

不能语言　三百十法　营实伤喉　苦酒汤

杂病

语声发嘎　三篇二章一节　心火上炎　甘草泻心汤

舌即难言　三篇一章二节　中风入脏　宜治风

按：语言与谵语，同为邪热伤脑。然谵语，热伤脑；不能语言，则热伤喉舌也。语言难出，邪热伤肝，肝为厥阴，其症在舌卷囊缩，故难言也。不能语言，营热上攻，喉痛腐烂，苦酒汤是泻热敛营下达也。语声发嘎，是心火上刑喉管，泻心汤即泻内火之品也。舌即难言，亦是中风脑出血。舌根肿大，不能言语，治属中风诸方即愈也。

第七节　颠　狂

发狂　百〇八法　热结血分　桃仁承气汤

发狂　一百廿七法　热结血分　抵当汤

如狂　一百廿八法　热结血分　抵当汤

发狂　一百九十四法　胃阳暴升　病将愈

杂病

发狂　五篇一章六节　营热　防己地黄汤

颠　十一篇三章五节　心阴气衰　宜安神

狂　十一篇三章五节　心阳气衰　宜安神

邪哭　十一篇三章五节　魂魄不安　宜养神

悲伤欲哭　二十二篇二章二节　肺躁　甘麦大枣汤

按：狂与颠，有阴阳之分也。同是血病神病，狂则狂妄有暴行举动，症属阳，是血热成瘀之症；颠倒举动与言语皆颠颠倒倒，症属阴性，亦血病也。经虽有云：阴气衰为颠，阳气衰为狂之语，但阴太旺亦能成颠，阳太旺亦可成狂。狂即俗言武痴，颠即俗言文痴是也。故治狂之方，乃泻血凉血为主；治颠之药，乃消痰之品，及飞龙丹之砒霜一类是也。但伤寒杂病，治狂有药，治颠则无方也。至邪哭一症，病在肺躁，乃润肺之药为宜也。

第十章　惊悸喜忘恍惚总论

经曰：寸口脉动而弱，动即为惊，弱即为悸，是动属实，悸属虚也。按：惊、悸症象似同而实异。惊则身体忽然一跳，神色现畏怖之状；悸则中心忽然一跳，神色亦现畏怖之状也。故惊症多属阳实，悸症多属阳虚也。但惊、悸，往往同发，惊之后心亦作悸，悸之后身亦现惊。总之，身跳称为惊，心跳称为悸者是也。又惊发于胆府，悸发于心脏也。

第一节　惊悸症治

心悸之症，病原在心，以心阳不足为最多，治宜扶阳为主。其次心阴不足，亦作心悸，养阴以栀子参地为宜。至其相火风木刑心，亦作心悸，是被动症，非主症也，小柴诸方，即可治悸。若杂病之心悸，亦心之阴虚阳虚，治宜养阴扶阳为主。水饮在心、肾、三焦，亦往往作悸，利水其悸自愈也。

按：喜忘之症，引经只一条以蓄血症，用抵当攻其血实之病者也。若心血亏耗，易于喜忘者，又非养其心血不可，则非参地归芍不可矣。

恍惚亦心虚之病也，与喜忘相似，系心阴不足，或心阳衰弱，皆能患喜忘之症，治则以补养阴阳为宜也。惊之为病，皆少阳相火内动而作，原因虽有不同，而伤及少阳相火，始能作惊，然惊之治法，实症以泻火之柴芩为主，虚症以桂龙镇纳为君者也。

第二节　悸症引经

心悸　四十八法　心阳不足　不可发汗

心悸　六十三法　心阳不足　桂枝甘草汤

心下悸　八十三法　心阳不足　真武汤

心中悸　百〇四法　心阳虚弱　小建中汤

心下悸　三百五十四法　心阳虚弱　茯苓甘草汤

脐下悸　六十四法　肾阳不足　苓桂草枣汤

心动悸　百七十九法　心阴虚弱　炙甘草汤

心愦愦　二百廿四法　汗伤心阴　宜栀子豉汤

怵惕　二百廿四法　火伤心阴　宜栀子豉汤

心下悸　九十七法　相火为病　小柴胡汤

心悸　百六十三法　火邪为病　宜小柴胡汤

心悸　百六十四法　火邪为病　宜小柴胡汤

心悸　三百十六法　肝热传心　四逆散

杂病

心悸　六篇一章二节　阴虚劳病　宜养阴

心悸　六篇一章十一节　脾劳　黄芪建中汤

心悸　十六篇一章一节　心阳虚弱　宜扶阳

心畏　十一篇三章五节　心阳虚弱　宜扶阳

当脐跳　十一篇三章三节　心阴伤　宜养心阴

心下悸　十二篇二章五节　水在肾　宜利水

心下悸　十二篇三章五节　水停心下　宜利水

心下悸　十二篇八章二节　上焦水气　小半夏加茯苓汤

脐下悸　十二篇八章三节　下焦水气　五苓散

心下悸　十六篇二章二节　水停作呕　半夏麻黄丸

第三节　喜忘引经

喜忘　二百三十七法　身有蓄血　抵当汤

第四节　恍　惚

恍惚　八十九法　心阴虚弱　禁汗

第五节　惊症引经

惊痫　六法　热伤胆府　宜清热

惊　百零九法　热结胆府　柴胡龙骨牡蛎汤

惊狂　百十四法　火热伤胆　当清火

惊　百廿二法　火伤胆府　宜小柴

惕而不安　二百十五法　燥伤胆府　大承气

惊　二百六十三法　少阳火邪　宜小柴

杂病

惊　十六篇一章一节　相火内动　宜清火

第十一章　咳嗽总论

　　咳嗽一症，发于肺脏，原因虽有多种，而治法不离阴阳、表里、寒热、虚实也。按：肺性本收降，今反发生而咳嗽作矣。俗云：有痰曰咳，无痰曰嗽，非也。咳嗽是相连之名辞，伤寒杂病皆通称为咳嗽，不可分为二症也。肺为清净之脏，职司呼吸，为气海，津血赖之以升降，通涤其水道，肺脏受病，失其职司，津液内停，变为痰饮，窒塞气管，则作咳嗽矣。西医以咳嗽为气管炎，及支气管炎等名称虽确，而治法常多偾事，然国医辨症详确，分门别类而治之，确有药到病除之功也。

第一节 咳嗽之诊断及症治

咳嗽之诊断，无形可辨，当以闻其咳嗽之声音，方能辨其咳嗽之种类，及辨其痰状如何，则咳嗽可分治法矣。

咳紧不爽之邪咳咳声彭彭而咳紧，痰出不爽，咳声不扬，或喉间作痒者，此咳为风寒内闭之类也。多因感邪后失表，或误服补剂，或油腻肉类，以及清肺凉药，最易使邪内闭，及咳声不扬，咳痰甚紧，甚则胸满作痛，气急鼻翕，或喉间作痒者，皆外感风寒所致。治宜表散，寒多者用辛温，热多者用辛凉，以服至咳痰松爽，咳声不紧为度，否则日久成劳，可虑也。已表散后，表药当渐减，可加润肺，或补脾，或温或清，或收敛以收全功也。

咳嗽无痰及浓痰之热咳称为干咳。喉间干燥或痛，咳声狂狂，然并无丝毫痰涎，为肺热之咳，属阴虚，宜以清肺滋润之洋参、元参、麦冬、枇杷叶、川贝母一类之药，服至咳爽有痰即愈。至咳痰浓厚，亦肺有火热，热蒸痰必浓，故咳痰浓厚如脓也，是咳脉症多热，治亦宜清润肺热，养肺津液之品。咳药不可多服，服亦无益也，服至痰稀薄而咳可止。

咳痰稀薄之饮咳寒咳称为痰饮是也。以痰如水饮，俗称白沫痰是也。咳因饮而作，饮为病本，咳为标也，可不治咳，当治其饮，饮除咳即止。故曰病痰饮者，当以温药和之，是肺寒不能化水，停饮而作咳，治以温药，饮水即散。然亦当辨其饮之轻重，身之强弱。气喘咳紧者，以辛温之麻细表散之，如小青龙等是也。若有热象，或已化热，又当辛凉辛温并用，如小青龙加石膏、麻杏甘膏、越婢等是也，此为宣肺使邪外达者也。若胸膈满痛，肺积饮水内结，治当下达，如十枣、甘遂半夏等是也，此为攻饮使邪内达者也。若日久痰饮，或已服多数破饮之药，咳爽痰松，咳则痰饮满口而出者，是虚邪也，不可再用表里之攻药，而治本用苓桂术甘、香砂六君、理中丸，皆极效之治咳药也。按：痰饮之病，多为寒中之体，补土生金之法，为痰饮之根本治法也，是则痰饮之治方，以外达、内达、温中三法为正治，但三法之中，又当混合而用，或攻多补少，或补多攻少，一九、二八、三七、各半，可审症施方，则万无一失矣。但痰饮之方，固宜温剂，又多服之后而化热，舌起红点，或绛，而当用清凉润剂者，不可不妨也。

咳久咳爽之虚咳，是不可用咳药治之者也。如阳虚当用温，阴虚当用清，总宜培补之品，则桂芪姜附，或参芍冬地，皆极效之止咳药也。更当以补脾健胃为治咳之基本药。又有补肾、补血、补气等方，皆能治咳。总之，五脏六腑，皆令人咳是也。

总之，治咳之法，以宣肺化痰为最多，其次则润肺化痰，再次则补脾温中三法，为最常用者也。

又有肺痿肺痈，积水积火，肺劳等症，皆能作咳，而治法又不以咳药治之。阴阳、表里、寒热、虚实之法，为治病之要诀，能审症择方，则得心应手矣。

第二节　咳嗽引经

咳嗽　卅九法　太阴伤寒　小青龙汤

咳嗽　四十法　太阴伤寒　小青龙汤

咳嗽　九十九法　火邪侵肺　小柴胡汤

咳嗽　百九十九法　中焦阳虚　不可攻

咳嗽　二百法　中焦阴虚　不可攻

咳嗽　二百八十二法　火伤太阴　误火

咳嗽　二百十四法　寒水上泛　真武汤

咳嗽　二百十六法　肝热上侵　四逆散

咳嗽　三百十七法　燥热外越　猪苓汤

杂病

咳嗽　七篇一章一节　肺痿　治肺痿方

咳逆　七篇一章一节　肺痈　治肺痈方

咳嗽　七篇二章一节　肺中风寒　射干麻黄汤

咳逆　七篇二章三节　痰结在肺　皂荚丸

咳嗽　七篇二章四节　气结在肺　厚朴麻黄汤

咳逆　七篇二章五节　血结在肺　泽漆汤

咳逆　七篇二章六节　火结在肺　麦门冬汤

咳逆　七篇二章七节　肺痈实症　葶苈大枣泻肺汤

咳逆　七篇二章八节　肺痈虚症　桔梗汤

咳逆　七篇二章九节　肺气作胀　越婢加半夏汤

咳逆　七篇二章十节　肺水作胀　小青龙加石膏汤

咳逆　九篇二章一节　肺气闭胸　瓜蒌薤白白酒汤

咳逆　十一篇六章二节　上焦有热　肺痿症

咳逆　十二篇一章二节　支饮　宜破饮

咳逆　十二篇三章四节　肺脏留饮　宜破饮

咳逆　十二篇九章一节　饮水在里　十枣汤

咳烦　十二篇九章二节　饮水在胸　十枣汤

久咳　十二篇九章三节　支饮在胸　宜破饮

咳逆　十二篇九章四节　支饮在肺　小青龙汤

时时咳　十四篇二章二节　风水　宜表散

咳逆　十四篇二章六节　肺胀　宜小青龙汤

咳逆　十四篇五章四节　水饮在里　宜破水

烦咳　十六篇一章五节　卫寒吐血　宜止血

咳逆　十六篇一章六节　卫热吐血　死症

第三节　喷　嚏

喷嚏，肺受寒而作也。外感初起，寒侵肺脏，往往先作喷嚏，而后寒热作也。然肺部寒疝之症，常作喷嚏，是内寒所作，即中寒之体，上刑肺脏，亦现欲嚏不能。按：喷嚏之症，似病实非，可不服药，亦有寒热重症，忽作喷嚏而为关窍通利而转轻者也。

第四节　喷嚏引经

善嚏　十章一篇六节　肺寒疝　宜温肺

欲嚏不能　十章一篇七节　肚中寒　温宜中

第十二章　气喘上气总论

肾为生气之源，肺为藏气之脏，气病当以肺肾两经为主也。按：气喘为上气之重症，从口从崗，气上逆有声，崗开大口排泄气体，以助鼻窍之出路也。上气则但气上逆而口不开，症比喘为轻，俗称气急气紧是也。按：喘症之发生，因肺脏起紧缩，或水饮压迫肺房，不能容纳，气往外泄而上气喘促也。或气体过多，肺不能容而上逆。故喘症实多而虚少，治以麻细朴枳为主，是破气破饮之法也。然年老及久病之人，亦往往患喘，则麻细朴枳之反面，有姜附参芪以治之也。

第一节　气喘上气之诊断

喘之虚实诊断，外貌甚难测验。大概新病喘多实，久病喘多虚。喘而胸满多痰，或痰少，或不出者，属实；痰多，胸不满者，属虚。身动而喘甚者，属虚；身不动而喘，身动亦不增剧者，属实。有热，属实；无热，属虚。总之，仍当以四诊合参为确。

第二节　气喘之症治

气喘之症，发于肺脏，无论寒热、虚实，概以麻细朴枳为主药，寒者佐以姜桂，热者佐以芩膏，虚者佐以参蚧，实当用黄芒之类是也。若由表内侵之风寒，治以麻龙之宣发。由里外逼之燥热，治以承气、白虎之泻阳。肺为津液排泄之器官，最易停积水饮，用麻细即以汗尿为出路。肺又为司气之专脏，气逆则作喘，用朴枳即以开通其壅塞之气分者也。按：肺脏之喘，十之七八，皆因水饮所致，麻黄、青龙、越婢、葶苈、木防己等方独多者，皆破饮之品也。至久病与年老之喘症，是肾气已衰，肺气无源，麻细枳朴，又当慎之，慎之。至实症之喘，用药亦当慎重，轻则其病不去，重则恐伤正气，青龙、麻越、承气所用之麻细朴枳，自三钱以至八钱，若重症虽双剂不为多，若轻症弱人即一二分亦不算少，且往往偾事，医者切不可粗心，亦不可胆小，权衡轻重，三思可也。

第三节　气喘引经

气喘　十九法　卫气实　厚朴杏仁

气喘　卅三法　卫气实　葛根芩连汤

气喘　卅四法　卫所实　麻黄汤

气喘　卅五法　卫气实　麻黄汤

气喘　卅九法　卫气实　小青龙汤

气喘　四十法　卫气实　小青龙汤

气喘　四十三法　卫气实　桂枝加厚朴杏仁汤

气喘　六十二法　卫热气实　麻杏甘膏汤

气喘　百六十四法　卫热气实　麻杏甘膏汤

气喘　二百三十五法　卫气实　麻黄汤

气喘　七十五法　肺积水　宜小青龙

微喘　百十三法　阳明燥热　宜清热

微喘　百九十一法　阳明燥热　宜调胃

气喘　二百十法　阳明燥热　可攻里

微喘　二百十五法　阳明燥热　大承气汤

喘满　二百廿一法　阳明燥热　当调胃

喘冒　二百四十二法　胃有燥屎　大承气汤

气喘　二百二十四法　阳明燥热　白虎汤

喘满　二百十三法　阳亡气脱　死症

微喘　三百六十法　阳亡气脱　死症

杂病

微喘　二篇二章四节　肾阳内脱　死症

上气　十六篇一章五节　心阳外脱　死症

气喘　二篇二章六节　肺湿气实　麻黄加术汤

气喘　六篇一章二节　肺阴虚　宜养阴

喘喝　六篇一章九节　肺阳虚　宜扶阳

喘满　七篇一章一节　肺痈　宜泻肺

上气　七篇一章二节　肺胀　宜发汗

上气喘燥　七篇一章二节　肺胀　当发汗

上气　七篇二章六节　肺热伤阴　麦门冬汤

气喘　二十一篇三章一节　肺热伤阴　竹叶汤

气喘　七篇二章七节　肺痈实症　葶苈大枣泻肺汤

气喘　七篇二章九节　肺气作胀　越婢加半夏汤

上气　喘七篇二章十节　肺水作胀　小青龙加石膏汤

喘息　九篇二章一节　肺气内闭　瓜蒌薤白白酒汤

气喘　十一篇一章一节　肺中风热　宜麻杏甘膏汤

喘满　十二篇三章五节　肺脏留饮　宜小青龙汤

苦喘　十二篇三章五节　肺脏留饮　宜小青龙汤

气喘　十二篇三章五节　肺脏支饮　宜小青龙汤

喘满　十二篇七章一节　肝脏支饮　木防己汤

自喘　十四篇一章六节　正水肺胀　宜泻水

气喘　十四篇二章四节　肺水作胀　宜发汗

气喘　十四篇五章四节　肺脏积水　宜小青龙汤

气喘　十五篇二章八节　黄疸里虚　宜温中

第四节　气上冲症治

气上冲与上气有别：上气，喘之轻者也，终日喉中之气上逆如喘；气上冲，则一时有气上逆，冲心冲喉，不冲时如常人。按：

上气病多在肺，气上冲则病多在肾。多因错施汗下破气破血之药
而发，或肾脏受病，而邪外越上冲头胸，则少腹间有气冲动，或
上冲脐心，及胸咽，亦有下趋阴茎肾囊者，有冲腰脊者，皆肾气
之症也。若在脚部肿胀，上冲至腹至心者，是脚气冲心之症，危
病也，当以泻剂，使其气下达，外以矾石浸足，内食鳖鱼为主。
至肾气上逆之症，以纳肾气之肾气丸至妙，或苓桂术甘等俱可。
若气在脐以上起冲胸咽者，症在脾湿，症当治脾。若在胁部上冲
胸者，当以平肝降气为主。若在胃部上冲胸者，病在胃肠，治当
降逆下达。若在胸脘上冲者，病只在胸部，宜开胸宣肺，吐之亦佳，
或从表散亦可。至奔豚气病之上冲，有奔豚汤、桂枝加桂、苓桂术
甘等汤以治之。其阴阳易病，或色感之上冲胸头，则烧裈散及麻黄
附子细辛皆可服。厥阴为病及肝病气多上冲，治以平肝及厥阴诸方
即愈。大概气上冲之病，以肾气被伤为独多，医者细辨之可也。

第五节　气上冲引经

其气上冲　十五法　正气外越　仍当表解

气上冲胸　六十六法　肾气上逆　苓桂术甘汤

气上冲咽喉　百六十二法　汗下伤肾阳　当用真武汤

气上冲咽喉　百六十八法　寒邪闭胸　瓜蒂散

气从少腹上至心　百廿法　奔豚气逆　桂枝加桂汤

气上冲心　一百二十四法　肝气上逆　厥阴为病

气上冲胸　二百九十一法　阴阳易病　烧裈散

其气下趋少腹　三百五十六法　厥阴气陷　欲下利

杂病

气上冲胸　二篇一章十一节　热邪冲脑　葛根汤

第六节　气息之症治

上节气上冲，是五脏之气上逆于咽喉，此节气息诸症，乃肺气之呼吸发生各症也。按：呼吸当出入平均，不可太过与不及。鼻息作鼾鼾，鼻息之声作干音也，犹肥人卧寐时，鼻息干干作响，俗称鼾睡是也。热刑肺脏，气实上逆，鼻与喉腔皆微胀，故呼吸响声独大，如干音也。鼻鸣则呼吸有声而已，比鼾略轻，亦肺气壅塞不利，气息出入有声也。息鼾与鼻鸣，皆当清泄肺气为主。不得息，是呼吸困难，气息难于出入，俗言透气也，透不出是也。或因寒邪内闭，或因水饮内积，皆能阻塞气道，故一用瓜蒂散吐之，一用葶苈大枣泻之。息高，是呼吸不深长，呼吸不能至肺之深部，只在喉间作急速之呼吸，故云息高也。原因气将脱，真息不纳，气浮在上，故云高，属死症也。肩息，是呼吸困难，呼吸时肩亦动摇伸缩，故云肩息也。因肺胀重症，难以救治，故不治。至太息，俗言叹气是也，属肝中有寒，或肝病，故叹气则快也。

第七节　气息引经

鼻息必鼾　六法　热邪伤肺　宜清热

鼻鸣　十二法　肺气上逆　桂枝汤

不得息　百六十八法　寒邪结胸　瓜蒂散

息高　一百九十七法　脱气死症

杂病

肩息　七篇一章一节　肺胀　不治

不得息　十二篇七章四节　肺支饮　葶苈大枣汤肺汤

善太息　十一篇六章二节　肝中寒　宜温肝

第八节　短气症治

短气，是呼吸不深长而短促，皆因气血水火诸邪停积胸膈间，上下之气不通，而作呼吸不利之短气症也。按：短气病多壅塞中焦之实症，治当宣通。在伤寒三阳皆有，麻桂柴承，以及陷胸十枣，皆主宣通之法也。在杂病非湿阻，即气痹，或水饮内积，亦以宣通为主也。但亦有虚寒之短气症，或为虚劳，或误汗下，伤其阴阳，则非中焦之壅塞，而当扶阳补阴，以固其本者也。短气之症，以饮水停积胸肺，居十之九，即瓜蒌薤白白酒汤、茯苓杏仁甘草汤、苓桂术甘汤等，亦破水之轻剂也，陷胸十枣更无论矣。

第九节　短气引经

短气　四十七法　表邪内郁　当发汗

短气　百三十七法　结胸病　大陷胸汤

短气　百五十四法　寒水结痞　十枣汤

短气　百七十七法　寒湿在里　甘草附子汤

短气　一百十法　燥邪内结　大承气汤

短气　一百三十二法　燥邪内结　小柴胡汤

杂病

短气　五篇一章四节　风热伤心　宜清热

短气　五篇二章二节　历节卫实　宜表散

短气　五篇二章三节　历节营实　桂枝芍药知母汤

短气　九篇一章二节　肺气实　宜疏散

短气　九篇二章一节　肺气内闭　瓜蒌薤白白酒汤

短气　九篇二章四节　肺气痹胸　茯苓杏仁甘草汤　橘枳生姜汤

短气　十一篇四章一节　脾中风热　宜运化

短气　十二篇二章一节　水在心　宜破水

短气　十二篇三章三节　胸中留饮　宜破饮

短气　十二篇三章五节　肺饮支饮　宜破饮

短气　十二篇三章五节　心下留饮　宜破饮

短气　十二篇四章三节　饮水内积　苓桂术甘汤肾气丸

短气　十四篇三章一节　误下伤阳　宜苓桂术甘汤

短气　六篇二章三节　阳虚劳病　宜扶阳

第十节　少气症治

少气之症，三焦俱有，尤以下焦肾气为多。阴阳易病，邪在肾脏传入，肾为生气之源，根本已病，气无根源，故少气，治以烧裈散。即虚损之症多少气，症亦在肾气不足也。中焦阴虚，气亦为少，栀子、甘草、淡豉，养阴驱邪以回复其气也。上焦有热，热刑肺脏，气亦为少，竹叶石膏清热，其气即多。此肺脾肾三经之症，在伤寒之治法也。杂病之少气症，亦在三焦。温疟，热刑肺脏，白虎加桂枝以清肺热。脾有水饮，中气不利，气亦为少，利水气即平。心脏蓄水，亦作少气，治当破水，而肺气得宣，少气即除。然肾脏不足之少气，不能用攻，而补之当用肾气丸，及苓桂术甘汤矣。

第十一节　少气引经

少气　七十七法　阴虚　栀子甘草豉汤

少气　二百九十一法　阴阳易病　烧裈散

少气　二百九十六法　上焦有热　竹叶石膏汤

杂病

少气　四篇一章三节　温疟　白虎加桂枝汤

少气　十二篇二章三节　水在脾　当利水

少气　十四篇四章一节　心水　当破水

少气　十四篇四章四节　脾水　当利水

第十二节　喜欠症治

欠伸之症，欠是开大口而呼吸，俗称呵欠；伸是伸腰，俗云伸懒腰是也。人欲眠睡时，或卧醒时，往往有此动作。凡人精神疲倦时，常作欠伸。欠伸，固肺脏不安而作。肺寒疝喜欠，温肺则愈。肺躁作数欠伸，甘麦大枣补土生金，肺即安静而欠伸除也。

第十三节　喜欠引经

喜欠　十篇一章六节　肺寒疝　当温散

数欠伸　二十二篇二章二节　肺躁　甘麦大枣汤

第十三章 痰饮脓带浊
总论及诊断

痰饮,皆肺脏之津液所化,大概浓厚者称为痰,稀薄者称为饮。但痰又有通称者,称痰曰厚痰、薄痰,薄痰即饮也。按:肺脏热甚,则津液被灼而为厚痰;肺脏热微,则痰稍薄;有寒则痰薄如水,故称饮。经曰:病痰饮者,当以温药服之是也。若肺脏燥热过甚,则干咳无痰矣。

脓,亦津血之所化,实热症则化厚脓,虚寒症则化薄脓,俗称清水脓是也。然出脓症,必该处溃烂,不比痰饮,不溃烂亦有也。

浊、带,异名同类之物也。女子阴道所下者,称为带下,以带脉定其名也;男子阳具所下者,称为浊,以其物质浓浊不清是其名也。按:女子之带下,症多虚寒;男子之白浊,症多实热,此又症同而异治者也。一为脾阳不运,带脉施纵,津血腐化为带,治用培土养血即愈。一为脾湿蕴热,湿热下注膀胱,而为五浊之症。但与花柳之淋浊,又症同而异治者也。花柳之浊,在阳具内部腐烂而浊下;湿热之浊,在膀胱腐烂而浊下也。但两者之治法又同,新浊主清利温热,久浊主培补脾肾也。

第一节 痰饮脓浊之症治

痰饮之病,发原于三焦,以肺脾肾三经为痰饮之根本。经曰:病痰饮者,当以温药和之。证以种种痰饮涎沫之引经,概属寒症,盖无疑矣。然痰饮涎沫,何以有寒无热?因热则水分津液俱干燥。何来痰饮之病也?痰饮以肺脏为病灶,因肺寒水液不能排泄下达水道,逆而为痰,治以小青龙及苓桂术甘等为主,间亦有多服温药而化热者，又当用芩、冬、芍、地之清热，然甚少也。按：痰饮之发源，多因饮食入胃，脾不运化，津液上输于肺，变为痰饮，故治痰饮之药又以温中健运为要也。其次肾阳虚弱者，亦为痰饮之根本，因肾主津液，为生气之源，今肾阳虚弱，肺气亦衰，津液排泄力微，水液上涣为痰饮，肾气丸亦为治痰饮之要药。此肺脏之痰饮之治法也。又有胃寒而呕吐痰涎者，或口唾特多者，亦痰饮之类也，治当吴萸理中等方。其他水饮停积胸腹及各脏者，亦以破饮温散为宜。但称痰饮涎沫者，概属寒症，其痰如水，俗称清水痰是也，若是热痰，则必厚浓而黄，不能称饮矣。

第二节　痰饮涎沫引经

吐涎沫　二百七十六法　胃阳虚寒　吴萸萸汤

喜唾　三百九十五法　胃阳虚寒　理中丸

杂病

浊唾涎沫　七篇一章一节　肺阳虚　肺痿

唾浊沫　七篇一章一节　肺有热　肺痈

唾如米粥　七篇一章一节　肺热实症　宜清肺

浊唾腥臭　七篇二章八节　肺热虚症　桔梗汤

时时吐浊　七篇二章三节　肺热实痰　皂荚丸

吐涎沫　七篇二章一节　肺气寒冷　甘草干姜汤

多涎唾　七篇二章一节　肺气寒冷　甘草干姜汤

吐涎沫　十二篇二章二节　水在肺　宜温散

吐涎沫　十二篇八章三节　水积下焦　五苓散

吐涎沫　十七篇二章二节　胃中寒冷　吴萸萸汤

吐涎沫　二十二篇二章三节　肺积水　小青龙汤

呕吐涎唾　二十二篇三章一节　上焦有寒　宜温中

口多涎　十四篇二章一节　上焦有寒　宜甘草干姜汤

多唾　十二篇九章四节　肾阳被伤　苓桂味草汤

津液微生　十四篇四章二节　肝水　宜破水

吐涎　十九篇一章六节　蛔虫　甘草粉蜜汤

第十四章　小便癃利总论

经曰：肾主液，入心为汗，入肺为涕，入脾为涎，入肝为泪，自入为尿。又曰：汗尿同源。总而言之，人身之水分而已，无论水分从何而出，皆与肾脏有关，汗尿尤明著者也，故辨汗、辨尿、辨吐、辨下，有互相关系者也。按：汗、吐、下利、小便用之不当，称为四逆。四逆之症，皆可亡阳，阳亡则肾脏真火外脱而死。救逆之法，惟有四逆汤而已。然四逆之主药，只姜附二味，姜，治吐下之亡阳；附，主汗尿之亡阳是也。是则人身水分之通闭，全在肾气之封藏与不封藏而已。又按：肾藏精，时令属冬，冬主蛰藏，肾精之封藏愈固，身体愈强，肾不封藏，则汗、尿、精、血、涎、唾、气、水，皆往外脱，为肾气封藏不及而作之症也。若封藏太过，则为癃闭之症，而水液不能排泄体外，而病作矣。小便不利与无汗之症，是封藏太过也。小便自利、遗尿，与盗汗、漏汗等，是肾气封藏不及也。故辨汗当辨及尿，辨尿当辨及汗，而且吐下亦当同时顾及，方不误事也。

第一节　小便之原因

肾脏虽为专司排泄小便之机关，然小便之通利，全体皆有关系。经曰：饮食入胃，传精于脾，上输于肺，通涤水道，下输膀胱，犹言小便之制造，以饮食入胃之后，赖脾之中气，主其升降，传入肺脏，肺司清肃，水饮得降于肾脏，积注于膀胱，而排泄焉。若饮食入胃之后，胃气不降，停积于胃中，时作吐水之症，则小便短少，此小便与胃之关系也。若入小肠或大肠之后，脾之中气不为上输，而作下利，小便亦短少，此小便与脾及大小肠之关系也。又心脏之衰弱，肝脏不疏泄，胆火之内炽，血中之水分，皆被阻塞，则小便亦不利，此小便与心肝胆之关系也。精液上输于肺，肺气不降而闭，水道不能通涤，小便亦短少，此小便与肺之关系也。肾脏失职，排泄失司，血中之尿质不下，上冲头脑，名尿中毒，鼻之气息、痰涎、唾液、皮肤，皆作尿臭，小便点滴不下，此小便与肾脏之大关系者也。若尿已入于膀胱，膀胱发炎，下口肿烂，小便亦混浊不出，少腹作胀，此小便与膀胱之关系者也。不但脏腑如是，若皮肤汗孔开张，多汗，小便亦短赤。肌肉湿热内蕴，消灼津液，小便亦短赤。筋骨内热伤阴，小便亦少。气血过热，小便亦短。由是观之，人体各部，皆有关乎小便之通利，不可徒以肾脏为小便之专病者也。

第二节　小便之诊断

小便以清长者属虚寒，短赤者属实热。然亦有不尽然者，实热症亦有小便清长，虚寒症亦有小便短赤者，但甚少耳。如阳明化燥之候，白虎症之汗少者，小便往往清长也。如多汗之症，及阴虚之症，小便皆短赤如油。其呕吐、便泄之虚寒症，亦小便短赤，及其清长，则呕利自愈矣，如霍乱虚寒症，多若是也。小便时觉热者，属热；不热者，属寒。小便多次且长者，或少次而长者，皆寒症；小便多次短赤者，名为小便数，属热，属阴虚。小便长而黄赤者，属虚热，宜温药治之。按：小便之色黄者，热甚微，或虚热。红色者，则属实热。红而带黑者，大热之症也。但多汗吐利者，不可作热看。小便色作乳白色者，脾虚症，小儿更多。小便混浊色红者，属实热。小便混浊色白者，属下元虚冷也。小便时有精液下流者，肾亏症也。

第三节　小便之症治

人体之水分，有一定量，不容或多或少者也。水分过少则口渴而补充之，多则立即排于体外，热则为汗，寒则为尿，皆由肾脏之机能为之节制，汗孔与膀胱，不过为其输送体外而已，故多汗多尿之症，概以附子或肾气丸为主药也。然此为内外排泄水分之道路，更有上下之排泄而作吐利者，节制在脾，为不正之排泄，故吐利之症，概以干姜或理中为主药也。按：汗尿吐利，概属水分之外倾，名为四逆，有一症发现，其三症皆受不利也。故吐甚，则便必坚；泻甚，则尿必少；尿多，则汗必无；然汗多者，尿亦必短赤；尿多者，便亦必转坚；泻多者，胃亦必干燥而渴也。若吐、利、汗俱甚者，小便必无点滴，亡阳之症也，须得小便转长，吐利汗始可止也。故小便为正当之排泄机关，虽暑热之候，亦以尿多汗少者，始可称为强壮身体。医者能知汗尿吐利有连带关系，诊断病症，方不致偾事也。

小便不利　小便不得　小便不通

小便不利与不得、不通等，名虽异而实同也。但不利二字，包含意义甚广，所谓短、难、少、数等等，皆不利之类也。小便既已不利，必体内之水分不足。水分不足，又以体热过高，烧灼津液所致，为大多数之原因，治以清热之品，小便自利。三阳症之虚实，以汗尿为辨症之主脑。但太阳表症初起，邪在皮毛，以汗为主，与小便之关系较少，小便亦不呈何种症象，须表热过甚，邪将传经，小便始现黄赤色，故太阳表剂，不以小便为要症。至少阳半表里症，则小便多患不利，以相火灼液故也。至阳明燥邪，全身水分皆涸，则以小便为诊断之要症也。至三阴之症，更当以小便为诊断寒热、虚实之证据，故肝热、肺闭、脾湿、肾虚，皆有小便不利之症也。热甚水涸，即作小便不利之症。又有汗、吐、下利、小便太过之后，体内水分已少，为亡津液，虽无热，小便亦不利，此则不能用凉，亦不可用利，须养其津液还源，小便自长也。更有寒气太甚，或寒湿内蕴，肾气凝闭，小便亦不利，治以附桂之温暖肾阳，小便自利。更有阴虚小便不利者，为津血亏耗，养阴治之即利。若下利诸症，小便皆不利，下利止，小便即长，不可治以利小便之药也。更有非热非寒，非液虚，非肾气不足而小便不利者，肾脏之排泄机关失职也，内身之水分不从汗尿而出，势必积而为水，日积月累，发为肿胀之症，多因小便不利而作也，宜以重剂利水之药治之也。

小便数

小便数，是小便短而时时欲解，以短赤者为多，概属阴亏火盛之症，治之之法，非养阴即清火。间亦有肺寒阳虚而小便数者，亦时时小解，但色白而非赤，为肺气寒闭，不能通涤，治宜温气之甘草干姜也，但此症甚少，以阴虚短赤而数者，十居其九也。

小便难

小便难，是小便时须用气力而始下也。按：小便之排泄，全在肾气之充足，则一气而下，点滴无存。若小便时须三四段始完结者，为肾亏之体也。故老人之小便，发射无力，点滴而下，肾气衰败也。小便难之症，与老人小便同一意义。汗下太过，及破气破血之品，往往小便即难。按：小便难之症，虽以肾气为主，治以术附。然中焦之脾阳不运，小便亦有难者。津液被伤，阴亏之症，亦有小便难者。但阴虚液少，难而尿赤；阳虚之症，难而色白，或淡黄也。亦有火热内结，小便难者，尿色必黄赤发臭也。按：小便难之症，比小便不利为轻，是先难而后不利也。至杂病之小便难，亦以肾阳不足，或津液被伤，或水肿初起，五脏水病，皆先现难而后不利，总以肾气不充，肾脏发炎为最多者也。

失溲　遗尿

失溲与遗尿，同是病人自己不欲小便，而小便自出也。但溲与尿意义大有分别。溲，牛溲也，牛之小便曰溲，形如米汁而色黄且臭。病人之尿如牛溲者，因火热过盛，神智昏迷，小便不解自出曰失溲。故温病火症，称为失溲也。遗尿，是肾经虚寒，先天不足，睡后小便自出，名遗尿也。今之儒医，好弄文墨者，往往称小便为溲，大失溲字之意义。按：遗尿多肺肾虚寒，下焦失职之症。然亦有热甚而遗尿者，白虎表热之症也。白虎本多汗，但有不汗而小便清白者，不可不知，白虎症之遗尿，是热极似寒之症也。按：汗尿同源，遗尿犹漏汗也，失溲犹油汗也。

小便长短赤白

小便色赤，体必有热，热愈高，尿愈赤，势所必热。但有外无热而小便赤者，非无热也，热在脏腑之内也。若脏腑有一部发热，其尿必赤，脉必数也。因脏腑深居腹内，与身躯隔离，只有小部分之根脚，附着脊背，故脏腑甚高之热度，身躯不现发热也，但其小便必现红赤，尤以肾脏发炎，小便更见红赤而短也。

按：头身虚热，而小便长白，或长赤者，以热在皮肤，故小便长赤也，肌肉脏腑皆无热，故小便不赤而长白也。要辨热度之真假虚实，以小便之长短赤白证之，万无一失也。

小便白，是体内无热之表示。然身有热而小便不赤而反白者，身寒无阳之虚热也，治宜用附桂之类。但小便长白，大多数为虚寒症。然亦有实热而小便清白者，如阳明白虎症，或邪将化燥之候，往往有小便转多而清白，是热盛内逼，津液暴出故也，与热结滂流之大汗泄泻清水一类也。但小便虽清白，解时必小便发热，如热水灼人也。经云：下利清水，色纯青，用大承气治之同也。按：热盛，虽小便清白，不过短时间耳，津液已涸，则小便不利而短赤矣，此医者不可不预知也。

小便之长短，长者固属虚寒，短者固属实热，然亦有小便短为肾气不足，长为阳热过盛者也，须兼辨其色赤或色白，热与不热，方不偾事。按：长而黄者为虚热，长而白者为虚寒，短而白者为虚寒，短而赤者为实热，间亦有反是者，不过甚少耳。

小便利　小便自利　小便复利

小便利与不利，是表示体内津液多少，及寒热之虚实者也。少则固为不宜，多则亦属有病。有欲其不利而反利者，欲其利而反不利者，皆病也。有利为吉者，又有利为不吉者也。如多汗泄泻之症，若小便转长，则汗泄当愈，此为吉也。如肺肾不足，饮多尿多，此为不吉者也。按：小便利及多者，为肺肾虚寒，阳虚阴盛之症，治宜附桂苓术一类，甚则四逆、理中。间亦有肺阴不足而小便反多者，又宜养阴为主。又三消之症，饮多尿多者，此为小便过多，肾气失常危急之症也。但小便虽以利为吉，可表示热退身和，若过多则反为有害且危也。

小便淋沥

小便淋沥，是小便点滴而下也，或病在膀胱，或在阴茎。因发炎腐烂，故使小便不利而点滴也，此症称为淋病。膀胱有热，小便混浊点滴，有五淋之称。若花柳之淋病，先患阴茎小便清而混浊，间亦上延膀胱发炎，而尿混赤点滴不下者也，治法以清热利水为主，今更有外治法用药洗涤，其效尤速也。

小便刺痛

小便刺痛，必阴茎肿烂而始有刺痛也，痛愈甚，肿烂愈大，属热，治同淋浊之法。

小便变色

小便变色，是小便初解时色清，顷刻变为乳白色者，脾虚之症也，小儿更多。若解后一日半日变红赤且混浊者，内脏有热也，尤以肾脏更甚。或服大黄等药，小便亦能变红黑色或身有湿热之病，服药后小便亦色现黑者也。

第四节　小便之引经

小便不利　六法　风温　宜清热

小便不利　七十法　胃燥阳实　五苓散

小便不利　九十七法　相火为病　小柴胡汤

小便不利　百〇九法　相火内结　柴胡龙骨牡蛎汤

小便不利　百卅七法　热邪内结　小柴胡汤

小便不利　百五十法　火邪内结　柴胡桂枝干姜汤

小便不利　百五十八法　胃阳实　五苓散

小便不利　百九十四法　胃阳实　当利水

小便不利　二百二十四法　胃阳实　猪苓汤

小便不利　二百四十二法　胃燥阳实　大承气汤

小便不利　二百五十九法　湿热内蕴　茵陈蒿汤

小便不利　三百十六法　肝热内结　四逆散

小便不利　卅九法　肺邪内闭　小青龙汤

小便不利　二百卅六法　湿热内蕴　茵陈蒿汤

小便不利　廿八法　胃阳气虚　桂枝去桂加苓术

小便不利　五十八法　亡津液　宜养液

小便不利　百七十七法　寒湿内结　甘草附子汤

小便不利　百九十三法　胃阳虚冷　宜温中

小便不利　二百〇一法　下焦阴虚　不可攻

小便不利　二百〇二法　下焦阳虚　不可攻

小便不利　三百〇五法　阳虚下利　桃花汤

小便不利　二百〇八法　下伤肾阳　宜真武

小便不利　三百十四法　脾寒下利　真武汤

小便不利　三百卅二法　胃阴伤　不治

小便数　二十九法　肾阴虚宜养阴

小便数　二百四十四法　亡津液　五苓散

小便数　二百四十七法　亡津液　麻仁丸

小便数　二百五十法　亡津液　小承气汤

小便难　二十一法　汗伤肾阳　桂枝加附子汤

小便难　九十九法　下伤肾阳　宜真武

小便难　百十三法　火伤阴液　宜养阴

小便难　百九十一法　下伤肾阳　宜养液

小便难　百九十七法　脾阳不运　宜和中

小便难　二百三十二法　相火内郁　小柴胡汤

小便难　二百八十二法　火伤肾阴　宜养液

小便少　一百三十法　肾气不足　宜附子汤

小便不得　一百十二法　火伤胃阴　宜养液

失溲　六法　风温　宜清热

失溲　百十二法　火伤中焦　宜养液

遗尿　二百廿二法　三阳合病　白虎汤

小便清　五十五法　里无热　不可攻

小便自利　百廿七法　蓄血症　非蓄水

小便自利　百九十九法　中焦阳虚　不可攻

小便自利　百七十六法　寒湿虚症　白术附子汤

小便自利　二百卅三法　阳明虚症　不可攻

小便利　二百五十一法　阳明化燥　可攻下

小便自利　二百七十六法　湿有所去　不能发黄

小便复利　三百七十五法　阳虚阴盛　四逆汤

小便复利　三百八十八法　阳虚阴盛　四逆汤

小便色白　二百八十法　肾阳虚冷　四逆汤

小便利　三百十四法阳　虚下利　真武汤

小便利色白　三百卅八法　内热已清　症愈

杂病

小便反少　二篇一章十一节　热伤津液　葛根汤

小便不利　二篇二章一节　湿邪内蕴　当利小便

小便不利　二篇二章三节　温邪误下　阴液被伤

小便不利　十三篇一章四节　三焦有热　五苓散

小便不利　十三篇二章四节　上热下寒　瓜蒌瞿麦丸

小便不利　十三篇二章五节　中焦有热　蒲灰散滑石白鱼散

茯苓戎盐汤

小便不利　十四篇二章七节　里水　越婢加术汤

小便不利　十四篇三章七节　病水　可攻水

小便不利　十四篇三章八节　病水　可利水发汗

小便不利　十五篇一章八节　酒疸　可栀子大黄汤

小便不利　十五篇一章十三节　黄疸　宜利小便

小便不利　十五篇二章七节　黄疸　大黄硝石汤

小便不利　二十篇三章三节　肺气闭　葵子茯苓散

小便不利　六篇二章三节　阳虚劳病　宜扶阳

小便不利　六篇二章十三节　肾虚劳病　肾气丸

小便不利　十四篇五章四节　阳虚水病　宜温中

小便不利　十四篇六章八节　黄汗卫虚　桂枝加黄芪汤

小便数　七篇二章一节　肺寒气冷　甘草干姜汤

溲数　十三篇一章二节　阴虚津少　宜养阴

小便数　十三篇二章二节　胃热津少　宜清热

小便数　十四篇三章二节　胃热伤津　宜清热

小便难　十二篇九章四节　肾阳被伤　苓桂味草汤

小便难　十四篇三章三节　水肿初起　宜利水

小便难　十四篇三章五节　水肿初起　宜利水

小便难　十四篇四章三节　肺水　宜利水

小便难　十四篇四章四节　脾水　宜利水

小便难　二十篇三章二节　肾气内闭　当归贝母苦参丸

小便微难　二十二篇三章六节　子脏积水　大黄甘遂汤

不得尿　十四篇四章五节　肾水　宜利水

小便不通　十五篇一章四节　谷疸湿浊　宜利湿

不得小便　二十篇三章六节　心气实　刺劳宫

不得溺　二十二篇五章一节　阴闭　肾气丸

小便赤　三篇一章一节　心阴虚　百合地黄汤

小便已洒洒然毛耸　二篇三章一节　中暍　宜清暑

小便如粟状　十三篇二章一节　膀胱有热　淋病

遗尿　七篇二章一节　肺气寒冷　甘草干姜汤

遗尿　十一篇六章一节　下焦竭　当和中

遗尿　十四篇七章一节　肾阳虚　宜温肾

小便利　二篇二章四节　下伤肾阳　死症

小便自利　十一篇五章一节　肾着水寒　甘姜苓术汤

小便反多　十三篇一章三节　下消肾虚　肾气丸

小便自利　十五篇一章五节　女劳疸　症难治

小便自利　十五篇二章十节　黄疸气虚　小建中汤

小便色不变　十五篇二章八节　黄疸里虚　不可除热

第十五章　汗之总论

汗尿同源，概属人身之水分，上章已详论之，今论汗之种种，虽与小便有别，但仍当与小便篇合观之，因有密切之关系也。按：汗为血中之水分，由心主之，尿则由肾主之。汗尿虽同为血中之水分，病源则各有所属，症治有大不同者在也。如多汗之症，阳虚固多，而阴虚亦不少。若小便多之症，则概属阳虚，而为阴虚者，则无是症也。又如阳实，往往多汗、大汗，而阳实小便多而长者，万中难得一二见也。此汗尿病理之不同，而治法亦异者也。按：汗有种种之名称不同，症源亦异，有汗、自汗、无汗、大汗、多汗、微汗、漏汗、盗汗,以及头汗、额汗、腰以上汗、手足汗等等名称,虽同一汗出,而症治则大有分别者也。

第一节 汗之原因

汗之出处,全在血中水分之多少而定也。血内所含水分,固有一定之分量,过多则由汗尿排泄,少则口渴思饮而补充之。如夏天固多汗,但未饮之前,不见有大汗,茶水入胃,身即大汗,是身得高热,血中之水分由外排泄也。若冬令身寒,则不汗而为尿矣。是则,人身之汗尿,全在人体热度之高低而定之也。病理亦犹生理,医者不可不知。故表药有辛温、辛凉二种,伤寒之症用辛温,去寒而可得汗;中风之症用辛凉,清热而汗始来也。观此则其他可知矣。

第二节 汗之诊断

汗尿之诊断,尿易而汗难,因尿有长短黄白之可睹,汗则无此便利处也。然亦有有无、多少、急缓、寒热之分,医者能以细心慧眼观之,则亦有真凭实据也。按:辨汗之法,有表里不同,阴阳各异,不可不知也。表症以有汗为表虚,无汗为表实。里症则反是,以有汗为里实,无汗为里虚也。半表里病,则热来时多无汗,热去时多有汗,不可以为虚实也,须始终无汗为实,始终有汗为虚也。三阴经不宜多汗,汗则阳亡。又太阴常有汗,少阴常无汗,厥阴则时有时无,与少阳同也。按:病人饮热时或退热时,往往有汗,不可即指为有汗症,须日夜身常有汗,始可称为有汗症也。身热无汗为阳实,身热有汗为阳虚,此普通之汗出也。若身热蒸蒸汗出者,表里阳实也。身凉大汗出者,表里亡阳之汗也。

汗出病人觉烦热者，阳实之汗也。汗出病人不觉烦热者，阳虚之汗也。汗出、身热、舌红绛、脉滑数者，阴虚之汗也。汗出、身热、脉虚数、舌白腻者，阳虚之汗也。漏汗，多阳虚。盗汗，多阴虚。汗出急迫溅然者，阳实热汗也。汗出悠悠缓慢者，阳虚冷汗也。汗出淋漓如水者，阳虚之汗也。汗出肤润如油者，阳实之汗也。汗淡者，虚也。汗咸者，实也。汗黏者，湿蕴也。汗黄者，湿热也。

第三节　汗之证治

汗出　自汗出　汗自出　反汗出　微汗

汗出，是普通出汗之名辞，与无汗为对偶。自汗出，是自己出汗，非有药剂及热物使之然也。汗自出，亦然。反汗出，则不应有汗而反出汗是也。然此多种出汗，是病症应如是出汗，非关人力、药力使然之汗也。按：自汗必久长的，若人力物力使汗，必渐时的无疑，此大有分别者在也。若自汗一时的，汗后无汗亦不能作自汗看。如药力、人力使汗多次，或药力过猛，从此汗出不止，虽不是自汗，亦当作自汗看矣。医者问汗，不可以病家言语为是，如饮热之后，热将退时，或衣被过厚，房屋过热，皆能使人出汗，此虽有汗，不能作表虚之汗看也，此类之汗，更能使邪化热，切宜留意，以免偾事。若汗是自汗一类之汗，为表虚之汗也，有阴虚阳虚之分，阴虚以参芍为君，阳虚以术附为主。按：汗症以阳明胃热为独多，表邪入里化燥，为自汗出而始成燥也，汗不多，则水分不竭，不能化燥。无论大汗、小汗也，表热之汗，治用白虎，里热之汗，方用大承。但表虚之汗与里实之汗，同是出汗，而其形状则不同。表虚之汗，汗时神清舌薄，里实之汗，汗时神昏舌燥，以及种种色脉症象，皆有分别，不能以汗定病，否则易于偾事。然实汗虚汗，病者之神色脉证，必有不同之处，但须细心辨之为要。其他三阴经之出汗，必是亡阳之汗为多，阴虚与实热则甚少，厥阴、太阴间有之而已。然少阳之汗则甚少，必热去时始有些些汗出，若终日汗出，亦属虚症，治用龙牡附桂一类为宜。又按：少阳之汗，虚汗治类太阳，实汗治类阳明，大致不误。其他寒湿、风湿，往往皆有汗，治以桂附及汗剂之轻药，不可大汗也。又按：汗出一证，不过阳虚阴虚，表热里热，亡阳亡阴为最多，其他无甚大关系，医者切宜留意之可也。至微汗，不过汗出之少耳，是表示有汗之意，与汗出意义同。

大汗　多汗　汗出不止　盗汗　漏汗　常自汗出汗家

热病虽以有汗为佳，但汗不宜过多，多则能使阳浮，而病反不愈，故服表剂之后，以微汗为妙，淋漓汗出，为所忌也。大汗，是汗出如沐，全身淋漓，衣服尽湿为大汗。一时大汗，关系犹轻，若长久大汗，则必亡阳也，治宜四逆。若暑热大汗不止，久则伤阴，热逼阴精，病必化燥，主以白虎以治其热。多汗，是汗出过多，日夜时时有汗，无论大小，皆能伤阴伤阳，与大汗同。汗出不止，是日夜身体有汗，无停止时间，极易变成虚脱。盗汗，是多在夜间，睡眠之后出汗，病者自己不觉汗出，醒觉则无，故云盗也。但与目合则汗之热汗，不可混看。漏汗，则无论睡眠醒觉，其汗自出不止，如器皿渗漏，终日流滴，且合大汗、多汗、汗出不止而为一最凶剧之汗症也，终日汗出淋漓不止，有汗透重衣，如落汤鸡之概，霍乱症之剧者，常有如是，症属亡阳，急宜姜附之救逆矣。按：大汗、漏汗，其性急，多属亡阳。多汗、盗汗，其性缓，多属伤阴。间亦有不然者，当以他症互相参证为确，救阴救阳，各有所主。若云汗家，是平素多汗之人，或久汗之症，皆可称为汗家矣，如书画家、法律家、医家之类是也，既已素来多汗，阴阳并虚必矣，虽有外邪，亦不可汗，汗则必至偾事，较之大汗、漏汗辈，更多危险。按：此节之汗，与上节所论，不过有轻重之分而已，宜合观之。

额上生汗　头汗出　腰以上汗

额上生汗、头汗出、腰以上汗，皆是半表里误治而来者俱多。不表不里之症，误治后阳越于上，成不表不里之汗，上下隔绝，升降失职，故头额有汗而他处无汗也，治宜桂枝龙牡以纳浮阳，或用养阴之剂以救阴，当审其症以施治。按：头额为诸阳之首，汗出多属阳虚，但亦有阴虚者，因阴不含阳，阳外越也，阴足者阳自潜矣。间亦有内热蕴郁，上下之气不通，作头汗出者。肝热上升，头亦汗出。三焦郁热，阳明湿蕴，皆作头汗出。是阳气不能发泄，直上头额出汗也，此实热之汗，治宜清泄。但亡阳之症，往往头额汗出如珠，病已危矣。腰以上汗，下身无汗之症，亦阳越之症。但大凡汗以头独多，上身次之，下身又次之，必大汗，全身始有之，不能作特种病症看待也。

目合则汗

目合则汗，是暑热内蕴之症，白虎治之即愈。因三阳合病，热结于里，目合则神藏而热更甚，故汗出，如夏日睡眠，合目亦汗之理同也，但不可作为盗汗论，盗汗属虚，此汗属实，究之目合未至睡眠之候也，是将睡未睡之时也。

濈然汗出　手足濈然汗出　漐漐汗出　手足漐漐汗出

濈然汗出，濈疾貌，犹言忽然汗出之意，因阳明燥邪化热，忽然汗出，汗出则津涸，始能成燥也，与漐漐有连带关系。

漐漐，汗出不辍貌，即汗出不止之意，亦因燥邪内实之候，其汗自出，速而且多，汗止则燥病成矣。此类汗出，与表邪将解之汗出不同。表邪将罢之汗出，汗出则身和，而热随之亦退；热邪化燥之汗出，汗出则热更甚，而神智更不清，心烦乱，病亦增剧也，白虎承气，为对症之方也。阳邪内结之陷胸症，亦有漐然汗出之貌。按：漐然、漐漐，必实热内结，阳邪化燥，始有此象，汗出急迫之状，非他症所可比拟也，医者留意为要，生死关头，间不容发也。

不汗出　不得汗　无汗

不汗出、不得汗，皆无汗也。表邪无汗为表实，麻葛青龙治之。里邪无汗为里实，白虎承气治之。按：无汗虽称为实热，然亦有虚症而无汗者，不可不知也。肾阳虚症，多无汗，不可表散而当术附也。即阳明症亦有无汗，而为三焦阳虚不可攻者，切不可认为里实燥病也。按：阳明应多汗，其邪始能化燥，无汗是里虚不能使汗出化燥，故不可攻也。

第四节　汗之引经

汗家　八十九法　阴虚　宜养阴

汗出　二法　表虚阴弱　桂枝症

汗自出　十二法　表虚阴弱　桂枝汤

汗出　十三法表　虚阴弱　桂枝汤

反汗出　十四法　表虚阴弱　桂枝加葛根汤

自汗出　廿九法　表虚阴弱　用桂枝去桂加苓术

汗出　卅七法　表虚阴弱　当禁汗

常自汗出　五十二法　表虚阴弱　桂枝汤

自汗出　五十三法　表虚阴弱　桂枝汤

汗出　九十六法　表虚阴弱　桂枝汤

汗出　多二百三十四法　表虚阴弱　桂枝汤

微盗汗出　一百卅七法　表虚阴弱　桂枝汤

但头汗出　百三十七法　表虚阴弱　宜桂枝

但头汗出　百五十法　表阳虚　柴胡桂枝干姜汤

头汗出　百五十一法　表阳虚　小柴胡汤

腰以上汗　百十二法　表阳虚　宜桂枝龙牡

头汗出　百十三法　表阳虚　宜龙牡

自汗出　百二十三法　表阳虚　宜龙牡

额上汗出　二百〇二法　表阳虚　不可攻

盗汗出　二百〇三法　表阳虚　不可攻

漏汗　廿一法　表阳虚　桂枝加附子汤

额上生汗　二百廿二法　亡阳　宜回阳

汗出多　二百四十五法　亡阳　宜回阳

反汗出　二百八十一法　亡阳　当回阳

汗出　二百九十八法　亡阳　死症

汗出　三百二十三法　亡阳　四逆汤

汗出不止　三百四十五法　亡阳　死症

大汗出　三百五十一法　亡阳　四逆汤

大汗　三百五十二法　亡阳　四逆汤

汗出　三百六十八法　亡阳　通脉四逆汤

汗出　三百八十七法　亡阳　四逆汤

大汗出　三百八十八法　亡阳　四逆汤

汗出　三百八十九法　亡阳　通脉四逆加猪胆汤

汗出　百七十七法　寒湿在里　甘草附子汤

自汗出　六法　风温　宜清热

大汗出　廿五法　寒邪化热　桂枝二麻黄一汤

大汗出　廿六法　寒邪化热　白虎加人参汤

汗自出自汗出　一百八十三八十四法　阳明燥热　宜白虎

汗出濈濈然　百八十七法　阳明燥热　宜白虎

多汗　百九十八法　阳明燥热　宜白虎

自汗出　二百〇五法　阳明燥热　宜清热

汗出　二百廿法　阳明燥热　宜清热

自汗出　二百廿二法　阳明燥热　白虎汤

汗出　二百廿四法　阳明燥热　白虎汤

汗出多　二百廿五法　阳明燥热　宜清热

自汗出　二百卅三法　阳明燥热　宜清热

目合则汗　二百六十六法　阳明燥热　宜白虎

汗出　卅三法　少阳火邪　葛根芩连汤

汗出　六十二法　肺热内蕴　麻杏甘膏汤

汗出　一百六十四法　肺热内蕴　麻杏甘膏汤

汗出　七十二法　三焦阳实　五苓散

头汗出　二百十九法　肝热　刺期门

但头汗出　二百二十九法　三焦阳实　栀子豉汤

但头汗出　二百卅六法　阳明湿热　茵陈蒿汤

汗出　二百四十四法　三焦阳实　五苓散

反汗出　三百卅二法　肝热盛　病将愈

汗出　三百五十九法　胃阳实　利自愈

漐漐汗出　一百五十四法　结胸热盛　十枣汤

手足濈然汗出　百九十三法　胃阳外越　当和胃

濈然汗出　百九十四法　胃阳外越　当和胃

濈然微汗出　百九十法　阳明燥热　当调胃

手足濈然汗出　二百十法　胃阳已实　大承气汤

多汗　二百十六法　胃阳已实　小承气汤

手足漐漐汗出　二百廿三法　胃阳实　大承气汤

汗出　二百四十法　胃阳实　大承气汤

汗多　二百五十三法　胃阳实　大承气汤

汗不出　十七法　表实　当用麻黄

无汗　三十法　表实　葛根汤

无汗　卅四法　表实　麻黄汤

不汗出　卅七法　表实　大青龙汤

无汗　四十五法　表实　麻黄汤

无汗　四十六法　表实　麻黄汤

无汗　二百卅五法　表实　麻黄汤

不得汗　二百卅二法　阳明燥热　当清热

无汗　廿八法　肾阳虚　桂枝去桂加苓术汤

无汗　百九十八法　三焦阳虚　不可攻

无汗　百九十九法　中焦阳虚　不可攻

无汗　二百〇一法　下焦阴虚　不可攻

无汗　二百九十二法　肾阳虚　不可汗

杂病

汗出　二篇一章二节　表虚阴弱　瓜蒌桂枝汤

汗多　二篇一章四节　表虚阴弱　瓜蒌桂枝汤

汗出　二十一篇二章六节　表虚阴弱　桂枝汤

汗出　二篇二章九节　表虚湿邪　防己黄芪汤

汗出　十四篇六章一节　表虚水肿　防己黄芪汤

黄汗　十四篇六章七节　黄汗营虚　芪芍桂酒汤

黄汗　十四篇六章八节　黄汗卫虚　桂枝加黄芪汤

黄汗出　五篇二章四节　阳虚历节　乌头汤

汗出　五篇二章二节　阴虚历节　桂枝芍药知母汤

喜盗汗　六篇二章七节　阳虚劳病　宜扶阳

汗出白津　十篇三章四节　阳明寒疝　大乌头煎

头汗出　二篇二章三节　表虚湿邪　宜微汗

额上汗出　二篇二章四节　湿邪误下　死症

汗出　三篇二章二节　营虚狐惑　赤豆当归散

头汗出　二十一篇二章一节　产后血郁　小柴胡汤

汗出　二篇三章二节　暑热暍病　白虎加人参汤

微汗出　十五篇一章五节　女劳疸　硝石矾石散

自汗出　十五篇二章七节　黄疸里实　大黄硝石汤

自汗出　十八篇二章二节　肠痈　大黄牡丹汤

续自汗出　十四篇六章二节　表实风水　越婢汤

无汗　二篇一章一节　表实　葛根汤

无汗　二篇一章十一节　表实　葛根汤

第十六章　遗精总论

经曰：肾藏精，是则精之藏与不藏，全在肾气之固与不固也。按：肾之根源在肺，金生水，肺肾为一家，在肺为魄，在肾为精，气为精母，精为气子，故气弱则精枯，精亏则气损，虽名精气，究属一家也。夫男子以气为主，气壮之年，精髓充满，气衰之后，精髓枯竭必也。是失精者，皆以阳气衰败，肾冷阴寒，而精自出。然有梦而出者，症犹属轻；无梦而出者，则属重症焉。

第一节　遗精诊断症治

经曰：阴寒精自出，是阴头寒冷如冰之人，则肾气衰败，阳气不壮，必时作梦遗失精之病。常有遗失，则身体日虚，而成虚劳症矣。按：虚劳有阳虚劳、阴虚劳，皆能作遗精之症，治宜补其阴阳气血可也。其他则肺脾肾三经，更有密切关系。土冷水寒，脾虚精自出，故补肾先要健脾。肺气虚则肾亦弱，故补气亦可固精。总之，失精之症，内服功缓，可用外治之倒骑驴法，万无一失也。法以三尺长布带一条，前结于裤上，使生殖器后向肛门，收带压平，结于后裤带上，不宽不紧为度。按失精时阳物必举而始泄，今被布压平，不能举，故可止精不出也。

第二节　遗精引经

阴寒精自出　六篇一章四节　脾虚劳　宜补脾

失精　六篇一章六节　肾虚劳病　天雄散

梦交　六篇一章六节　肾虚劳病　桂枝龙骨牡蛎汤

失精　六篇一章十节　阴虚劳病　宜补阴血

梦失精　六篇一章十一节　脾劳　黄芪建中汤

第十七章　血症总论

经曰：心生血，肝藏血。愚以为肝生血，心藏血为是。按：生理学，水谷精华，由门脉经肝，即化为血，而始入心，与肾生气肺藏气，心肺在胸，各司血气之官切合。若肝肾在下焦，皆为气血所出之根本，由中焦之脾脏，司其统制之权，则血气循道而行，不致泛溢。今西医以脾藏内分泌液注射人身，立能止血，即可证明古人脾能统血之说，非虚也。既明血液生理之所司，则血症之治法，有所本矣。故血少必补脾，血药皆肝药，为古今之铁案也。但血之根本固如是，而失血之原因，则千头万绪者也。

第一节　失血之原因

　　血何以会失？有内外之原因在也。外因有二种：一为创伤，刀斧跌仆是也；二为疮伤，皮破肉烂是也。二者皆能使人身失血，或从皮肤出，或从九窍出，此外因而致失血者也。内因亦是有二种：一为热度过高，血液膨胀，脉管破裂而血出；一为寒气过盛，血流壅塞，脉管渗漏而血出，或从上出，或从下出，此内因而致失血者也。除外因出血为强迫出血外，其内因之出血，概与六淫七情有大关系者也。故内因出血，徒止其血，是一时的，非永久的，必从根本疗治为善也。故治有寒热、虚实之不同，药有温凉、补泻之各异者也。

第二节　失血之诊断

　　血症之虚实，诊断甚难。大概暴血性急者多实热，久血性慢者多虚寒。又血色紫红者多实热，鲜红者多虚寒。又浓厚者多实热，淡薄者多虚寒。又色黑者热尤实，色黄者寒尤虚。又血出觉热者多热，不觉热者多寒。又涌出急流者多实热，点滴渗下者多虚寒。但血色黑者，当分别诊断之，不可概以为热。必活血色紫黑者，因热熬血，故黑色属热也。若停留多时，结块血不活者，无论实热虚寒，色皆带黑。市医多以血块色黑者作热看，往往偾事。按：血液容留体内，因体温煎熬，多少时变为紫黑色，寒甚者色尤黑，故不能称热也。又失血时面色红赤者属热，青白者属寒，失血初起固如是，若失血日久或过多时，无论寒热，面色皆惨白也。

第三节　失血之症治

吐血　咯血

吐血之症，血从咽脘胃而出，血多则吐，血少为咯，咽腔大者，张大其口，能望见咽管之肌膜血珠点点也。按：吐血之症，不外阴阳偏胜而作，一用温药治血，一用凉剂止血，血止再治其本。所以《金匮》治吐血之方只二种，一为阳虚吐血，用柏叶汤，一为阴虚吐血，用泻心汤。但方剂虽二种，以为治血之法，则亦如斯而已矣。如用犀角地黄、四生丸等方，即师泻心汤之义也；如用伏龙肝、姜、桂一类，即师柏叶汤之意也。按：吐血一症，肝胃之实阳暴升者，即当以泻心汤泻其火，使火气下行，血即止。若是虚阳，即当柏叶温降其火，血亦止也。又初患暴血，当用凉剂，久患吐血，当用温剂，间亦有不然者，总当诊断其虚实为宜。然暴血虽危症，治尚为易，缓血虽小恙，治愈殊难也，一因横逆暴侵，是一时的，一因根本有损，是长久的，故治愈有难易也。

咳血　唾脓血

咳血，因咳而血挟痰以俱出也，不咳则无血，是因肺内微丝血管破裂而血出。概属肺劳症者十居八九，徒以止血之品治血，虽一时血止，病未必即愈，终当复发也，必病愈血止，始为真愈也。其他不属肺劳，而为肺痈，及邪热伤肺者，亦有咳唾脓血，治法较肺劳为易多多也。然亦有种种病症之不同，当治其病，血即可止，不必徒止其血也。虽伤风咳嗽症，剧咳甚者，往往咳血。有云：唾脓血者，亦咳血之类也，当以咳症合观之。但咳血在肺，无涌涌而出者，若涌出之血，必在胃经也。

衄血

鼻出血曰衄。六淫外感之衄血，多属热邪，尤以伤寒为甚。衄之为吉，病可转轻，称为红汗者是也。亦有衄后再发汗者，是寒伤营，营实宜攻也。若久热不退，属阳虚而衄者，则又不宜表散，而当桂芍也。若平人衄血，有实火虚火之分，实火宜凉，黄膏尚已；虚火宜温，参附称良。又常衄之人，或虚劳病，称为衄家，多属阳虚之辈，或阴虚之人，总宜扶阳养阴为是。按：衄血，热在上焦，血从督脉而下，有外治法以救急，用冷水罨其后脑，及项额等处，可立止，或以脱脂棉醮止血药塞鼻孔内亦佳，若仍不止，血从喉内倒出，可用一人立于病者之后，两手大指按项，他四指按人迎穴，其血立止，再用上法施治，及塞鼻孔之法已，两手缓缓放松，血可不致再来也，血止后再服药剂，以善其后可也。

下血　便血　圊血

下血，前后阴出血，皆称下血。今除尿血、经血另论外，下血又称便血，又称圊血也。按：下血原因多种，胃与大小肠出血，皆从大便而出也。但胃血多从吐出，由便而出者，色必带黑也。小肠之血，亦带紫黑，以其经过大小肠之热度，故色多紫黑也。惟大肠下半段，及回肠、肛门等血，色多鲜红，间亦有紫黑色者，因积宿肠内，多时未出，热薰故现紫黑之血块也。其回肠、肛门之新血，则色甚鲜红也。又便色现酱色及黑粪者，皆胃肠久蕴之瘀血也。按下血之症治，与他种血症，大同小异。因火热而失血者，清凉之药治之；因虚寒而失血者，温热之剂治之。实者，用攻；虚者，用补。新血，当清凉；久血，当温补。是治血之大概也。如远血之黄土汤，温凉并用者也；近血之赤豆当归散，攻补并用者也。更有固涩之生柏叶生藕汁一类，是宜于热体之症；伏龙肝陈京墨一类，是宜于寒体之症。实者，以犀角、地黄与泻心为最妙；虚者，以二两之独参汤及四两之全当归为最灵。此四方能分其阴阳、虚实，用之对症，可称为药到病除之圣药也，不论何种血症，皆宜也。至痢疾出血，治属下利篇内。痔疮出血，治属疡科。此篇不论也。

耳目出血　及九窍出血

耳目出血，症甚罕见，除中毒与跌打，及邪闭之外，实不多见也，即以上三种，亦至将死之时，或已死之后，始有此现状也。至耳目生外症出血，当别论。按：耳目出血，必连及他窍，称七孔流血，或九窍出血是也，乃是绝症必死也。

齿血

齿血，是血从牙龈出也。若一齿二齿出血，是牙齿病，无关内脏，必多数齿牙，或全口隐隐出血，是阳虚之出血也，参附汤为最灵。若牙龈浮肿而出血，又是胃热内炽，治宜清火即愈。更有牙疳出血，是腐烂而出血，治以砒枣散极效。按：齿血是肾亏之人居多，或胃火上攻，故参、附、黄、膏，皆为对症药也。

尿血

尿血，有危险性在内也。外肾膀胱皆无病，而尿中见血，或尿红若血者，是肾脏发热，腐烂而出血也，此症老人独多，症甚危险，多不治者也。若只阴茎阴户患花柳病，尿白而流鲜血者，是血淋之症也。或膀胱发热，亦有尿中带血者，利水清热即愈。但妇人尿血，更当留意，恐有经血挟尿而来，不可作尿血治。

疮血

疮疡多有出血之症，尤以外伤出血为危急，流血过多，即致伤生。若徒伤皮肉，血流必缓，治尚为易。若伤脉管，则血流且急，药止为难，必用压迫血管法。若大动脉出血，临时压迫血管，以救其急，外必开刀，结扎血管，方妥也。至肿疡出血，可用药外治，血即可止也。

经血

经血，病属妇科。血下有时，一月一至也。若一月再至，一月二月三月不至，及至而不去，皆病也。按：经期以三日至五六日为最普通，过少过多皆为病。经病虽多种，概而别之，亦不过气血、寒热、虚实而已。经少、经闭，属实宜攻；经崩、经漏，属虚宜补，此其大略也。间亦有经少属寒宜温补者，经崩为热宜凉攻者也，以症候脉象为断，不可徒以血上立治也，当以妇科合参。按：血症当以归、芎、芍、地为主药，血热助以芩、连、桃仁，血寒助以桂、姜、吴萸，实则加攻，虚则加补可也。

脓血

脓血之症，九窍皆有。脓血之病，必腐烂而始出。唾脓血者，肺之腐烂也。吐脓血者，咽喉胃府之腐烂也。便脓血者，大小肠之腐烂。血分伤邪，热毒内蕴，皆能作脓血之症。火热太过，伤其脏腑，皆有脓血外出。初起当以清热泻火，久则宜托里排脓，此治脓血之大概也。

亡血家

亡血家，是久出血症之称谓也。病久出血不止，始则伤阴伤阳，终则变为劳瘵，故劳病多见血，纵未成劳，身躯必损。亡血成家，不但不可汗，即吐下火利小便，俱不可也。虽病症当汗下，只可极轻之剂，得可而止，过服必复亡血，或致不起，切宜慎之为要。

不但汗家与亡血家若是，即其他症候，病已成家，亦当慎重将事也。

第四节 失血之引经

吐脓血 三篇三章一节 阳毒 升麻鳖甲汤

吐血 十六篇一章五节 卫热致血 死症

吐血 十六篇二章三节 阳虚 柏叶汤

吐血 十六篇二章六节 阴虚 泻心汤

唾血 百十七法 火伤少阴 当泻火

唾脓血 三百五十五法 血厥 麻黄升麻汤

唾脓血 七篇一章一节 肺痈 葶苈大枣泻肺汤

唾脓血 七篇一章一节 肺痈 桔梗汤

衄血 四十五法 伤寒营实 麻黄汤

衄血 四十六法 伤寒营实 麻黄汤

衄血 五十四法 伤寒营实 麻黄汤

衄血 五十五法 阳虚 桂枝汤

衄家 八十七法 阳虚 不可汗

衄血 二百〇四法 阴虚 不可攻

衄血 一百十三法 阳气盛 当清热

衄血 二百二十八法 上焦阳实 当清热

衄血 六篇二章三节 阳虚劳病 宜扶阳

衄血 六篇二章十一节 阴阳并虚 黄芪建中汤

衄血 十六篇二章六节 阴虚 泻心汤

圊血 百十六法 火热伤营 当清火

便血 三百三十八法 血热成厥 当清热

便脓血　三百四十法　热厥　当清热

圊脓血　三百六十五法　心火有余　当清火

便血　十一篇六章二节　小肠有热　当清火

下血　一百〇八法　热结血分　桃仁承气汤

下血　二百十九法　燥伤血室　小柴胡汤

下血　十六篇二章四节　脾远血　黄土汤

下血　十六篇二章五节　肝近血　赤豆当归散

耳目出血　二百九十二法　误治伤阳　难治

小便血　二百九十一法　君火过甚　当清火

尿血　十一篇六章二节　热在下焦　当清热

漏下　六篇二章十节　血虚劳病　宜补血

漏下　二十篇二章一节　症瘕　桂枝茯苓丸

漏下　二十篇二章三节　肝血虚　胶艾汤

漏下　二十二篇三章五节　血寒　胶姜汤

漏下　二十二篇三章四节　血瘀　旋覆花汤

下血　二十篇二章一节　症瘕　桂枝茯苓丸

下血　二十篇二章三节　肝血虚　胶艾汤

下血　二十二篇三章二节　瘀血　温经汤

经水不利　二十二篇三章三节　血实　土瓜根散

经水不利　二十二篇三章七节　血闭　抵当汤

经水不利　二十二篇三章八节　血干　矾石丸

亡血家　八十八法　阴血虚　不可汗

亡血　六篇二章二节　阴虚劳病　宜养阴

亡血　六篇二章六节　阳虚劳病　天雄散

亡血　六篇二章十节　血虚劳病　宜补血

第十八章 大便坚硬总论

胃热则便坚，脾寒则下利，此大便之常经也。然平人大便素坚者，是肝旺不疏泄也；大便素溏者，肝虚太疏泄也。故大便之难易，与肝脏有密切关系。大概平人每日大便一次者，百分之八十；二次者，亦不能称病；三次以上，则为病也。然二日一解者，亦不可称病。三四日以上者，虽无他病，亦当作病论矣，此人必肝阳过盛，肝病时作也。若有嗜好之人，又当别论。按：大便素硬之人，常以泻药通之，久则变为习惯，非药不通矣，反损身体也，最善之法，以多食水果及油类或灌肠法为妥也。

第一节 大便坚硬之诊断

大便坚硬，十有九热，间亦有虚寒而大便坚硬不通也。实热燥病，大便不通或坚硬者，腹必胀满，且有矢气，舌必厚腻而燥黄，或黑腻也。若虚寒症，大便不通而坚硬者，虽多日不大便，必腹软不满，毫无所苦，舌亦不腻，且薄净，虽腻而不黄燥也，此类大便不通，当服理中四逆一类始通，而且溏利矣。亦有津液枯竭，大便不通者，亦非真热，得润则行也。更有阴虚而大便亦不通，则须养阴，始得大便通利。又有肾气不足而大便不通者，以老年人或大病后，肾气衰败，无力外送，又当补肾而大便始畅下也。

又有寒湿内蕴而大便不通者，不但不能攻，且当用温燥之品，湿去大便始行，此又非虚而不可攻者也。除此数种大便不通，不能用承气攻之外，平常大便不通之症，非用承气攻之不可也。

第二节　大便坚硬之症治

大便难

大便难，是能解而难解也。干燥之粪，大便必难，阳明燥病之便难，有用大承攻之者，是燥热内结也。按：便难比不通之症较轻，邪已化燥，虽症轻必先攻之，以免烧灼阴津，但便难之可攻，须腑症之已实，否则易于错认。以虚寒症及肾气不足之症之便难，治用温药，及补药者为实热也，医者切不可粗心，以免偾事。欲辨虚实，徒在便难之硬粪上作想，实无可根据，必须辨其腹之胀满否，舌之黄燥否，若是虚症，腹必濡，舌必净薄，即精神脉象，亦有强弱之可辨也。

大便乍难乍易

大便乍难乍易，是肠燥屎也。阳明燥气内结，除腹大满为肠胃全燥外，有但胃燥者，有小肠燥者，有大肠燥，又有大肠之一段燥者，或下段燥者，故大便有乍难乍易之症也。不但便易可称燥屎，即下利之症，亦有称燥屎者，因燥已结，有燥屎，后服下剂而燥屎下之不尽，故虽下利，仍有燥屎在肠内也。又或食生果油腻，或药物中有润肠之性者，往往有乍难乍易之症也。又或肠已出血，因热而燥，则大便转易，而燥屎又未尽下，亦作乍难乍易也。

大便易

大便易，肠内必有滋润之质也。若大便易而色黑，或酱色者，必肠内血出随大便而俱下，因高热所煎熬，故红血变黑色也。若便易而色黄不黑者，必所服之物内有油质及滋润质，或轻泻之药也。又或食有生果之物，大便亦甚易。按：阳明燥热伤血，便虽硬而大便色黑而反易也，大便虽易，必清其热也。

大便硬　大便坚　燥屎

大便坚硬，屎称为燥，间亦有下利而称为燥屎者，是热结滂流之症也，便泄虽如水，粪热却如汤，故亦称为燥屎，当以承气下之。至坚硬之燥屎，概属阳明胃热，津液干涸而屎为之燥也。坚与硬同一意义，俗言栗子污是也，其粪成团，犹栗子之色黑成名也，粪形色如此，坚硬且干燥必也。按：阳实虽便硬，而阴虚亦有便硬坚黑者也。阴虚便硬则不可攻，而当养阴为主。然阴虚之便硬，腹必不满，舌必红绛也。又湿病内蕴，亦作便硬，以脾不运化，治湿便始溏也。尤以寒湿症，便更坚硬，非术附不能治。然阳虚亦有大便反硬者，久服寒凉，胃阳不运，温中之品，大便即溏。更有大便坚硬不通，而不必治大便者，为呕吐之症，中风之症，产后及汗出之症等等，多大便不通。因胃气上逆不降，大便故不通也，不可治其大便，纵治亦徒然，不能愈病，或便通后其病更甚，亦未可知。更有老年人及虚损人，亦有大便不通者，须久服补药，气旺便自通，若下之，反增虚脱。尤以气逆之症，更不可破气通大便，通则有立亡之患。又有平人素来大便不通者，肝旺之人独多，只宜润肠，不可常下，下久则身躯日损，非善法也。按：坚硬不通之大便，应当下之，亦当得可而止，仲师反复叮咛，一服利，止后服，若过服极易虚脱，或增病也。

大便不通　不大便

大便不通，多有大便坚硬者，然亦有虚闭不通者，是中气不足，或肾气不足之症，只可补而不能攻也。又下利之后，亦有大便数日不通者，不可作为热。按：大便不通与大便坚硬有连带关系，当与上文合观之可也。

第三节　大便之引经

大便难　百八十法　阳明胃燥　当调胃

大便难　百八十二法　阳明胃燥　当调胃

大便难　二百廿三法　胃阳实　大承气汤

大便难　二百五十二法　胃阳实　大承气汤

大便难　二百四十七法　亡津液　麻仁丸

大便乍难乍易　二百四十二法　阳明胃燥　大承气汤

大便硬易　二百三十七法　蓄有瘀血　抵当汤

大便硬　百十二法　火热在胃　当清胃

大便硬　一百五十一法　胃阳实　当和胃

大便硬　一百八十九法　胃阳实　当调胃

大便硬　二百〇五法　胃阳实　当调胃

大便硬　二百十六法　胃阳实　小承气

大便硬　二百五十法　胃阳实　小承气

大便微硬　二百十一法　胃阳实　大承气

大便硬　二百四十四法　阳明虚热　五苓散

大便硬　二百三十三法　津液枯竭　不可攻宜导法

大便硬　百七十六法　寒湿在里　白术附子汤

不大便　五十五法　胃阳实　承气汤

不大便　百十三法　火热伤胃　当清火

不大便　百四十法　热结在里　大陷胸汤

不大便　二百十五法　胃阳实　大承气汤

不大便　二百卅一法　胃阳实　小柴胡汤

不大便　二百四十一法　胃阳实　大承气汤

第十九章　口渴总论

人身之水分有一定之分量，多则由汗尿排泄，少则由口胃加增，故水分不足，则口舌干燥，欲饮水而称口渴，人之生理故如是也。按渴有轻重、虚实之别，故名称亦有多种之不同。口渴，普通之名称也。大渴、消渴，症之剧者也。口干舌燥，病在外在上也。引饮欲饮，病在下在里也。热愈高则渴愈甚，热微则渴亦轻。有汗尿吐利而渴者，假渴也，无汗尿吐利而渴者，真渴也。

第一节　口渴之诊断

口渴，欲多饮冷饮者，实热也；渴不能饮，欲热饮者，虚热也。口干舌燥，欲多饮，阳实也；口干舌燥，不欲饮，阴虚也。大渴多汗，身大热者，实热也；口渴多汗，身寒肢冷者，虚寒也。

口渴吐逆者，阳实也；口渴下利者，阳虚也。咽干鼻燥者，气热也；唇口干燥者，血瘀也。口燥不能饮者，里湿内蕴，或脏腑积水也；口燥咽干者，脏腑津液不足。消渴，尿多者，肾阳虚也；消渴，尿不多者，肝阳实也。口干齿燥，真阴已伤；舌腻涎多，真阳不足。喜饮，为阳实；忌饮，为阳虚也。

第二节　口渴之症治

口渴

口渴，热症也，然亦有虚寒而口渴者，不可不知。然口渴是被动症，非主症也。其原因有七：一为阳实，或火或热或燥过盛，则水分被灼，津液不足，必口渴，治或泻火之柴胡，或清热之白虎，或宣阳之五苓，皆可治之；二为阴虚，或为津液不足，或为阴血被伤，或为阳亢伤阴，治以猪苓白芍，或瓜蒌文蛤，或承气，直接间接皆可也；三为大汗出，则津液竭，实则白虎，虚则真武为宜；四为吐逆，水分之来源已竭，则各部无水分之营养，水入则吐，五苓为宜，胃寒欲吐，理中是尚；五为下利，热则柴胡、黄芩、白头翁，热除则渴除，寒则四逆、理中、通脉等，寒去则利止而渴亦止；六为尿多，津液亦竭，饮多尿多，上进下出，是消渴之症也，或为肾气不足，肾气丸治之为宜，或为肝气有余，旋覆花、乌梅丸最妙；七为饮水内积，则口进之水，积留一部，他部无水分之营养，故亦口渴，或为湿阻，利湿为佳，或为饮停，破饮为尚。以上种种，皆被动而为口渴者也。若主动而口渴者，则十九为热，不渴及热饮少饮者十九为寒，此不易之论也。至其他口干口渴等等，大概类此，大同小异而已。

大渴

大渴，必引饮，症有二种，治有四方，五苓、白虎，与四逆、肾气是也。阳实之暑热大汗，与大烦渴不解，引饮犹消渴，且喜冷饮，白虎加参，清热生津止渴，犹秋风之却暑，烦热顿消，则渴止汗停矣，此热在表之治法也。五苓之渴，亦多汗，大渴引饮不止，水入则吐，或消渴，藉茯、猪、泽、桂、术，水之宣发利水，三焦之气机一转，渴亦顿除，此热在里之治法也。阳虚之大渴，吐利大汗，或尿多身冷，肢厥阳亡之候，水分已干，故大渴以救，阴盛格阳之症，四逆救急，其渴即止，此寒在腑之治法也。肾气丸之大渴，饮之即消，由小便而出，上饮下出，尿白如水且多，此寒在脏之治法也。虽厥阴肝、太阴脾等病，亦有消渴之症，总不若此四者之剧，且常见也。

消渴

消渴与大渴，大同而小异者也，在阳经标病，多不分别，在阴经本病，则有不同。太阴肺痿，肺阴不足，则作消渴，养阴始能止渴。厥阴肝病，亦作消渴，乌梅丸治之为宜。少阴肾寒之消渴，肾气丸治之。若水病之消渴，则当利水者也。

渴欲饮水　热饮冷饮

口渴，有欲饮水者，即大渴、消渴之类也。口渴，有不欲饮水者，即口干、咽燥之类也。欲饮冷饮，病属实热，白虎加参治之。不欲饮热饮，虚热虚寒皆有，理中、四逆治之可也。此类名称与前论同，故不多赘。

口燥舌燥　口燥咽干　唇口干燥

汗、吐、利、尿过多，而干燥作渴者，因水分不足之症也。无汗、吐、利、尿而干燥者，为阴津不足之症也。观仲师之论，渴而口干舌燥者，既感水分不足，又为热迫阴津，故白虎须加参也。大承之口干咽燥，口干燥而不渴，是阳亢伤阴也，如咽喉论内之干燥症，皆大热伤阴之症为多，当以救阴清火为治。是则渴多属阳，干燥多属阴，又渴又干燥，阳亢伤阴矣，此干燥与渴之大同小异者也。又按：渴症多在气分与腑症，干燥多在血分与脏症也。按：肺热伤阴，多有口干咽燥之症，热邪伤血，又多唇口干燥之症也。

渴不能饮　不欲饮

燥则欲饮，不能饮，则里有寒湿必也。湿症多不欲饮，虽渴亦不欲也。或水停脏腑，亦作口燥渴，因内湿未化，故不纳水，治以化湿，湿除则渴止燥除，津液遍布矣。若里寒及虚热之症，亦往往干燥不欲饮，或见水则恶，治以温燥即愈。欲热饮者亦是假渴，宜温燥治水也。

第三节　口渴之引经

口渴　六法　寒邪化热　当清热

口渴　七十一法　阳实　五苓散

口渴　七十二法　阳实　五苓散

口渴　七十三法　阳实　五苓散

口渴　九十七法　相火为病　小柴胡汤

口渴　九十八法　相火化燥　宜清热

口渴　九十九法　相火为病　宜小柴胡汤

口渴　百法　相火为病　小柴胡汤

口渴　百四十法　热结在里　大陷胸汤

口渴　百五十法　相火为病　柴胡桂枝干姜汤

口燥渴　百五十八法　胃阳实　五苓散

口燥渴　百七十一法　暑热在表　白虎加人参汤

口渴　二百二十五法　胃阳实　宜清热

口渴　二百四十四法　胃阳实　五苓散

口渴　三百五十法　胃阳实　利自愈

口渴　三百六十五法　君火实　利自愈

口渴　卅九法　饮邪伤肺　小青龙汤

口渴　三百十七法　燥热伤阴　猪苓汤

口渴　二百八十法　少阴下利　宜温之

大烦渴　廿六法　阳邪化热　白虎加人参汤

大渴舌上干燥欲饮水数升　百七十法　暑热在表　白虎加人参汤

渴欲饮水　百七十二法　暑热在表　白虎加人参汤

渴欲饮水口干舌燥　二百廿四法　阳明燥热　白虎加人参汤

渴欲饮水　三百廿七法　厥阴化热　病易愈

欲饮水　三百七十一法　相火作利　白头翁汤

欲饮水　三百八十五法　胃阳实　五苓散

大渴欲饮水　一百十一法　肝邪乘肺　刺期门

渴欲饮水　二百廿四法　阳实阴虚　猪苓汤

消渴　七十法　阳实胃燥　五苓散

消渴　三百廿四法　厥阴为病　宜治肝

口干　百十三法　火伤肺胃　当清火

口燥咽干　三百十八法　阳亢伤阴　大承气汤

口干燥　三百十九法　阳亢伤阴　大承气汤

口干不欲饮　一百四十四法　热被寒抑　五苓文蛤

口燥　二百〇四法　阴虚　不可攻

不渴　二百七十五法　脏寒　当温之

不欲饮　三百八十五法　胃阳虚　理中丸

杂病

口渴　二篇三章二节　暍病热症　白虎加人参汤

口渴　十二篇九章四节　肺饮化热　宜清肺

口渴　十五篇一章十二节　湿热在里　清利湿热

口渴　十五篇一章十六节　黄疸热症　难治

口渴　十七篇三章三节　胃燥　茯苓泽泻汤

口渴　十七篇三章四节　胃阳实　文蛤散

口渴　三篇一章六节　心火伤阴　百合洗方

口渴　三篇一章七节　心火伤阴　瓜蒌牡蛎散

口渴　六篇二章二节　阴虚劳病　宜养阴

口渴　十二篇三章三节　脾脏留饮　宜破饮

口渴　十二篇九章四节　水停心下　小半夏加茯苓汤

口渴　十三篇二章四节　有水气　瓜蒌瞿麦丸

口渴　十四篇二章四节　皮水　宜利水

口渴　十四篇六章七节　黄汗营虚　芪芍桂酒汤

口渴　二十篇一章一节　妊娠肝气　桂枝汤

欲饮水十二篇二章二节　水在肺　宜破饮

渴欲饮水水入则吐　十三篇一章五节　三焦有热　五苓散

渴欲饮水不止　十三篇一章六节　阴虚　文蛤散

引饮　十三篇二章二节　胃热阳实　宜清利

咽燥欲引水　十四篇五章四节　胃阳虚　宜温中

渴欲饮水　十五篇一章十三节　湿热在里　宜清利

口干燥渴　十六篇一章十一节　血热成瘀　当下血

思饮水　十七篇二章六节　胃燥　猪苓汤

欲热饮　十一篇二章四节　肝着　旋覆花汤

消渴　十三篇一章二节　肝热　宜清热

男子消渴　十三篇一章三节　肾虚　肾气丸

消渴　十三篇一章四节　三焦有热　五苓散

消渴　十四篇三章七节　水病　宜利水

口燥　二篇二章三节　湿邪化热　宜利湿

口渴　十五篇一章十二节　湿热在里　宜清利

口开前板齿燥　二篇三章一节　暍病　宜清热

咽干口燥　六篇二章十一节　脾虚阴弱　黄芪建中汤

口中辟辟燥　七篇一章一节　肺阴液虚　宜清肺

口干　七篇一章一节　肺液虚　宜养液

咽干不渴　七篇二章八节　肺痈虚症　桔梗汤

口燥不渴　十篇一章四节　心寒疝　死症

口燥　十篇一章一节　肺中风热　当辛凉

口舌干燥　十二篇八章一节　中焦水气　己椒苈黄丸

唇口干燥　二十二篇三章二节　血瘀经带　温经汤

鼻燥　十五篇一章九节　饮酒过度　栀子大黄汤

渴不能饮　二篇二章三节　湿邪化热　宜清利

恶水不欲饮　十二篇二章一节　水在心　宜利水

第二十章　呕哕噫肠鸣矢气总论

　　呕、哕、噫，胃气上逆者也，胃气当降，不降而反升，则为呕、哕、噫也。雷鸣、肠鸣，小肠之气内郁，欲升不能升，欲降不能降，

239

气在肠中，作雷鸣、肠鸣也。矢气，则大肠之气从下而泄，则作矢气也。呕、哕、噫症多寒，矢气症多热，雷鸣、肠鸣则多寒热错杂不分，此诸气之大略也。按：呕声，发于胃脘，作呕音且长。哕声，发于胃脘，作呃音而急速。噫气，发于胃脘，作意音，且有食物之腐臭也。此三症皆由胃内发生，至咽作响者也。

第一节　呕哕噫肠鸣矢气诊断

饮食入胃即呕者，胃热也；缓呕者，胃寒也。有热而呕者多热，无热而呕者多寒。但呕症虚实难辨，然亦可不必辨，以诸呕症不论寒热，皆以生姜半夏降其逆。如表症中之葛根汤，呕者加半夏，因原方有生姜也，又如半表里黄芩汤，呕者加姜夏，其他大小柴胡之姜、夏治呕，小半夏汤等，尤为治呕之专药，其余无论寒热，概以姜夏为主药者也。

哕逆之病，亦无虚实可辨，须以二便为其诊断寒热虚实也。二便不利者，胃气壅塞，便通哕即除。但热哕甚少也，以寒哕为多。但呕、哕常有连带性，无他症而但呕、哕者，毫无危险，若久病之后现呕、哕，胃气将绝，生命已危，尤以下利尤甚，外科大症，及水火伤，忽现呕、哕者，为毒气攻心，十有九死也。

噫气，概属胃寒，亦无虚实可诊断也。

肠鸣，症因寒热错杂而作。肠内积水、积火、积气不化，往往作肠鸣之症。新病可治，若久病形消骨立，腹陷之后作肠鸣，则胃气失其运化之力，饮入肠内作响，大便随饮而出，症甚危殆也，或不治。肠鸣沥沥有声者，水也。肠鸣咕咕或矢气者，气也，尤以肝郁更甚也。

矢气之症，有热有寒，俗云响屁不臭，臭屁不响，信然。故因热而矢气者，其声必响，因寒而矢气者，声不响且臭也。热则腹胀满有燥屎，寒则亦能胀满，无燥屎也。热则肛门括约筋紧缩，故有声，寒则肛门松，故无声也。

第二节　呕之症治

呕逆

胃气当降为顺，逆而作呕，故曰呕逆也。自伤寒至杂病，不论寒热、虚实，概以姜、夏为主，此大法也。但呕症必有其因，因邪而呕，表散则呕除，因火而呕，泻火而呕止，因寒而呕，驱寒而呕即愈，因水而呕，去水呕亦停，因虚而呕，补虚可治呕。但呕因虽有种种，致成呕逆之果，治法以姜、夏为主药者也。如葛根加夏，原方有姜故也。黄芩与苓、味、草、姜、厚朴七物竹叶汤等加夏亦然。至半夏干姜散、生姜半夏汤、干姜人参半夏丸，皆呕逆之正治也。更以小柴之胸中烦而不呕，去参加蒌实，可反证无呕，不当用夏也。至其他方药，有姜夏治呕多多。由是观之，呕逆一症，不论何因，概以驱胃寒、降胃逆为至要也。按：呕逆亦有单用生姜而治呕者，如真武之呕，去附加生姜。栀子、生姜，桂枝汤，大建中等等，皆以生姜止呕者也。至胃阳实热之呕，泻心诸方治之为最妥。不过热呕甚少，呕症皆胃阳虚寒为多，治方俱属姜夏之温药。病因虽有种种不同，总不离姜夏之范围也。剧者吴萸、四逆、理中，皆治呕之正方也。更有水气、肝气作呕，破饮平肝之外，亦以姜夏为要药也。若胃阴不足之呕，则姜夏燥药不宜，养阴以竹茹、参、芍等药为主也。呕之病因虽多，呕之治法不过而斯而已矣。

干呕

干呕，土语打嚘（嚘字叶音）。呕逆俗言恶心是已。干呕，呕则胸脘宽舒；呕逆，呕则胸脘苦闷，此同一作呕，有甘苦之异者也。故呕症别干呕、呕逆为二症，有症同而异状者也。然干呕类似哕逆，干呕舒服而哕逆难过。呕逆又类似吐症，则呕逆苦而吐后反快也。此干呕、哕逆，与吐、呕四症之分别异状者也。按：干呕一症，肝胆两经独多，胆呕起于外邪，肝呕由乎郁怒，郁怒治当疏肝，邪呕则仍用姜夏治之，佐以柴芩，火去则呕除矣。然水饮内积于胃，亦作干呕，亦以姜夏为君。至火热内郁，治用泻心，泻心仍主姜夏。若阳虚干呕，则非四逆、吴萸莫治矣。大概干呕与呕逆，症治无大分别也。

呕吐　喜呕　但欲呕　呕不止　微呕　得食而呕　得汤则呕等

呕，为吐之先驱。呕吐，呕而又吐也。喜呕、但欲呕，是常常作呕，与呕不止同。微呕，呕之轻者也。得食而呕，与食谷欲呕又同。得汤则呕，与饮水作呕又同。以上诸呕症，呕虽不同样，而呕之症治，则又同一病理也。表里、寒热、虚实，皆能作如是呕症，治见上文今不续述矣。

第三节　哕之症治

哕逆，危病也。因六淫七情，日久而作哕者，胃气已绝，十九必死，尤以利症为甚。其水火伤、痈疽毒内攻者，亦当速死。除此之外，平人无他病而作哕逆者，虽经月，治之亦易也。按：哕症不过二种，一伤胃阳，一伤胃阴，伤阳犹可施治，伤阴则甚难医也。间亦有胃实而作哕者，是胃实气不下降，利其二便即愈。

书云：哕而腹满，视其前后，知何部不利，利之则愈是也。其他哕症伤阳者，以温热香散及温中药治之为宜。伤阴者以竹茹、参、斛、长须谷芽治之为宜。若痰涎多宜温降者，小半夏汤治之。寒气盛者，生姜半夏汤治之。按：生姜半夏与小半夏药同而力异，小半夏轻剂也，生姜八两，半夏半升而已；生姜半夏汤，半夏半升，而生姜汁则一升，是力雄于小半夏矣。胃寒作哕，治以橘皮汤，姜多橘少，轻剂也。若胃阴已伤，胃寒又盛，治以橘皮竹茹汤，参、茹、草，能养胃阴，橘皮、姜、枣，能温中散寒，但橘皮独重，用至两舠，哕逆非此不可，橘轻无此效力也。余曾用此累投累验也。但已服多量姜汁及温药者，胃若化燥，二便见难，舌有红点，唇红面赤，则橘皮竹茹之内，须加生大黄多少，或竟至用调胃，始能治也。按：哕虽危症，治甚简要，寒用温，实用攻，于斯如已矣。

第四节　噫气

噫气，是寒热错杂，胃不化食之症也。胃府虚寒，往往停积不化，干呕而带食臭是也。平人单纯治法，用伏龙肝煎服甚验，治本则香砂六君、理中皆妙，伤寒以生姜泻心、旋覆代赭石汤，一治寒包火，胃不消化之症，一治肝胃不和之症也。又云：善噫为上焦竭，是上焦之胃气不降而隔竭也。

第五节　肠鸣

雷鸣与肠鸣名异症同，故五条之中，三条用泻心汤，是寒火不分之症也，一为肝劳，肝气内郁，一为痰饮在肠，皆宜温中治之。若久病肠鸣，是中气已损，须久服温中，始可愈。亦有不治者，中气绝也。

第六节 矢 气

矢气有二种，响而急者，胃有燥热及燥屎也，无声而缓且臭者，胃寒也，此乃有病之人之论也。若无病人又当别论。但胃气壮者，不作矢气，已有矢气，虽无病而腹必不舒也。脾胃消化力薄者，往往作矢气。肝郁甚者，亦矢气频频，或作干呕则舒。大概腹胀之病，多作矢气必矣。阳明病为燥热伤气，腹大满，故以矢气、不矢气为可攻、不可攻之证据也。按：下利症转矢气者，为利症将愈之候也。胃寒矢气，治宜温中即愈。

第七节 呕哕噫肠鸣矢气之引经

呕逆　三法　表邪侵胃　宜解表

呕逆　三十二法　表邪侵胃　葛根加半夏汤

呕逆　九十八法　火邪侵胃　小柴胡汤

呕逆　一百〇六法　火邪侵胃　小柴胡汤

呕逆　一百五十二法　火邪侵胃　小柴胡汤

呕逆　一百五十四法　热邪侵胃　当用陷胸

呕逆　一百七十四法　火邪侵胃　黄连加半夏生姜汤

呕逆　二百三十一法　火邪侵胃　小柴胡汤

呕逆　三百七十七法　火邪侵胃　小柴胡汤

呕逆　二百〇六法　表邪侵胃　不可攻下

呕逆　七十七法　胃阳虚寒　栀子生姜汤

呕逆　一百九十九法　中焦阳虚　不可攻

呕逆　三百十四法　阳虚胃寒　真武汤

呕逆　三百廿三法　阴格阳亡　四逆汤

呕逆　三百七十五法　阴格阳亡　四逆汤

呕逆　三百八十法　胃阳虚寒　当温中

呕逆　三百八十二法　胃阳虚寒　当温中

呕逆　三百十七法　燥热伤阴　猪苓汤

呕逆　三百七十四法　痈脓侵胃　当托里

干呕　十二法　表邪内侵　桂枝汤

干呕　卅九法　水邪侵胃　小青龙汤

干呕　一百五十四法　热结在里　十枣汤

干呕　一百六十法　火邪内结　甘草泻心汤

干呕　二百六十五法　火邪内侵　当泻火

干呕　三百十三法　阴格阳亡　白通加猪胆汁汤

干呕　三百十五法　阴格阳亡　通脉四逆汤

干呕　三百廿二法　阴格阳亡　四逆汤

干呕　三百七十六法　胃阳虚冷　吴茱萸汤

喜呕　九十七法　火邪侵胃　小柴胡汤

呕不止　一百〇五法　火邪内结　大柴胡汤

微呕　一百四十九法　火邪侵胃　柴胡桂枝汤

呕吐　一百六十七法　火邪内结　大柴胡汤

呕吐　一百七十五法　火邪内结　黄连汤

但欲呕　一百廿六法　胃阳实　调胃承气汤

反呕　一百十二法　胃气上逆　当降逆

呕不能食　一百八十七法　燥邪化热　当调胃

得汤则呕　十八法　胃所壅塞　不可用甘

饮水作呕　九十九法　胃阳虚寒　当温中

食谷欲呕　二百四十三法　胃阳虚冷　吴茱萸汤

得食而呕　三百卅六法　蛔虫病　乌梅丸

杂病

呕逆　十篇三章一节　太阴寒疝　大建中汤

呕逆　十二篇九章四节　寒水侵胃　苓桂味草加半夏汤

呕逆　十二篇九章四节　寒水侵胃　小半夏加茯苓汤

呕逆　十七篇二章一节　胃阳虚　吴茱萸汤

呕逆　二十一篇三章二节　胃阴虚　竹皮大丸

呕逆　十五篇二章九节　黄疸营实　大柴胡汤

呕不能食　二十一篇二章一节　火邪侵胃　小柴胡汤

呕　十七篇二章三节　火邪侵胃　半夏泻心

呕　十七篇二章八节　火邪侵胃　小柴胡汤

干呕　十七篇二章四节　火邪侵胃　黄芩加半夏生姜汤

干呕　二十一篇二章六节　表邪侵胃　桂枝汤

干呕　十七篇二章二节　胃阳虚寒　吴茱萸汤

干呕　十七篇三章五节　胃阳虚寒　半夏干姜散

食则呕吐　十一篇三章一节　心中风热　宜清火

卒呕吐　十二篇八章二节　饮邪侵胃　小半夏加茯苓汤

呕吐　十七篇三章一节　胃阳虚寒　大半夏汤

呕吐　二十篇三章一节　妊娠胃寒　干姜人参半夏丸

呕吐　十七篇二章六节　燥邪侵胃　猪苓汤

呕吐　食不下十七篇二章五节　湿邪侵胃　小半夏汤

呕家　十二篇七章五节　饮邪侵胃　小半夏汤

欲呕　四篇一章三节　温疟　白虎加桂枝汤

时呕　四篇一章三节　温疟　白虎加桂枝汤

哕逆

哕逆　九十九法　胃阳虚　当和胃

哕逆　一百九十六法　胃阳虚　当温中

饮水则哕　二百十一法　胃阳虚　不可攻

饮水则哕　二百二十七法　胃阳虚　当温胃

哕逆　三百七十八法　胃阳虚　当温中

哕逆　三百七十九法　阳阳实　当利二便

哕逆　一百十三法　胃阴虚　当养胃阴

时时哕　二百卅二法　胃阴虚　营养胃阴

哕逆　二百卅二法　胃阴亡　不治

杂病

哕逆　二篇二章三节　下伤胃阴　宜和胃

哕逆　十五篇二章八节　胃虚寒　小半夏汤

呕哕　十七篇四章一节　胃虚寒　生姜半夏汤

呕哕　十七篇四章二节　胃阳虚寒盛　橘皮汤

哕逆　十七篇四章三节　胃阴虚寒盛　橘皮竹茹汤

噫气

干噫食臭　一百五十九法　胃寒不消化　生姜泻心汤

噫气不除　一百六十三法　胃不消化　旋覆代赭石汤

杂病

善噫　十一篇六章一节　上焦竭　宜和胃

肠鸣

雷鸣　一百六十法　寒火内结　甘草泻心汤

雷鸣　一百五十九法　寒火内结　生姜泻心汤

杂病

肠鸣　六篇二章八节　肝劳　宜和中

肠鸣　十二篇一章二节　痰饮　宜温中

肠鸣　十七篇二章三节　寒火内结　半夏泻心汤

矢气

矢气　二百十一法　胃有燥屎　大承气汤

矢气　二百十七法　胃有燥屎　小承气汤

矢气　三百八十二法　阳明胃燥　便必硬

杂病

矢气　十四篇七章一节　胃实　可攻

第二十一章　吐逆总论

呕、哕、噫、吐，皆胃症也，尤以吐症为最重。按：吐与下利有连带关系，症之剧者多并发也。吐为里症，六经皆有，症发于胃，胃又为各府之纲领，统属三焦，大小肠、膀胱、胆各部之病，皆能涉及胃府，故吐症之治法，非一类所能包括也。又按：吐逆虽为病，然亦有因吐而病得愈者，胸脘之痞满症，胸中之痰病，及服毒等吐之则愈也。即表邪，亦有得吐而汗出邪达者。大概三阳之吐，皆可得益，三阴之吐，皆有损也。

第一节　吐之诊断

吐之诊断，极易辨别，除六淫新吐，不以吐为主症，莫辨虚实外，其三日以上之久吐，则以吐为主症也。按：吐之辨别，以急吐、缓吐分寒热、虚实。饮食入口即吐，所谓食已即吐者，皆胃阳实，胃有热，故饮食随入随吐，治宜调胃承气，或大黄甘草，可药到吐止也。若饮食入胃，不即吐出，或朝食暮吐，暮食朝吐之类，皆胃阳虚寒，治宜温中之药也。又饮食入胃，吐出之物毫不消化，且无酸臭之气味者，皆胃有热也。若胃寒之症，则吐出之物多混浊酸臭也。以宿食为胃热，有七八日始吐出者，仍毫无酸臭，不生腐化也；寒症虽不消化，经胃之温度蕴蓄多时，总有多少腐化之形，此一定之理也。

第二节 吐之症治

吐逆

六淫之吐逆，多吐利并作，以外邪侵胃，胃不安而吐泻并作，当治其因，而不治其果。如表实中风之葛根症，不用吐利药而用葛根汤发其汗，使邪外达，麻黄、芩、连、承气皆然。三阴虽用姜、附，似为吐药，但因寒而吐，驱寒即吐止，亦治其因也。杂病之吐，多直接治吐，因有他症而吐者，亦当治其因。若但吐之症，则徒治其吐可也。寒则用温，姜、夏为主；热则用凉，黄、芒为君也。按：吐症如胃气上逆，吐久则大便反坚，有经月不大便者，非胃肠有热，是胃寒而吐，气逆不降，虚闭也。不但吐症如是，即中风肝气上逆，湿蕴中焦等等，皆为胃气不降之大便不通，莫作热治。按吐之治法，概分二种，寒热是也。因寒之吐，轻则生姜、半夏，进则吴茱萸汤，重则理中，剧则四逆；因热，轻则连、芩，重则承气，此治吐之大法也。至伤阴之吐，则又非竹茹、人参、麦冬、生地莫属矣。

欲吐不吐

欲吐不吐，虽未吐而实与吐逆同也，但症治与吐逆无甚分别，可与吐逆合观。

朝食暮吐　暮食朝吐

朝食暮吐、暮食朝吐，皆胃阳虚寒，不消化水谷，停积于胃，久则酸味发作而吐出，此症多属胃反虚寒，治宜温降，吴萸、理中，久服可治。若药味入胃而吐者，可于温剂中加些少大黄，以使胃气下达为利，二三剂后，即可不吐矣。

饮入即吐　食已即吐

饮入则吐、食已即吐，多属火症，胃有热也，故饮食入胃，顷刻不容，随进而随出，仲师用干姜芩连与大黄甘草治之，可能药到吐止矣。

第三节　吐逆之引经

颇欲吐　四法　表邪侵胃　宜表散

吐逆　廿法　营卫俱实　宜表散

吐逆　三百五十七法　火邪侵胃　干姜连芩人参汤

饮入即吐　三百五十七法　火邪侵胃　干姜连芩人参汤

吐逆　七十三法　胃阳实　五苓散

心下温温欲吐　一百廿六法　胃阳实　当调胃

吐逆　二百七十一法　湿邪侵胃　桂枝加芍药汤

欲吐不吐　二百八十法　阳邪内侵　少阴为病

吐逆　二百八十一法　阴邪内侵　少阴为病

吐逆　二白九十法　若火为病　当温之

吐逆　廿九法　胃阳虚　甘草干姜汤

吐逆　七十六法　胃阳虚　宜温中

朝食暮吐　一百廿三法　胃阳虚　宜温中

吐逆　一百廿五法　胃虚寒　宜温中

吐逆　二百九十四法　亡阳　死症

自欲吐　二百九十八法　亡阳　死症

吐逆　三百〇七法　胃阳虚寒　吴茱萸汤

欲吐不吐　三百廿二法　阴格阳亡　四逆汤

吐逆　三百八十法　胃阳虚寒　当温之

吐逆　三百八十一法　胃阳虚寒　当温中

吐逆　三百八十七法　胃阳虚寒　四逆汤

吐逆　三百八十八法　胃阳虚寒　四逆汤

气逆欲吐　三百九十六法　阴虚阳盛　竹叶石膏汤

杂病

吐利如有神灵　三篇一章一节　心火内炽　百合地黄汤

吐后　三篇一章四节　心火内炽　百合鸡子黄汤

温温欲吐　五篇二章三节　历节营实　桂枝芍药知母汤

呕吐　十篇二章二节　肾水上逆　附子粳米汤

食则吐　十一篇二章二节　肝中寒　宜温肝

时欲吐　十五篇一章六节　酒疸　宜吐下

欲吐　十五篇一章九节　酒疸　宜吐下

欲吐　十五篇一章十节　酒疸　宜吐下

朝食暮吐　暮食朝吐　十七篇一章四节　胃阳虚寒　宜温中

欲吐　十七篇一章五节　胃气上逆　不可下

食已即吐　十七篇三章二节　胃阳实热　大黄甘草汤

吐逆　十七篇三章三节　胃燥　茯苓泽泻汤

吐逆　十七篇二章五节　胃燥　小半夏汤文蛤汤

第二十二章　下利总论

下利，症属脾胃，究实包括大小肠而论也。按：胃热则便坚，胃寒则下利，此大便坚利之大概也。但古人论脾胃，连大小肠亦在内，故小肠不能化物而作下利，亦称为脾胃失职，是脾胃统大小肠而论之证据也。医经只有治脾胃之方，而无治大小肠之专药，概可知矣。此生理上胃与大小肠，直接连成一长管，部虽分三，工作皆为消化水谷，古人之所以合论者，良有故也。胃肠之外，又以三焦立论，主胃肠消化之生机，故下利有种种不同之治法，概而论之，又不过阴阳、表里、寒热、虚实而已也。

第一节　下利之诊断

下利，是水多粪少之谓也。水少粪多如糊，则谓之便溏也。但水无粪，谓之清水泄。水泄谷不化为清谷，便溏食不消化为宿食，但清谷、宿食，极易混淆，宜细心辨之。大便溏，脓血相间，或纯血无脓，或纯脓无血为痢疾。血为红痢，脓为白痢也。痢疾有作下重者，多实热；不下重者，多虚寒。又红者多实，白者多虚。下利久，大便如胶、如脂、如酱者，为便肠垢，症多危。鹜溏、鸭溏，便干粪而带清水，粪水不混合，而分离同下也。气利，是矢气而带水泄，或水泄而又矢气，气利混合而下也。失便，大便时而病者不知，或自己不能禁制大便，又名大便不禁，久病多危，新病多虚也。

下利之诊断，先当辨其粪色。若色黄者，平常之粪也。深黄则属热，黄而带红尤热也；白色者，虚寒症也，白而带淡黄或微青，皆寒症也。若见纯青色，为胆汁过多，属热。小儿便青，多受惊

恐或有热。如粪色见血，多属热症，若血淡红，又为虚热，红白
相间，为寒热错杂也。粪色带黑，或是所服之药也，如大黄、熟
地皆便黑，否则血蕴肠内为熟血，其色必黑也，或阴虚肾虚之症，
便色亦黑也。此大便之辨色法也。其次，当辨便臭。大便气臭甚者，
多寒热相间之症也，为寒火交并之泻心症，多有恶臭。热极则不
臭，寒极亦不臭，如燥屎与霍乱症，皆不作恶臭是也。若痢疾血
色紫黑如胶，带腥气或有异臭。进房即觉刺鼻者，是肠腐将死之
候，九死一生之症也。此大便之辨臭法也。又其次，辨粪质。大
便时觉肛门热者，热症也。热甚如汤者，热结滂流之症也。大便
时不觉热或冷者，霍乱之寒症也。又便质如米甘汁者，虚寒症也。
如清水无丝毫混浊者，热结之症也。如混浊之水者，寒症也。食
谷不化者，为清谷虚寒症也。然热症亦有宿食不化者，但清谷与
宿食不同，清谷虽不消化，总有多少消化之象，如米饭至大便时
变为糟粕矣，若宿食则食物完全原样而出也。若便质如胶如脂者，
是肠垢危症也。如痰者，小儿更多，是乳质不消化症也。

第二节　下利之症治

下利

下利，六经皆有，五脏俱利，又别阴阳、表里、寒热、虚实，
种类不同，治法各异，结果总离不得脾胃为主也。六淫外感之下利，
利不可即止，止之则加剧，须邪退利止为正法，如葛根汤、小柴胡、
黄芩、泻心、白头翁、陷胸、承气等之利，此不以止利之药治之，
而以去邪之剂为主。若曾经服过汗下而作利者，则当治本矣，伤
阳者用温，伤阴者用清，如阳虚之四逆、理中，阴虚之猪苓、栀
子是也，又如葛根、青龙之表，泻心、陷胸之里，四逆、白通之

寒，栀子、黄芩之热，人参、理中之虚，承气、柴胡之实等是也。至久利伤正之治，以脾胃为主，健脾补胃之药，久服必愈也。

下利清谷

下利清谷，是水泄挟不化之食物而下也，症属脾胃虚寒，不能消化谷食，利色灰白不红，食则腹胀痛，舌苔脉象均现虚寒之象。若便溏而粪色不变，或深黄淡黄挟食物而俱下者，多为宿食。宿食则当去食为先，而不可作清谷治也。清谷治当温中，宿食则当攻积。但亦有二症同作者，是脾胃虚寒之体，极易停食，又不可徒攻其食，更不可据补其虚，须攻补兼施，去食与温中并用也。

便溏

便溏，介于下利与干粪之间，下利而转便溏，是利将愈之候，而转为干粪也。干粪后之便溏，又势将作利之兆也。按：便溏多日不愈者，属脾胃虚寒之症，治宜温中。然亦有便溏属胃阳实者，治用调胃，如阳明燥病，便应干燥，若大便仍溏，为阳未实，不可用攻，此溏粪不可作虚看者也。

便脓血

便脓血之症，多因外邪内侵，热盛下利而转成痢疾者居多，亦以有热便脓血之症为剧，为难治。但伤寒下利与便脓血，仲师列为一体，不另作论，然便脓血与下利之治，则又同一法也。按：有热下利之症，则以解表清热为先，使邪不内侵为最要，若将成痢疾之候，又以葛根芩连为宜，不可遽用痢疾之药，必外邪肌热已退之候，始可专用痢疾之药也。然痢疾虽有各种专方，对无外热者宜，若已成便脓血之症，亦当视其挟邪、挟湿、挟食、挟寒、挟热等症，以定方药。故俗云痢疾无正方，非无正方，种类不同，故虽有痢疾三方之设，但此方亦不能完全治愈。按：痢疾已成，初则以消导轻泻为宜，继则兼顾脾胃，若多服消导者，则当温固为要，四逆、理中、桃花等汤皆极效。又白多红少，宜温性之药；红多，则宜清剂为要。西法有专治痢疾之药，亦颇神验。总之，痢症多日，已消导后，切记宜用温补固本之药，若久泻虚脱则危矣。

泄利下重

泄利下重，不说便脓血，实便脓血症居多。下利而有下重，虽未见血，终成痢疾也。若下痢下重，为痢症先期，当作痢治。若便脓血，不作下重，症亦轻也。故愈下重，痢益剧，下重见轻，痢症必减也。若便脓血下重已减或无，则以虚症为多，治宜温补矣。但痢疾用温补，为时医所不敢，因而丧生者，不少也。按：下重，当作便脓血治之。然亦有正虚大便时而作下重者，治以补气升提为要也。

大便反快　自利反快

大便反快与自利反快，是中焦痰湿或饮水内积，使胸腹不舒，便后中气下达，病有所去，故反快也。但下利反快之症，以顺水推舟之法，实症宜攻，可泻胸腹积水，故用甘遂半夏也。若湿邪内蕴，大便亦反快，但湿邪以燥湿利水为宜，攻其大便则湿不能去。按：湿病与积水不同，积水攻之则下，水从大便出；湿则利之可去，从小便而出也。反之大便与下利后不快者，则不可攻之明矣。又按：不但大便反快如是，即汗吐小便后反快者，皆当须其势而导之也。

利不止　利不禁　失便

利不止，下利之重症也。利至不止，内脏已伤，症危可知。利不禁，病人无禁止下利之能力，症亦危剧矣。失便，病者不觉大便而大便自出，故为失也，亦属危症。病者至于利不止、不禁、失便之候，病危必矣。新症尤可，若久病必死无疑。

鹜溏　鸭溏

鹜溏，是粪至大肠之后，因寒而大肠无力排去水分，故干粪与水俱下，犹鹜鸭之粪，水与粪俱下也。大肠已寒，温涩即愈，下焦排泄力强，即无是病也。

便肠垢

肠垢，是久利之后，大便下或红或白，如脂、如胶之物，为肠垢也。下利至于便肠垢，肠胃已将无生机，必至形消骨立之候，症甚危剧，难治也。

气利

气利是矢气而带下利，下利又挟矢气，气利不分之症也。仲师一利其小便，排泄下焦之气，一用诃黎勒固塞其肠胃也。愚谓温中、补气、升提皆可用之，即行气运化，亦无不可也。

第三节　下利之引经

下利　三十一法　表热侵胃　葛根汤

下利　三十三法　火邪侵胃　葛根芩连汤

下利　三十九法　饮邪侵胃　小青龙汤

下利　一百六十七法　火邪侵胃　大柴胡汤

下利　一百七十四法　火邪侵胃　黄芩汤

下利　三百七十一法　相火作利　白头翁汤

下利　三百五十七法　相火作利　干姜连芩人参汤

下利　一百五十九法　寒火内结　生姜泻心汤

下利　一百六十法　寒火内结　甘草泻心汤

下利　一百五十三法　热结在里　大陷胸汤

下利　一百五十四法　热结在里　当用陷胸

下利　二百五十六法　火邪侵胃　大承气汤

下利清水色纯青　三百十九法　阳亢伤阴　大承气汤

下利　三百七十二法　胃有燥屎　小承气汤

下利不止　一百六十一法　湿邪内侵　赤石脂禹余粮汤

下利益甚　二百七十一法　太阴伤寒　桂枝加芍药汤

下利　二百七十五法　太阴伤寒　宜四逆辈

下利　二百七十七法　太阴伤寒　桂枝加芍加黄汤

下利　二百七十八法　太阴伤寒　桂枝加大黄汤

泄利不止　三百五十五法　厥阴伤寒　麻黄升麻汤

下利不止　一百六十五法　胃阳虚　桂枝人参汤

下利　二百八十法　阳虚阴盛　当温之

下利　二百八十一法　阳虚阴盛　当温之

下利　二百八十二法　阳虚阴盛　当温之

下利　二百八十五法　阳虚阴盛　当温之

下利　二百八十六法　阳虚阴盛　当温之

下利　二百九十法　阳虚阴盛　当温之

下利　二百九十三法　阳虚阴盛　当四逆

下利　二百九十四法　阳虚阴盛　不治

下利　二百九十八法　阳亡阴格　死症

下利　三百○七法　阳虚阴盛　吴茱萸汤

下利　三百十二法　阳虚阴盛　白通汤

下利　三百十三法　阳虚阴盛　白通加猪胆汁汤

下利　三百十四法　阳虚阴盛　真武汤

下利　三百廿三法　阳亡阴格　四逆汤

下利　三百四十三法　阴格阳亡　死症

下利　三百四十四法　阴格阳亡　死症

下利　三百四十五法　阴格阳亡　死症

下利　三百四十七法　阴格阳亡　难治

下利　二百十三法　阴格阳亡　死症

下利　三百五十一法　阴盛阳虚　四逆汤

下利　三百五十二法　阴盛阳虚　四逆汤

下利　三百七十法　胃阳虚寒　四逆汤

下利　三百八十法　胃阳虚　当四逆

下利　三百八十一法　胃阳虚　当四逆

下利　三百八十二法　胃阳虚　当四逆

下利　三百八十四法　阴阳并虚　四逆加参

下利　三百八十七法　胃阳虚　四逆汤

下利　三百八十八法　胃阳虚　四逆汤

下利　三百〇八法　胃阴虚　猪肤汤

下利　三百十七法　胃阴虚　猪苓汤

下利　三百七十三法　胃阴虚　栀子豉汤

下利清谷　九十二法　胃阳虚　四逆汤

下利清谷　二百二十六法　胃阳虚　四逆汤

下利清谷　三百十五法　胃阳虚　通脉四逆汤

下利清谷　三百六十八法　胃阳虚　通脉四逆汤

下利清谷　三百八十八法　胃阳虚　四逆汤

便溏　八十二法　脾阳虚　当温之

便溏　一百九十三法　胃阳虚　当温中

便溏　二百三十法　胃阳未实　小柴胡汤

便溏　二百五十一法　胃阳未实　不可攻

便溏　一百廿六法　胃阳实　调胃承气汤

便脓　二百五十七法　燥热伤血　抵当汤

便脓血　三百〇四法　阳虚　桃花汤

便脓血　三百〇五法　阳虚　桃花汤

便脓血　三百〇六法　阳实　可刺

便脓血　三百卅二法　肝热　当清热

泄利下重　三百十六法　肝热　四逆散

泄利下重　三百六十九法　肝热　白头翁汤

杂病

大便反快　二篇二章一节　湿邪内蕴　当燥湿

利不止　十篇一章四节　心寒疝　死症

失便　十一篇六章一节　下焦竭　其气不和

鹜溏　十一篇六章二节　大肠有寒　宜温涩

鹜溏　十四篇五章一节　脾气衰　宜温涩

鸭溏　十四篇四章三节　肺水　宜利水

便肠垢　十一篇六章二节　大肠有热　宜清热

自利反快　十二篇四章四节　中焦痰饮　甘遂半夏汤

便黑时溏　十五篇二章二节　女劳疸　硝石矾石散

自利　十五篇二章八节　黄疸里虚　小半夏汤

下利　十七篇二章四节　相火作利　黄芩加半夏生姜

利不禁　十七篇五章一节　五脏气绝　死症

下利气者　十七篇五章八节　肺气作利　当利小便

下利肺痛　十七篇六章十一节　肺热　紫参汤

气利　十七篇六章十二节　肺寒　诃黎勒散

下利　二十一篇三章三节　下焦阴虚　白头翁加草胶汤

下利　十篇一章七节　中焦虚寒　当温中

下利　十篇四章三节　胃热宿食　大承气汤

下利　十七篇六章二节　君火亢　大承气汤

下利　十七篇六章三节　肝热盛　大承气汤

下利　十七篇六章四节　脾热盛　大承气汤

下利已瘥复发　十七篇六章五节　胆热盛　大承气汤

第二十三章　饮食总论

　　饮食为人生命之源，一日不可缺者也，少进犹且形消骨立，何况停止饮食乎？惟有病之人，往往经年累月，饮食少进，或不进，仍能迁延岁月而不死者。按：食为谷肉，饮为汤水，为人生每餐不可缺之物。但饮与口渴不同，口渴为多饮，生理反常也，此饮食之饮，乃生理之常耳。若太过与不及，皆为病，而病源所在，属肝胆脾胃，他经所无也。按：胃为仓廪之官，饮食进出之总部，胃之能力阻碍，不论何因，饮食概然停止必矣，所以饮食之病，以胃为独多。其次则为脾，脾不为之消化，胃虽能进，徒然停积于胃，一餐之后，其病即作。又其次则为胆，胆汁亦消化之府，半属阳明，胆经失职，连及胃府，故食亦不消，故默默不欲食矣。又其次则为肝，肝为胆之母，肝之疏泄与否，为饥饱之权衡，故肝疾常饥，与除中也。除此四经外，虽病而仍进饮食者也。

第一节　饮食之诊断

　　进食则饱，止食则饥，生理之常经也。然饥不能食者，脾强胃弱也；能食而不饥作饱者，胃强脾弱也。按：胃主进食，脾主消化，饥不欲食，脾有消化力而胃无进食力也；所食而不饥，终日饱闷，则胃有进食之力，脾无消化之功也，故治脾胃者，不可不知也。按消化力有两种，脾之脺汁外，又有肝之胆汗也，脺汁消化五谷，胆汁消化肉类，胆汁又为肝之所分泌，脺汁又为脾之所统属，故肝脾发病，皆能作饥也。按：饮食之能进不能进，全在胃气之强弱，饮食之能消化不能消化，又在肝脾之强弱也。按：欲冷饮食者，胃热也；欲热饮食者，胃寒也。除冷热外，其他辨证难矣。然大概能饮食者胃多热，不能饮食者胃多寒。又有热极而不能饮食者，寒极反能饮食者，除中之类也。

第二节　饮食之症治

不欲食　不能食　饥不能食

不欲食，是不思饮食也。不能食，是食而胃不安，欲食而无能进食也。饥不欲食，腹虽饥，胃不能食也。症状虽不同，而不能食则又同也。不欲食，多属胃热，或少阳火邪内侵，或胃热内结，小柴调胃治之。不能食，则多属胃虚寒之症，温中健胃治之，理中、吴茱萸、香砂六君、四逆皆可。又有阴虚胃不能食者，养阴和胃治之。饮食始进，胃不消化之症，消食去积治之即愈。按：消食之剂，犹承气之轻方，以朴、枳、谷、麦为常用药。脾湿邪阻，渗湿治之。肝郁内结，平肝为要。

能食　反能食　消谷　喜饥

病中之能食，总是佳象，病后之能食，尤其紧要也。饮食为后天培补之根本，不可一日终断，则病虽重，脏腑未伤可知。但病重或正虚，忽然能食，出乎寻常病状之外者，则又非吉兆，而为除中之绝症也，所谓回光返照，将亡之候也。按：病中能食，多为胃热之症，邪未侵府之时也。若邪已侵入，则又不能食矣。故阳明能食，名中风，热邪也；不能食，名中寒，虚症也。至反能食，是该症不应多食而反能食，故曰反也，症属中气暴脱，名除中，多服寒凉，往往致此绝症。善饥，为肝热侵胃，胆汁多，致肠内现饥饿之状，少阳、厥阴皆常有斯证也，治以抵当、小柴之泻肝清热为宜。消谷，为中消，消谷则饥，比平人多食数倍，肌肉反消瘦，精华从小便而解，今之称糖尿病是也，古无特效方，新药颇灵验。

宿食

宿食，不同清谷，上已详论。按：腹有宿食，总以去食为第一法门，宿食不除，病根未去，健脾补胃，反致加病，故仲师用攻去宿食之承气，为治食之大法也。若宿食已去，则始可调理脾胃也。对于脾胃素虚之人，虽不能攻，亦当消食之品，先去其积宿，或攻补兼施，食除之后，始能完全健胃补脾也。

第三节　饮食之引经

默默不欲食　九十七法　火邪内结　小柴胡汤

默默不欲食　九十八法　火邪内结　小柴胡汤

默默不欲食　三百卅八法　火邪伤血　可用小柴

不能食　九十九法　火邪内结　小柴胡

不能食　二百六十五法　火邪内结　小柴胡汤

口不欲食　一百五十一法　胃阳实　当调胃

不能食　二百十八法　胃阳实　大承气汤

饥不能食　二百二十九法　阳实阴虚　栀子豉汤

饥不能食　一百廿三法　胃阳虚　当和中

不能食　一百九十二法　胃阳虚　为中寒

不能食　一百九十三法　胃阳虚　当温中

不能食　一百九十六法　胃阳虚　不可攻

食难用饱　一百九十七法　胃阳虚　不可攻

不能食　二百十一法　胃阳虚　不可攻

不能食　二百二十七法　胃阳虚　当温胃

饥不能食　三百廿四法　厥阴病　不可下

不能食　三百卅法　阴盛阳虚　当温中

不能食　三百卅一法　阴盛阳虚　中寒宜温

不能食　三百八十三法　胃阳虚　病难治

饥不能食　三百五十三法　邪结在胸　瓜蒂散

食不下　二百七十一法　湿邪伤脾　不可下

消谷引食　一百二十五法　胃阳实　当清胃

能食　一百九十二法　胃阳实　为中热

欲食　一百九十四法　胃阳实　病当愈

能食　二百法　阳实阴虚　不可攻

能食　二百十八法　胃阳实　小承气汤

能食　二百二十八法　上焦阳实　宜清热

能食　二百五十一法　胃阳实　小承气汤

反能食　二百六十八法　胃阳实　邪未入阴

反能食　三百卅法　除中病　死症

反能食　三百卅一法　除中病　死症

能食　三百八十三法　胃阳实病　易治

消谷喜饥　二百五十七法　肝热侵胃　抵当汤

宿食　三百九十二法　食复　枳实栀子大黄汤

杂病

欲食不能食　三篇一章一节　百合病　宜安神

食不消化　六篇二章九节　阳气虚劳　宜扶阳

不能饮食　十篇三章一节　太阴寒疝　大建中汤

不欲食　十篇三章四节　阳明寒疝　大乌头煎

不能食　十五篇一章六节　酒疸　栀子大黄汤

不食　十五篇二章一节　谷疸　茵陈蒿汤

不能食　二十篇一章一节　妊娠　桂枝汤

不能食　二十篇二章一节　火邪内结　小柴胡汤

不食　二十一篇二章五节　产后胃燥　大承气汤

能食　三篇二章二节　火邪伤血　赤豆当归散

消谷　十三篇一章二节　肝热侵胃　宜平肝

消谷　十三篇二章二节　胃热　宜清胃

消谷　十四篇三章二节　胃热　宜清胃

消谷　十五篇一章二节　胃热　宜清胃

心中饥　十一篇三章一节　心中风　宜清火

嗜甘　十一篇二章二节　肝中风　宜疏肝

宿食　十篇四章一节　胃热　大承气汤

宿食　十篇四章二节　胃热　大承气汤

宿食不欲食　十篇四章三节　胃热　大承气汤

宿食　十篇四章四节　胃热　瓜蒂散

宿食　十篇四章五节　胃热　当下之

第二十四章　舌苔总论

经云：南方色赤，开窍于心。又云：舌乃心之苗。曰窍曰苗，外表之谓也。外已有窍，内必有妙可知，外已有苗，内必有根可知，是则舌为心之窍，心乃舌之根矣。按：心为五脏之君，动静脉皆汇于是，故五脏之病皆可以舌诊之。按：心可称为舌之总根，肺脾肝肾可称为舌之分根，脉络相连，痛痒与共，根本有病，枝苗现然，所谓有诸内，必形诸外是也。不但舌可诊五脏，即六腑之病，亦以舌苔诊之。以舌之构造，舌面有小叶如花瓣，能吸收六腑清浊之气而成苔，视苔之形色，即知腑气之寒热、虚实也。是则以舌候脏，以苔候腑，故诊舌苔能知脏腑之病态者也。又按：舌之为物，犹潜水艇之透视反光镜也，不过潜艇是观内而知外，舌则视外而知内，理实同也。然舌何以比之为反光镜？可以事实证之。如表邪极重，其舌苔仍是照常，以邪未入里也。若至半表里，则现黄苔，邪已化火之证也。至里成燥，舌苔必焦黄干燥如燥屎，以胃肠有燥热，屎已成燥，故舌苔之形色，恰与燥屎同其形色。若里有寒湿，舌苔必厚腻而滑白，湿热则舌苔必厚腻而滑黄，又与腹内寒湿、湿热同其形色矣。至心火内炎伤阴，舌现红绛干燥，形色又恰如心脏之形色同。肾阳外浮，肾阴不足，则舌现紫而干，其形色又与肾脏同其形色也。若肝之青，脾之黄，肺之白，其形色无有不同其脏者。由是观之，舌苔可诊脏腑之百病，实有确实之理由在也。

第一节　舌苔之种类

舌是舌，苔是苔，舌苔二字，当分别而论之也。按：舌为本体，苔犹衣服，舌体则不增不减，舌苔则或有或无，故辨舌者当先分舌与苔为二也。苔以候气、候腑、候邪，舌以候血、候脏、候正，此为舌苔诊病之大纲者也。

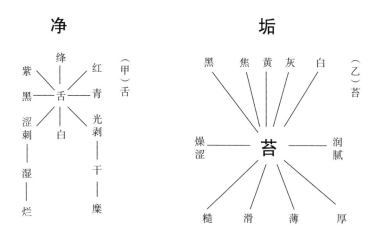

第二节　舌苔之诊断

舌白，为脱血症与阳虚症也。红绛，则为火热上炎矣。紫色，火热尤盛也。青，为瘀血内结。黑，属肾脏虚寒。黄，为黄疸。光剥，则伤阴。涩刺，则阳盛。舌干，属热。舌湿，属寒。舌糜，为胃阴伤，或湿浊内阻。舌烂，为胃火盛或心肾有热也。舌净无苔者，脏腑薄弱，身体不康强而多病也。

白苔，属寒，灰白尤甚。白苔若霜雪，反属阴虚。黄苔，属热，焦黄更热也。黑苔，则寒热皆有。焦黄变干黑，热极伤阴。灰白带润黑，寒极伤阳也。薄白腻苔，为中寒之体。厚白腻苔，为寒湿之身。薄黄而腻，为湿热。厚黄而燥，为火燥也。苔滑，为寒。苔糙，为热。

第三节　舌苔之症治

舌白

舌本色红，白则曾经脱血可知。舌无血则色白如猪肺，且无华，唇与面色皆㿠白，治宜补血，血足则渐红矣。若阳虚之症，舌亦淡白，面唇亦是，治宜扶阳温中为主。但失血之唇舌色白，是一时的；阳虚之唇舌色白，是常久的也。

舌红绛

舌之红绛，火热也。火热在表，舌不红绛，邪入于里，始见红绛之色。按：红绛有浓淡之不同：淡红为虚热、虚火，桂、附、参、地为宜；深红为实热、实火，泻心、黄连阿胶为尚。但火热在里，阴分必伤，故舌之红绛，多伤阴之症也。又按：舌红绛不干而润者，阴虽虚而阳不旺，只宜养阴，不可泻火。若舌红绛又干燥，或生刺，火热入脏伤阴，宜泻火养阴治之。若红绛干剥，阴分虚极，宜大剂养阴治之为宜。红绛甚则为紫，紫色红而带黑之谓也，阳盛极伤阴，则舌色作紫，治宜泻火兼养阴液为宜。

舌紫

舌紫由红绛带黑即为紫，为热极之候也。舌既带紫，内热过盛，非泻火不能救阴，若徒养阴，不徒无益，反助阳也，当以三黄泻心、犀角地黄为宜。按：养阴是直接救阴，泻阳是间接救阴也。如三黄泻心，泻阳以救阴也。参、斛、冬、芍，是直接救阴也。黄连阿胶汤，泻阳救阴并用也。辨舌之绛红，以上三法不可不斟酌用之，一味救阴，恐不能愈病也。

舌青

青舌是瘀血内结，多生于胎产跌仆，周身瘀血内郁，舌色尤易见也。如子死腹中，瘀血冲心，跌打损伤之后，往往舌现青色，治以破瘀为先。其他病症，无此舌青之色也。

舌黑

舌黑，非全黑也，乃红中带黑之谓也。水盛火衰者，往往如是，但不干燥是郁血不行之故，治用桂、附、参、地为宜。不但舌色作黑，即牙龈唇色亦皆热。

舌黄

舌黄，非若苔色之黄也，是红中带黄之谓也。黄疸病往往舌带黄色，乃胆汁不下，与血混合现黄色也。

舌之光剥与涩刺

舌之光剥，多因阴虚阳盛而来，以红绛之舌为多。光剥是舌面之花内隐，如舌面剥去外皮，不涩而光，故称光剥也。但有由内而外剥者，多属内起之七情症也；由外而剥及内者，多属外来之六淫症也。光剥之舌，症既伤阴伤液，色必红绛，治用泻火清热，养阴生津之品，不可以温燥之药者也。按：光剥症既入脏，涩刺邪仍在腑也。光剥是阴虚，涩刺是阳实也。

舌干湿

舌之干湿，关系津液之存亡。津液存亡，又关系阴阳之衰盛。舌绛多干，不干而湿，则阴虽虚而阳不旺，且属阴火虚火为多，养阴虽不错，泻阳却不宜，不但不能泻阳，间亦用助阳之附、桂与参、地同服者也。反之，舌常作干，虽无阴虚之红绛，或白或黄，或如平人，则内热将盛之兆，不可不知，用药总不宜过燥，以防化火。然亦有口虽燥而不欲饮水，属虚阳，用桂附者。是则真燥假燥，又不可不辨也。

舌糜烂

舌糜，又称口糜，乃胃阴已绝，浊气上布，多属危症。久病与下利等，糜生必死。但胃有湿浊而生糜者，化浊糜可退也。此外有糜，皆为难治，九死一生之症也。舌烂，又称口疮，与糜成反比例。糜生口舌之间，浮布于外拭之可去。烂则腐烂内蚀，饮热则痛，多因胃、脾、心、肾有热，尤以胃、肾为多。胃热当清泻，肾热宜温清并用，及外治之法，比糜易治多多也。

舌净无苔

舌净无苔，非康健之身也。即小儿乳食时，亦舌心有白苔如乳色。若大人舌净无苔，其腑气必薄，或脏气虚弱所致也。但舌净非光剥可比，除舌根有微苔外，全舌皆红润如舌尖之颜色也。身体强壮者，舌苔必厚粗而不腻，食量宏大，精神健旺，不可作为有病也。但康健之舌苔，必根厚尖薄，苔虽厚，仍能见底，按之不滑不糙为正，否则为病也。

白苔

苔之在舌，自舌根至舌尖，由厚苔而渐薄，至舌尖则无苔矣。舌根之苔独厚，舌之四周及边则无苔，舌心虽有苔，但以不白不黄，不腻不燥，不滑不涩为舌之正者也。白苔属寒，胃肠阳虚、中寒之症，治宜温燥也。薄白则寒轻，厚白则寒盛，白而滑腻则寒尤甚，白而糙涩反属阳盛也。按：白苔与黑苔，为寒极热极之表现，但往往有相反之变化。白虽为寒，白极如雪且糙，反属阴虚。黑虽为热，黑而带腻滑，反属寒症也。又按：薄白苔不可即作寒治，与薄黄苔不可作热治者，有同一意义，以病症仍轻，稍有微热微寒，即有是苔，不可以为主也。

灰苔

灰苔，是灰白苔也，白而带黑之谓也，比白苔尤寒，治更宜湿燥之药。按：灰白苔为纯寒之症，必带滑腻，无燥涩之象，有则变为焦苔、黑苔矣。又按：灰苔与焦苔为寒热之表现，灰则但寒无热，焦则但热无寒，黄苔则寒热皆有，白黑则有一正一反，如上文之冰炭不同者也。

黄苔

黄苔是由白苔转来，因内已化热，苔必转黄，始则薄黄，继则厚黄，又次则焦黄，则热火极矣。再进则舌苔燥涩起刺，变焦黑色则病危矣。甚则唇齿焦枯，阴阳并绝而死也。按：薄黄苔是热轻邪微之候，无论表症里症，总宜清凉治之，不宜温燥之品。若厚黄则为湿热内蕴之邪，以清通为主，攻之则不宜，以舌未全燥，胃阳未实，故不可攻也。若厚黄而滑腻，是湿热内蕴，治宜清利湿热，更不宜攻，须待苔化黄燥，始可下达也。若黄燥之苔，起燥涩刺手，为胃阳已实，始可治以三承攻之。仲师所谓舌黄未下者，下之黄自去是也。

焦苔

焦黄之苔，里热已实，须舌苔燥涩起刺，方可攻之。若焦黄在舌之表面，而舌底仍带滑腻，为热虽盛而胃阳未实，泻火则可，攻里尚早也。若误攻之，恐成坏病，变为正虚邪实之症。

焦黄带腻之苔，治以泻心为宜者也。若焦苔转润，舌边已剥，舌中焦苔未除，则苦寒之药亦不可轻用，以邪将入脏，腻黄之苔，将变为光剥矣。慎之慎之！

黑苔

黑苔本由焦苔热极而变黑，阳明燥病与火病热盛之候，苔必焦而且黑也。至焦黑之苔，舌必起刺且燥，攻之则退，亦用三黄泻心与犀角地黄者，但看其邪归腑与不归腑而已。按：黑苔燥而起刺，故属热极。然亦有黑苔滑腻而不燥，属寒症者，又当用附、桂以救残阳也。按：此种黑苔，常有发现，而不属因病而来者。烟酒之后，以及病人服药之反应，或食青果酸类，往往如是，不可作为病也。又按：焦黄起刺之苔，虽因食物而变黑，亦当用凉攻之药。因焦黄燥刺之苔，本应用攻，黑与不黑，无关紧要。而滑腻之黑苔，则当细辨原因，而不可遽用温剂投之也。医者对于白黑二苔，有寒热温清之不同者在，宜刻刻留意为嘱，以白如雪属阴虚，黑而滑属阳虚，有关生死，切记切记！

苔之润燥腻糙滑涩

舌苔之润、腻、滑，寒症轻重之辨也。糙、涩、燥，热症轻重之分也。诸苔而带润腻滑者，虽见热苔，而里究有寒也。见糙涩燥之苔，虽属寒苔，而内已化燥矣。此润燥等，比各种之苔色尤紧要者也。

厚薄

厚薄之苔，病症轻重之表现也。薄苔病必轻，厚苔病必重，此外则无甚分别者也。

第四节　舌苔之引经

舌苔白滑　百卅一法　脏寒无阳　不可攻下

舌上苔滑　百卅二法　脏寒无阳　不可攻下

舌上白苔　一百卅一法　胃阳未实　小柴胡汤

舌上燥　百四十法　湿邪入里　宜燥湿

舌上干燥　百七十法　热结在里　大陷胸汤

舌上苔　一百三十四法　暑热伤律　白虎加人参汤

杂病

舌上如苔　二篇二章三节　中焦有热　栀子豉汤

舌黄　十篇一章二节　胃腑实热　可下之

舌本燥　十一篇二章二节　肝中寒　宜治肝

舌痿黄　十五篇一章十四节　阴虚黄疸　宜猪膏发煎

舌青唇痿　十六篇一章十节　瘀血内结　宜通瘀血

第二十五章　口之总论

脾胃开窍于口，为饮食之先觉，食未入腹，口即知味，口之与胃，有连带关系在也。按：口之知味虽在舌，而口之甜苦淡咸，又与舌无关，是则舌虽有知味之能，而五味之发生实在口也，故不曰舌苦，而曰口苦者，即此理也。

第一节　口之诊断

脾胃为五脏之中心，五脏有病，皆能发现于口，故有咸酸苦甜淡辛之各味也。咸味属肾，如肾水上泛，多属肾虚，以肾气虚弱，不能充分排泄盐类于小便故也。酸则肝气内郁，肝不疏泄，由胃上泛，故作酸也。苦则属火，伤寒则属少阳相火，杂病则属少阴君火，以火味则口苦必也。甜则属脾湿内阻中宫，或脾虚中气不运也。淡则口中无味，胃气不和，或胃弱饮食少进，皆口作淡味也。惟肺之辛辣，不作口味，以肺为五脏之华盖，位居最高，不由胃口而出，常在喉鼻之间，作辛辣之葱蒜味，及梅核气如炙脔者是也，因肺气不宣之故也。但各种口味只能诊断其病源，难以诊断其虚实，以口味无形质可辨，须与脉症合参为确。至其口干涩，为火热上刑上焦。口干燥欲饮冷者，为实热；欲饮热及不欲饮、少饮者，为虚热也。口不仁是口中不知味，咸甜莫辨，为阳明胃热内炽，口不知味，宜清热也；然有胃阳虚弱，口味亦不知者，法当温中者也。口噤是牙关紧闭，人事不知之候，方有是症，热伤脑府，痉厥之病，多现口噤，治有寒热虚实之异，当细辨之。齘齿，亦口噤之类也。口吐涎，则为胃寒之症为多，治宜温胃，然中风症亦口流涎沫者，因口舌肿大而喎斜，涎唾口不能禁止，不向内咽而向外流，故口亦吐涎，非胃寒之症，是生理缺欠能力也。

第二节　口之症治

口咸，多肾气不足，肾水上泛，故多现咸味，治以温肾为主，金匮肾气丸治之为宜。口酸，为肝气内郁，平肝散郁，归、芍、柴、枳一类之药可治。苦味则为火盛，柴胡、栀子、白虎、泻心为对症药也。甜则脾湿内蕴，枳、朴、陈、夏、香砂皆可治之。淡则胃气失调，养胃宜淡，淮山、扁豆、白术、茯苓以及理中、六君皆能治也。辛为气实，苏梗、厚朴之类，肺气即开，其气即散。至口不仁，为胃阳内结，致口无味，清热泻阳，俱能治之，白虎、承气皆可；而胃虚，又非理中不可者也。若口干燥实热症，白虎、五苓及其清热生津之药皆可；虚寒症又当理中、四逆治之也。口噤症有寒热之不同，治有温清之各异，然又有外治之法，有用乌梅及盐擦牙龈者，有针刺颊车等穴者，往往奇效也。口吐涎症，胃寒者，理中、六君皆可治之；若因唇口歪斜，舌龈肿烂，口不能合而流涎者，又当对症之药治之为宜；而肾水上泛之虚症，又当附桂为宜者也。

第三节　口之引经

口苦　一百九十一法　少阳火邪　当和解

口苦　二百廿四法　少阳火邪　栀子豉汤

口苦　二百六十二法　少阳火邪　当泻火

口干鼻燥　二百二十八法　上焦阳实　宜白虎汤

杂病

口苦　三篇一章一节　心火内炽　百合地黄汤

口噤　二篇一章七节　热在脑府　宜清热

口噤　二篇一章十一节　热伤脑府　葛根汤

口噤　二篇一章十二节　热伤脑府　大承气

龂齿　二篇一章十二节　热伤脑府　大承气

口吐涎　五篇一章二节　邪入于脏　宜驱风清热

第二十六章　咽喉总论

咽喉为脏腑之门户，尤以心肺胃肠有直接之关系，故咽喉之病，非胃肠有热，即心肺有火之症为多也。按：喉为清道，咽为浊道，为脏腑进食出气之独一门户。内热上炎，咽喉为必经之路，致咽喉之壁发热而红肿作痛，或干或腐，症甚危险也。但喉症之名甚多，最常见者，为喉间红痛；次为喉蛾，两喉傍突起如蛾状，或双或单；又次为红痛腐烂；又次为喉痧，喉间红痛起白腐，满布喉腔，壮热，身发红痧；又次为喉痹，喉间有一处红如指大，终年若是，不腐不痛；又有喉癣等等。诸名甚多，此非专书，故不详论。更有梅毒，喉间腐烂，不痛不起白腐，日蚀日大者也。按：以上所称为喉，实连咽并称之谓也。又有吐血之症，亦在咽喉腔内渗出，点点血珠，目所能见也。

第一节　咽喉之诊断

咽喉之症，虽有种种不同，而寒热虚实，皆有是症者也。按：肉色深红肿起者，多属实火之症。不红肿或淡红而只腐烂者，多属虚火之症也。又咽物痛甚者，多实火；不甚痛或不痛，虚火也。又咽唾、咽茶水、咽物而痛者，属实火；不痛者，属虚火也。按：咽干燥，不欲多饮者，属阴虚。咽喉干燥，欲多饮者，属阳实。咽痛红肿甚者，属阳实。咽痛不红肿或淡红，属阳虚也。又红肿而腐烂者，属阳实。不红肿而腐烂者，属阳虚也。

第二节　咽喉之症治

咽喉红痛，固属内火已彰，然而初起有表症形寒之象者，总宜辛凉解表为先，遽用苦寒，往往增病，必外寒已罢，始能清火也。若初起外无恶寒之症，则表散可不用，然表散虽不用，而下达之通利则不可少也，但用泻火，不通其便，火无出路，不易见效也。按：咽之治法，类似外科，治效其法无甚出入也。如喉间红肿过甚，则当用针刀刺破，使毒血排出，不致壅塞喉管，易收功效也。若已溃生腐肉，又当外用吹药，以熊胆、西黄诸药为特效，即不溃之红肿，亦可吹之，内服以泻心同类之药为主。按：阳实则阴必伤，泻阳之中，又当养阴，阴足则阳亦平也。但亦有阳不旺而但阴虚者，不见火象，但现阴虚，则徒养阴可也。更有阳虚之咽痛用姜附者，不可不知，是阴寒内格，虚阳上冲，喉之红色必淡而不肿，各症多现寒象，肢冷形寒，舌白尿多，必有几种见症也。然亦有阴阳并虚者，阳亦虚阴又弱，两症并见则又当附、桂、芍、地并服为宜，日久不愈之喉症，多用此法者也。更有热毒上攻，风寒入血之症，寒热与喉痛并发者，如麻黄升麻之症，阳毒阴毒之病，须驱邪与解毒并用也。仲师之芍药甘草、麦门冬汤、猪肤汤，皆养阴之法也。栀子豉、甘草泻心，是泻火之法也。半夏散及汤、通脉四逆，阳虚阴格之症也。

第三节　咽喉之引经

咽烂　一百十三法　火伤肺胃　当清火

咽燥　一百十七法　火伤少阴　当清火

咽干　一百九十一法　火邪　当和解

咽燥　二百二十四法　火邪　栀子豉汤

咽干　二百六十二法　少阳火邪　当泻火

咽中干　廿九法　阴虚　芍药甘草汤

咽喉干燥　八十四法　阴液虚　养阴不可汗

咽痛　二百法　阴虚　不可攻

咽痛　二百八十一法　阴虚　当养阴

咽痛　三百〇八法　阴虚　猪肤汤

咽痛　三百〇九法　阴虚　甘草桔梗汤

咽中痛　三百十一法　少阴病虚火　半夏散及汤

咽痛　二百十五法　阳虚妒阳　通脉四逆汤

咽中伤　三百十法　营实　苦酒汤

咽中痛　三百卅二法　木邪上升　当泻肝热

咽喉不利　三百五十法　血厥　麻黄升麻汤

杂病

第二十七章　目之总论

目为精神之外候，神散精脱，皆现于目。又为阳气之表现，阳气盛衰，目可诊视也。按：目为五脏精华之所聚，与脑府有直接关系，脑病则目必应，故无论寒热虚实，病已入脑，目作直视与瞑眩也。病已于斯，症必危急。然亦有病未入脑，而目症先现者。虽病未入脑，既现目症，症必不轻，剧则终必入脑。如目瞑目赤，两虚实症，一当虚脱，一当昏厥，乃精神已伤，由外传内，与直视由内传外者，不过先后之分耳。

第一节　目之诊断

眼目红赤而作眩晕者，为火热伤神之病也。不红赤而眩晕者，为虚损之症也。目眩带赤，视物生花生金、星生光芒者，多火热症。目眩不赤，视物糊涂，或视物不见者，多虚寒之症也。目珠直视不活泼者，痉厥之兆也，小儿尤甚易见此。目时时上视者，神散将亡之兆也，神智亦必昏迷必矣。目斜视者，痫厥之症，易发易愈，非必死之症也。目直视而昏厥者，多急症凶症，神未散也。目多视多泪者，肝血虚也。

第二节　目之症治

直视　斜视　上视

直视之症，寒热皆有，为病入脑府之表示，无论阴阳邪寒热症，传入神智则脑府受病而昏厥矣。症至直视，病入危途，但治法无直视之药，当随其病症之寒热虚实而施治。直视不过表示病症之危险而已，但未至直视之时，其目必先见呆滞之象，则当防其昏厥而成直视之症也。尤以神智不清，谵言妄语者，更易发生此症也。斜视为目左右斜转，多因脑有痫厥之症，或急病因精神未至虚脱，不过一时昏迷，稍施治法，当即回复原状也。上视则神脱精绝，人事不省之候，或昏厥之症，其目频频上视，或上视不下，死亡之兆也。经曰：太阳之脉，其终也戴眼是矣。俗言鱼眼，亦是直视之类，以其眼目四面露白，如死鱼之眼，不可转动之意也。

目瞑　目眩　目中不了了　眼中生花

目瞑有寒有热，有实有虚，目有血丝，或全赤而目瞑。视物生花瞑晕者，火热伤营之症，宜泻火苦寒之药也。若无寒热，又无内热，目亦不见红赤，但目瞑视物不清，糊涂昏晕者，为阳虚肾亏之症也。

按：表邪过盛，亦有目瞑者，因寒伤营，营血实，表散即愈，至阳虚劳病，以及诸虚症，多头晕目瞑者，为精神衰弱，治宜培补元阳为要。至目中不了了，是目瞑之属，视物与平时异，因热伤肾阴，邪将入脑成痉，故以大泻之承气治之。若眼中生花，因邪由精管上传于脑，故视物生花，宜烧裈散治之，不可作为肾亏症治之，误则偾事矣。

目赤

目赤，为火热上炎之症，有实火虚火。实火，红如血，带紫色，且痛而肿，宜苦寒泻火之三黄。若久赤变虚，红赤必淡，目多泪，视畏光，宜桂、地清降其火。按：火眼多属肝血内热，或少阳火邪，当分表里新久而治之，用凉用温，切宜审断清楚。大概新病眼赤，多属实火，久病眼赤，由实变虚也。治法以四诊合参，温凉不误矣。

目四眦黑

目四眦黑，是目外内二眦胞皮发黑，非目珠黑也，属肝火上炎，虫蚀清窍成脓之症也，法用赤豆当归泻肝热也。若胞皮全黑，则又属房劳过度，伤及肝肾，以慎重房事，男则补肾，女当养血为宜。

目黄

目黄多属黄疸病，治属黄家，或血虚之症。黑白珠发黄，宜补血治之。又衄血大出之后，精神暴脱，目睛晕黄，视物不清，衄不能止，须目睛慧了，始可止衄也，亦以目为精神之结晶，故可诊之也。

目泣自出

目泣自出，仲师云：肺脏留饮，正面虽无何等关系，然目泣关于肺脏，却有绝大证据也。按：鼻眼无涕泪，为肺气已闭之铁证，小儿尤多。病至肺闭，涕泪必干。小儿哭泣无涕泪，其症必危矣。今人治儿科者，奉为金科玉律。待表散肺邪，肺闭已开，涕泪已出，则病虽危，性命可保矣。故由目泣自出，可知目泣不出之症也，又可知泣与肺脏有绝大关系也。又久病涕泪皆无者，不论大人小儿，为肺脏将绝之候，死必无疑也。

第三节 目之引经

直视

直视 六法 温热伤上焦 风温症

直视 二百十五法 阳亢 大承气汤

直视 八十七法 阳虚 禁汗

直视 二百十三法 阳亡 死症

目瞑 四十五法 寒伤营 麻黄汤

目眩 二百六十二法 少阳火邪 当泻下

目中不了了睛不和 二百五十二法 燥热伤神 大承气

眼中生花 三百九十一法 阴阳易病 烧裈散

目赤 二百六十三法 少阳火邪 当泻火

杂病

目瞑 六篇二章三节 阳虚劳病 宜扶阳

目赤 二篇一章七节 热在头脑 痉病

目赤如鸠眼 三篇二章二节 狐惑心火内炎伤血 赤豆当归散

目四眦黑 三篇二章二节 狐惑心火伤血 赤豆当归散

两目黯黑 六篇一章十六节 七伤 大黄䗪虫丸

目睛晕黄 十六篇一章二节 鼻衄 衄未止

目泣自出 十二篇三章四节 肺脏留饮 宜破饮

第二十八章 鼻之总论

肺气开窍于鼻，鼻大则肺大，肺有病则鼻为之应，鼻翕即肺气闭塞也，又感寒伤风，鼻窍亦塞，或鼻流清涕，故鼻孔为肺之外候也。又鼻梁与脑府有直接关系，以门牙之神经由鼻而下，鼻中纳药，能使脑府清醒也。又梅毒入脑，毒发首先烂鼻，次烂囟门，故鼻梁与脑有直接关系也。

第一节　鼻之诊断

初感风寒之轻症，往往鼻塞，头痛，咳嗽。若既有热，或风寒重症，反无鼻塞之象矣。鼻流清涕之鼻塞，为风寒伤表之寒症也。若鼻流浊涕，则又为肺中寒症矣。按：涕非痰可比也，涕由鼻出，痰由肺来而从口出，故涕浊为肺寒，痰浊为肺热。鼻有涕为寒症，鼻干无涕且燥，是肺热内闭也。鼻翁为肺气内闭，邪伏肺脏，及肺气将脱，皆作鼻翁之状。鼻翁是鼻准两傍之鼻孔外门，连续开阖，如鱼口之噏水状也，如斯病危矣。

第二节　鼻之症治

鼻流清涕　浊涕

鼻流清涕，感风感寒俱作鼻塞，治以疏散即愈。若常流浊涕，肺受寒冷不散，治宜温散为佳。若是轻微之症，厚其衣被，使和暖，不药亦能获效；或外治以葱白塞入鼻孔，亦能驱邪。若有恶寒发热，则当服药，治以疏散。

鼻翁

鼻翁，以小儿更多。肺感风寒，失表致成肺风、肺寒，今称肺炎，俗称寒肺风、热肺风是也。寒用温散，麻姜治之。热则清解，麻膏治之。不可寒热误用，否则立危。若久病见此，为不治之症也。

鼻干

鼻干，是火邪、热邪将传阳明化燥，治宜清热。或肺闭，宜开也，与无泪同症。

第三节　鼻之引经

鼻干　二百三十二法　阳明燥热　宜清燥

鼻塞　二篇二章六节　湿邪伤卫　可用麻黄加术汤

第二十九章　耳之总论

耳窍虽属肾，然少阳经脉循耳前后而行，耳外又为胆所主也，故耳聋一症，本病多属肾亏，标邪多属少阳相火。按：肾亏有阴虚阳虚之分，相火亦有实火虚火之别。肾气不足，则脑髓空虚，时作蝉鸣，甚则不聪而聋。火旺则火走空窍，耳目口鼻俱呈火象，发炎微肿，故耳亦聋，伤寒半表里病多患此症也。

第一节　耳之诊断

耳聋之诊，虚实当以他症为主，大概本病、久病无壮热者，当作虚看；新病、标邪有壮热者，当作实医。此外，欲求虚实之诊法，则甚难辨别者也。

第二节　耳之症治

耳聋　耳鸣

耳聋耳鸣，有热火盛者，泻火以大小柴胡为宜；若久热不退，致成浮阳，则又以桂甘龙牡降火为治；阴虚者，以知柏八味之类；

阳虚者，以附桂八味为妥。若耳有肿痛之症，则又内清热火，外搽消肿之药，照外科治之可也。

第三节　耳之引经

耳聋　七十四法　阳虚　当用桂枝龙牡

耳聋　二百六十三法　少阳火邪　当泻火

耳前后肿　二百三十二法　少阳火邪　当刺之

第三十章　前后阴总论

前后阴，属肾气所主，但前阴之症甚多，而后阴之症则甚少也，以泄利、下血、便难等症，各有所归，前已详论，此外不过一二，故不另章附于前阴之后可也。按：前阴虽有男女之不同，而内科症治，有关前阴者，又大多数不分男女界限，故合论之可也。除小便、月经各有专论外，前阴局部之论，皆归此篇之内也。

第一节　前阴之诊断

前阴之症，不论男女，有热红肿者，为热；无热而冷，色灰白者，属寒。男人拘挛内缩者，属虚寒；弛纵胀大者，属热。妇人则反之，弛纵外挺者，属虚寒；拘挛内缩，阴道内肿者，属热，以生理不同故反也。

第二节　前后阴之症治

阴中拘挛

阴中拘挛，非缩阳缩阴也，是阴阳交感，相互传染，诸邪由阴部循精窍直上腰脊，至脑下窜膝胫，先由少腹发炎作胀，拘急而痛，或引阴中拘挛。挛是筋脉拘缩之意，男女阴部皆如是也，治以烧裈散为特效药，即麻黄、附子、细辛加减，亦能治之。若局部生外症，非阴阳易病，则又从外科之法治之可也。

阴头寒　阴寒

阴头寒，是男子之症也。年少身弱，或房事过度，梦泄之症频频，阴头则寒，治宜温肾。若身壮先天充实者，无论老少，阴头常暖。不但肾亏为阴头寒，即少腹四肢皆冷者，亦肾亏之人也，反之温暖者，即强壮之人矣。若女人阴寒，是阴道内寒冷，亦是下元无阳也。按：此阴寒之症，男女皆当用温暖肾阳之药，附、桂、故纸之类为主。阴道内，可用蛇床子散为外治之药。此种虚寒之症，又当久服壮阳强身之品，切戒房事，以及劳神伤精之举动，始有功效也。

阴湿

阴湿，病在男子之肾囊终日如牛鼻上之汗，无时或止，此为肾阳不固，肾水内停，治宜久服术附一类，日久自愈也。但女人则无此病，而有白带淋漓之症也。

狐疝

狐疝，俗言小肠气也，为睾丸肿大如鹅蛋，甚则如斗大，则难治矣。起初宜内服温肾升阳之药，或补中益气加香药，市上常用荔枝核、小茴、木香之类皆效，外用苏叶、生姜煎水薰之，有奇效。

阴吹

阴吹，为女人之特症，犹狐疝为男子之特症也，是症为胃气下泄，治以猪膏发煎奇效，即血余一味合肾气丸服之，亦极效。然亦有阳吹乎？曰：有之，不过甚少见耳。有小便下白淋，时呼呼作响者，亦即阳吹之谓也。余先父治一石淋症，阴茎根溃烂一大口，石从此出，后即发生喧哗之声如阴吹状。按：胃气下泄，男女皆有，又为生理所别，故虽胃气下泄，因无阴道为之宣泄，不能作响故也。男子少腹有气从胃下趋少腹者，无吹亦当作吹治也。

阴疮　阴痒

妇人男子之阴部，皆能生疮，或痒或不痒，症无一定，此疮非痈疖之大疮，奈沿皮粟粒，或起痂之小疮耳。妇人阴阜、阴唇、阴道，生疮作痒，亦犹男子肾囊生肾囊风之类是也，痒彻心骨，入夜尤甚，治法内服以利湿、温脾、暖肾为主，外治则以狼牙汤洗之，或苦参根狼毒等份煎汤洗之，奇效也。

阴挺

阴挺是子宫阴道下脱于外，为中虚肾寒而来，治法以温脾、补肾为主，补中益气亦可服，保元汤、理中丸、肾气丸一类，皆有奇效。亦外治用蓖麻子打烂，粘头顶心，亦能吸入，总以内服为佳。

后阴

后阴之病，除外症外，无甚症状也，不过内外痔疮及脱肛一类而已。便血、下利等，已详前章矣。按：脱肛为虚症，治与阴挺之法同。痔疮为肠中有热，属专科，此章又不论者也。虫蚀肛门为狐惑之症，治以雄黄薰之而已，但此症亦甚少见。

第三节　前后阴之引经

前阴引经

阴中拘挛　三百九十一法　阴阳易病　烧裈散

杂病

虫蚀阴部　三篇二章一节　狐惑心火内炎　苦参汤洗之

阴头寒　六篇二章六节　肾虚劳病　桂枝龙骨牡蛎天雄散

阴寒　二十二篇五章二节　阴寒　蛇床子散

阴下湿如牛鼻上汗　十四篇四章五节　肾水　宜温肾

狐疝　十九篇一章四节　肾寒　蜘蛛散

阴吹　二十二篇五章四节　胃气下泄　猪膏发煎

阴中生疮　二十二篇五章三节　阴热　狼牙汤

后阴引经

虫蚀肛门　三篇二章一节　狐惑心火内炎　雄黄薰之

痔疮　十一篇六章二节　小肠有热　宜清热

第三十一章　面部总论

　　面为脏腑之表，五官居之，脏腑之精华皆表现于面，故面色能定脏腑之生死，古人则为四诊之首，所谓有诸内，必形诸外者，职是故也。按：诊病必先于望，即望色、望形、望神是也。望色，即望气。望形，即望其各部之形状。望神，即望其全部之精神。但三者之中，尤以望神为最要，又却最难，非老于此道者，实难辨别也。《内经》望色之法虽多，但只言生死之大纲，未论其疾病之节目，其分配部位，又极烦杂，学者不易领会也。愚今思得一法，可以破望色部位之迷。先以六寸见方之纸二张，一透光，一不透光，不透光一张画人面五官全图，透光一张画人身全体驱壳脏腑之全图，将透光之纸放于面部纸上，何部属何位，一目了然矣。按：部位虽明，若要诊其疾病，按图索骥，亦甚难也，在学者神而明之，则各有神妙矣。又按：望诊之法，虽多多留心练习，初学者必难一望而知，须经验已多，方可领会其奥。俗云：老医少卜。老医即有此望诊之本领也。学者能时时留意望诊之道，久则必能明鉴秋毫也。

第一节　面部之诊断及症治

　　面部之诊断，分为三纲五目。三纲者，形、色、神是也，亦即精、气、神三种也。形状属精，有物质相貌可辨也。颜色属气，由各种气血时时变换表现也。神则为形色之结晶，表现于外，无物质颜色之可辨，专以意想窥测也，故视神为要，而最难也。五目者，即眼、耳、鼻、口、四肢是也。然手并不属于面部，当以舌为心窍，则耳肾、目肝、鼻肺、口脾，合五脏也。然舌已有专论，手足亦为至要，且书云：人能五官并用，为君佐之才，以其耳能听，目能视，鼻能嗅，口能言，手能写是也。今以病理切合实用而言，手是为五官之一，亦无不可，以为杜撰，即杜撰可也，幸我是称五目，非与世人辨五官之称。又西说称听觉、视觉、嗅觉、味觉、触觉之五官亦不同，但亦大同小异而已，何则？皮肤虽为触觉，究不若手指之触觉为灵猛，即包含皮肤在内，以手足为代表，亦无不可也。又按：九窍之中，只论其七，前后阴二窍不论何也？按：前后阴前已论之，又以私处不能观形辨色，亦无形色之可观，故二阴除外也。

面部

　　面为人身脏腑之外候，身内有病，必现于面。平人面色以红白相间为正，虽有生成黄青黑色者，但以无丝毫病容为佳。若带病容，即红白亦为病矣。更以红白二种为多，红为热，白为寒，为诊色之大法。面缘缘正赤者，面之四周皆赤也，为表热怫郁，外感风寒之病也。若色赤且带油光者，则非表热而为里热矣。按：赤色即红色也，当辨其色之深浅厚薄。色赤深红而厚者，实热也。淡红而浅者，虚热也。深红，即紫色红中带黑也。淡红，即桃红色也。若是实热，面部所属之地，如目内皮、唇、口、喉、舌皆红也。虚热则不然，不能全部皆红也。若只面颊现深红，赤如敷燕支者，阴虚也。淡红色者，阳虚也。又按：阴虚之红，颊上之红色，有四周边界甚清楚。阳虚则散淡无分界限，愈外愈淡，为浮阳也。阴阳之分，只差一线，切宜留意也。若面黄如柏汁者，黄疸病也。周身耳目皆黄，小便亦黄，惟大便则白色，以胆汗不下，故粪色白也。若面黄如腊者，是脾虚劳积，饮食不化，腹大身瘦，疳积虫蛊之病也，尤以乡村小儿为多。妇女面黄色枯者，经带血分之病也。浮肿而黄者，血病尤剧且危也。若久病面微黄有光者，则又为佳兆，是由青黑而黄，再转红色，病将愈之候也。按：面色最佳为红，次之为白，又次之为黄、为青、为黑，是由吉而凶也。若由黑而青、而黄、而白、而红，是由凶而吉也。但面色当润泽有宝光者为吉，枯滞者则为凶。又按：病色无论何色，有油光者为实症，无油光而枯滞者为虚症也。若面色白者，为虚寒症，为阳虚症，为脱血症也。久病之人，面色必白，以久处病房，未见天日，故色白。必观其目之内皮，及唇、舌、指甲皆白者，是病之白色也，否则非病，而为天然之白色也。按：白色与青色，极易混淆。白而兼微黑，即为青，青色为病进。面带青白色，其病必深，尤以虚寒症为多。热病厥症，虽有青色，面虽青而唇舌必红也。青色属肝病，妇人之面色青者，肝气必盛，肝病必多，以其常怒，致成气结郁怒，痛风、肝胃心痛等症也。又暴怒跌仆，瘀血剧痛等症，面必现青色。其面色忽然现青色者，病将转变凶兆，或厥或脱，即在旦夕也。若黑色现于面部，为病色之最危急者。黑而带垢，面有油光，阳明热极之病，往往若是。面黑色滞者，气血衰败，将死之兆也。又久病面常黑滞者，为劳伤顽固之症。房劳之病，名曰黑瘅是也，若未成瘅，亦劳于女色过度。面部与皮肤及牙龈、耳门、目胞，皆作黑色，为肾亏之症也。

耳部

耳部以红润白皙者为佳，不可枯燥，带黑虽无病而肾必亏。久病重病之人，耳更要紧，不可干枯。若耳吊则肾气绝，必死之症也。何谓耳吊？是耳向上吊起，耳筋抽缩之状，因日久病危，肌肉已脱，耳前后之肌紧缩，如被人将耳吊起之状也。若耳色红白鲜润者，或白而鲜润者，病虽久重，根本尚固也。即无病之人，及年老年幼之耳，必丰厚红润，若菲薄干枯，非寿像也。

目部

目为五脏精华所聚，人之神栖于目也。病人之目，尤为要紧。目露四周见白，神外脱病危也。而目不能常开，喜闭畏光者，亦为神内脱，病必死。若目深陷无神者，亦然。其直视、斜视、上视，病更危急。按：眼珠当黑白分明，黑如漆，白如雪，黑多白少，视物有光芒四射之像。若黑少白多，视物无神，则当夭折，病人尤忌此目也。按：人之精神，是否有伤，病症之是否凶吉，全在一双眼目。双目了了，有自然安闲之状，症虽剧重，生命却不妨也。若眼目不自然，精神必受困，难以抵抗其病，虽无重大危症，病恐不起也。观神者，即当观目，吉凶毕现也。若眼有赤脉，或全珠微赤，内有火热之症也。眼现白珠青色者，多病之身，虚寒之症也。黄色，则为黄疸病。目晕黄者，则为脱血症。眼胞黑者，为肾亏症也。

鼻部

鼻为面王，位居中央，属脾土。五脏除两肾外，皆附于鼻之上下。两眉之间为印堂，属肺，鼻之根源，即由此起，印堂色异，肺有疾也。两目中间名下极，属心，青色为多病之躯，小儿尤常见也。下极印堂之间属肝，肝病必有异色。鼻端则属脾，色宜光降，不宜黄滞，青黑尤忌也。鼻门亦属肺，鼻门翕动，肺气闭塞，或肺将绝，皆危症也。

口部

口唇属脾胃，唇反人中满，脾胃绝也，下利之症，见此必死。口唇四周现青色者，亦脾胃将绝，慢惊最忌此症也。唇青又为身有瘀血，多生于跌打、产后诸症。上唇缩短，亦为脾绝，平人若此，亦为不寿之兆也。

第二节　面部望色引经

面热

面色若火薰之　六法　温热伤营卫　风温病

面色有热　廿三法　表邪　桂枝麻黄各半汤

面缘缘正赤　四十七法　表邪怫郁　当解表

面色青黄　一百五十五法　营卫俱败　难治

面合赤色　二百〇八法　火热在表　不可攻

面垢　二百廿二法　阳明胃热　白虎汤

面赤　三百十五法　阳虚妒阳　通脉四逆汤

面少赤　三百六十四法　肾阳虚寒　宜温肾

杂病

面赤　二篇一章七节　热在头脑　痉病

面黄　二篇二章六节　湿邪　当微汗

面赤斑斑如锦纹　三篇三章一节　阳毒　升麻鳖甲汤

面目青　三篇三章二节　阴毒　升麻鳖甲去雄椒

男子面色薄　六篇一章二节　阴虚　痨病

面色白　六篇二章三节　阳虚劳病　宜扶阳

面萎黄　十篇一章四节　心寒疝　死症不可下

劳倦头面赤　十一篇三章三节　心伤　宜养血安神

面色黧黑　十二篇七章一节　肝支饮　木防己汤

面翕热如醉状　十二篇九章四节　脾气已伤　苓桂味草汤

第三十二章　全体总论

病人之身，必有病容，能细心观察，言之必中。按：病有新久轻重之不同，症有寒热虚实之各异，若能望而知之，治疗始有把握。病人能自然行走应诊者，必新病轻病也。行走不自然，须人扶持，或不能行走，坐亦不正者，必久病重病也。卧床者，病尤久重也。病人坐卧，身体手足有一处不可移动者，该处必生疮痛之病。负腰曲背者，胸腹之痛也。裹头脉胀者，头部之痛也。面肿不语者，喉齿之痛也。倚卧者，肺部与痰喘之疾也。正卧身直，闭目或直视者，危急之厥症也。身体反复，手足不安者，烦闷之疾也。坐则头倾腰胸曲者，天柱倒，死症也。头昂胸突者，痉病也。病人面里而曲卧者，精神衰败，亡阳之症也。闭目畏光，形如醉人者，阳亢之热症也。形消骨立者，久病虚脱，将危之症也。形丰容盛者，新病风寒湿病也。重裘厚被，面有油光如醉者，外感寒热之实症也。厚被重袭，面瘦精神痿顿者，虚寒之症也。薄被单衣，形如醉者，热病也。神智昏迷者，邪入心胞，热伤脑髓，危症也。神智清明者，邪未入里，虚热之症也。手指颤动，循衣摸床，病人不知者，肝风已动，死亡之兆也。恶寒蜷卧者，虚寒之症也。欲去衣被者，内热之症也。此为全体表面可观之诊断也。

第一节　身体各部诊断及症治

四肢

四肢属脾胃，又为经脉之末梢，宜红润、清白、和暖。四肢青黑者，中毒之症也。青黑皮纵冰冷者，霍乱之症也。指甲紫色者，热极也。指甲白而青者，寒症也。大次指之间，虎口处隆内脱者，平人则有麻风症，病人则为虚脱症也。掌背浮肿者，脾脱泄泻之症也。

皮肤部

皮肤为神经之末梢，人身气血之荣枯，可以皮肤之枯润为断。皮肤亦有各种不同之青、黄、赤、白、黑、紫等色，又有干、枯、滑、涩、起粟、斑点、结块、瞷惕、甲错、麻痹不仁、肿烂、瘦绉、松紧之变端，大有关于气血脏腑疾病之吉凶者也。

病人皮肤干枯，形消骨立者，名曰虚羸，又称尪羸，又曰羸瘦。羸是病羊无肉之称也。人体已羸，身虚可知，但身虽羸瘦，精神则不可损，病犹可治，若精神不足，则去世不远矣。按：久病身必羸，身羸之症，以伤阴为多，阳虚虽有，却甚少且难治也。又按：羸瘦何以阴虚症为多？古云：肥人多痰，瘦人多火，火迫营血有伤，而阳神不败，故虽羸不死也。按：伤阴之症，不消三五日，即可赢瘦，肌肉即脱，骨蒸潮热，舌绛颧红，尚能速效阴精，或可挽回生命，若迁延日久，行尸待死而已。不但久病皮肤不可干枯而涩，即新病有热者，皮肤干枯，热病必深，亦难施治。若皮肤带滑，为精血无伤，病虽危，可施救也。

皮肤有高起如粟米者，麻痘湿疮与红白㾦是也，为内病外发，病总为吉，以其正气有宣发之力，能抵抗其病，使外出也，不能发出则危矣。有日久破烂流脓水者，为各种疮疖是也，治属外科，无关脏腑内症也。麻疹初起，即有遍布周身之红点，甚密。痘疮，则甚稀。麻则高起如粟，皮肤无空隙。痘则红点甚大而圆，日渐高起作浆，边有红晕也。湿疮如麻，点滴有密有稀，无大热，身无病。红㾦如麻，高起如粟，在伤寒温热之时，失表者多发是症。白㾦亦如粟粒，色白有晶光，俱以胸部先发也。又风痧水痘，初起有麻痘之状者，一轻一重也。疥疮以米疥有若湿疮痒极也。

皮肤结块色红者，俗言风疹块是也，形如臭虫所咬，作痒难熬，病属血分，疏风清血即愈。更有赤游丹毒，周身皮肤起红块，斑斑高起，血热之症也。又有杨梅结毒，形如杨梅，圆形高起，花柳之毒也。亦有红点遍布之杨梅轻症，不痛不痒者也。

皮肤瞤惕，是神经末梢跳动。平人瞤惕，为风痰痿痹之症，尚属轻可。若久病重病目瞤惕，为肝风内动，将死之兆也。故书云：肤瞤者，难治矣。

甲错是皮肤生甲，如鱼鳞相似，因气血有伤，皮肤之营养不足所致，多发于劳伤之症也。身有甲错，皮肤必干枯瘦削，能使气血旺盛，而甲错自除，治属劳伤一类也。

皮肤麻痹是身有风湿，妇人尤多是症，血虚生风，肝风内动也。麻痹在疼痛与不仁之间，疼痛易治，麻痹难医，不仁尤难治也。内服麻醉虽要，针灸膏摩尤要也。症属神经之病，一至不仁，则身躯残废矣。

不仁又名死肌，是肌肤无知觉也，日久不治，肢体日瘦，立成残废之疾，治同麻痹之法。

皮肤肿烂，是生外症，为内病外发，而遍身生疮肿烂者，治属外科，名目甚多，兹不详论也。

皮肤绉瘦松紧，是气血两亏之症，然平人之皮肤，是不松不紧，故太松太紧，皆正气将亡之候也。皮肤捻起当即还原，若捻起如折，不即恢复原状，已失知觉，病甚危也。又霍乱吐泻之后，水分全失，目陷声嘎，肢冷，其皮亦如此。又人事不省，病危时，皮肤针之如革之紧，或如针绵絮之松，皆为死症。故松紧皆不宜也。按：无病之小儿，亦宜皮肤宽松，若皮肉不分，皮肤过紧，为不寿之兆也；然大宽之皮松，如革囊盛水状，亦为身弱多病之体，夭折堪虞。

第二节　身体各部引经

身黄

身发黄色　六法　温热伤营卫　风温症

面目及身黄　九十九法　相火为病　当和解

身发黄　百十三法　火热伤营　当清火

身黄　一百二十八　热结血分　抵当汤

身黄　百八十九法　太阴湿邪　当利湿

色黄　二百〇八法　营虚　宜调营

一身及面目悉黄　二百三十二法　营卫俱伤　小柴胡汤

身必发黄　二百三十六法　热郁营卫　茵陈蒿汤

身目为黄　二百五十八法　寒湿在里　不可下

身黄如橘子色　二百五十九法　寒湿在里　茵陈蒿汤

身黄　二百六十法　表湿　栀子柏皮汤

身黄　二百六十一法　瘀热在里　麻黄连翘赤小豆汤

身黄　二百七十六法　太阴湿病　当利湿

杂病

身色如熏黄　二篇二章二节　湿邪化热　当利水

身黄　十五篇一章一节　脾有瘀热　黄疸病

身黄　十五篇一章四节　胃有湿热　谷疸病

身黄　十五篇一章十二节　湿热在里　黄疸

发黄　十五篇一章十二节　谷疸　茵陈尚汤

身尽黄　十五篇二章二节　女劳疸　硝石矾石散

诸身黄　十五篇二章四节　黄疸病　利小便

诸身黄　十五篇二章四节　黄疸病　当发汗桂枝加黄芪汤

诸身黄　十五篇二章五节　黄疸导大便法　猪膏发煎

诸身黄　十五篇二章六节　黄疸利小便　茵陈五苓散

身黄　十五篇二章七节　黄疸里实　大黄硝石汤

身黄　十五篇二章八节　黄疸里虚　小半夏汤

身黄　十五篇二章九节　黄疸血实　柴胡汤

身黄　十五篇二章十节　气虚黄疸　小建中汤

虚羸

虚羸　三百九十六法　阴虚　竹叶石膏汤

杂病

羸瘦　四篇一章三节　温疟伤阴　白虎加桂枝汤

身体尪羸　五篇二章三节　风湿伤营　桂枝芍药知母汤

身体羸瘦　五篇二章三节　寒湿伤卫　名历节

羸瘦　六篇二章十六节　七伤　大黄䗪虫丸

瘾疹

瘾疹　十四篇二章一节　风热在表　宜辛凉表散

头发

发落　六篇二章六节　肾虚劳病　桂枝龙骨牡蛎汤天雄散

引经

身体各部

肉上粟起　一百四十四法　外寒内热　文蛤散五苓散

肤瞤　一百五十五法　表里俱伤　病难治

经脉动惕　一百六十二法　阳虚　当用真武

杂病

肌肤甲错　六篇一章十六节　劳伤虚损　大黄䗪虫丸

皮肤爪之不仁　十五篇一章十一节　饮酒过度　酒疸

其身甲错　十八篇二章一节　肠痈　薏苡附子散

病金疮　十八篇三章二节　金疮　王不留行散

浸淫疮　十八篇四章二节　火毒　黄连粉

手指臂肿动身体瞤瞤　十九篇一章二节　痰　藜芦甘草汤

转筋　十九篇一章三节　肝气急结　鸡屎白散

卷四 药方

闽杭 包识生先生著

包天白媳志成 包应方 包应申 校字

门人钱公玄同校

第一章 总 论

药为方之本，症为病之基。合多症始可断其为某病，犹合多药而可成其为某方也。医者见症用药，因病处方，为疗治病症之大法，不容胡乱将事者也。按：何以称为病？如太阳病、少阳阳明病之类是也。何以称为症？如头痛，恶寒，发热之类是也。故诊病必先明其症，合多症始可明其病，病已明，对症发药，合多药而始成其方。如太阳表虚中风病之症，为恶寒发热，有汗头痛等症。因有恶寒头痛，故知其病在头项、皮肤之太阳经病。太阳之病，当从外解，故用发表之剂也。又以有汗为表虚，不可用实药，其发热是阳浮之虚热，故用桂枝之扶阳，汗出是阴弱，故用白芍之养阴，恶寒头痛是表症，故用姜枣辛甘发散以解表，再以甘草和诸药，成其为桂枝汤也。是则桂枝对发热用，白芍对有汗用，姜枣对恶寒头痛解表用也。若有他症，又当见症加减。如漏汗恶风，小便难，四肢微急，是肾阳外脱，故加附子以固其阳。若项背强几几，是邪传里化热，又当加葛根以清肌热，故一为桂枝加

297

附子汤，一为桂枝加葛根汤也。由是观之，非对症发药，因病处方为何，他病他症，莫不如是。又如越婢汤适与桂枝汤虚实相对，是表实之方也。桂枝之扶阳者，换以石膏之清热，白芍之益营者，更以麻黄之攻血，是营卫之实症也。又如麻黄汤，是表实伤寒无汗，营实之方也。因寒伤营，无汗当发其汗，用麻黄以发汗，卫亦邪实。气喘，用杏仁以破卫。邪是属寒，用桂枝之辛温以驱寒，使辛甘发散，助麻黄之外达也。甘草和诸药为司令也。又如麻黄杏仁甘草石膏汤症，又与麻黄适得其反。去桂枝用石膏，改温而为凉者也。邪属风热，汗出而喘，原是实邪，仍用麻黄杏仁，因热为汗，不能再汗，故去桂枝之辛温驱寒者，更以石膏之辛寒清热走里也。麻得石膏内达，从小便而解，不从外达矣。一味之差，功用冰炭矣。

第一节　药性之总论

　　仲师药性，与本草有别，若以本草主治证之经方，可谓十九不合，已于《伤寒方讲义》及本集一卷《阴阳编》内略道其纲，是编即遵斯旨，在各种药物内分别详论之，以阐未尽之义，并将今药附于古药之下，时方附于经方之后，合经方时方为一家，免两派互相攻讦，误彼病者生命。

　　药之性质各有不同，而药之效能全在化机，循环之生克。即《经》云：阳为气，阴为味，味归形，形归气，气归精，精归化，精食气，形食味，化生精，气生形，味伤形，气伤精，精化为气，气伤于味。此为药性循环生克之化机者也，即今之所谓中医以气化作用治病者，即根据此理而云也。按：阳何以为气？阴何以为味？其实，气性上浮，为阳，无形，故属气也。味性下降，为阴，有质，故属血也。所谓气味即天地、水火、阴阳之表现耳，故药性专以气味，别其治病之功效。又按：味何以归形？凡有味者，皆能入血，血足则形充，故云味归形也，如参、芍、冬、地、芩、连、黄、枳，无论攻补，皆入血分也。味已归形之后，血充体壮，得阳热之蒸发，必化生气质，是形之化机，归于气分，故云形归气也。气已旺，必化精，以气为精母，精为气子，（见一卷《气血论》内。）精已充，人身之化机出而生理现。化机者，何物也？即人身不可思议之神明是也，故人身之生理，以精神为之基本也。

按：精又以气为根本，形又以味为资粮，是则精无气食不充，形无味食不壮，故云精食气，形食味也。下文化生于精，气生于形，与精食气，形食味，意同而文异耳。若云精生气，形生味，化食精，气食形，亦无不可，此为补剂之化机，生生不息之道也。然而，生之者足以杀之也。经云：风气虽能生万物，亦能害万物，同一意义，故味又能伤形，气又能伤精，此又为攻剂之化机，反生为杀之道也。以上所论之生杀为顺行之化机者也，更有逆行之生杀，云精化为气，气伤于味是已。按：精本由气之所化，今云精化为气，是逆行化机之道也，是以下奉上，以子生母之义也。又云：气伤于味，是以下凌上，以孙杀祖之义也。医者能明了顺逆生杀、隔二隔三之化机，则药性之效能，思过半矣。

又云：阴味出下窍。凡药之有味者，其性必下达而走里，味愈厚，下达之力愈大。如麻黄、细辛之加五味子，则不发汗外达，而为破饮利小便矣。又如乌梅之收敛肝气，苦酒之消痈肿退热毒，芩、连、栀、柏之泻火，归、芍、参、地之养血，皆下达出下窍者也。

阳气出上窍。凡药之有气者，其性必上升而走上窍，气愈厚，上升之力愈大。如麻黄汤之用桂枝，欲其上升走表也，桂枝加桂，其走表之力更猛。如薄荷、荆芥、霍香、佩兰，皆有浓厚之气，故能走表。其橘、朴、香砂、姜、桂、芪、术，又皆能温中，外达而出上窍者也。更有气味皆备之药，如当归、吴萸，又臭又苦，故能入里走下窍，又能温散走上窍者也。须知气味必有多少之偏重，云味厚者亦有气也，气厚者亦必有味也，不过以其厚薄则走上走下之不同矣。

味厚者为阴，薄为阴之阳。如大黄、黄连，味厚走里为阴，必重用使其味厚则如是，若轻用数分，或水渍不煎，则为味薄而为阴之阳。阴之阳者，犹言其性虽走里下达，味薄则能治阳部之症，走上窍矣。故大黄浸水，可退胸腹身躯之热及头面诸热疮。黄连浸水或轻用，可治目赤喉口之热症是也。泻心汤之用大黄，即此理也。又如人参、熟地重用，味厚则入阴入血而下达，若轻用味薄，则胸痞胃呆，头胀，阴蒙清府，上达走阳分矣，故头胸反不快也。故用药之轻重，可能变更药性之上下，经方之轻重悬殊，即此理也。医者能洞明药性，颠倒用之，无病不治矣。

气厚者为阳，薄为阳之阴。如桂枝、黄芪、薄荷、荆芥，皆气厚之药也，桂枝、黄芪必微火煮，薄荷、荆芥后入，否则药气已散，不走上窍而入阳之阴矣。如小柴久煮，是不欲发表而欲和解也，亦即阳之阴之谓也。气药薄用，是治里症之法也。如青龙越婢，重用麻黄，欲其外达也。桂甘龙蛎、麻黄附子细辛少用麻桂，是气薄为阳之阴，一走少阳，一走少阴是也。观此四方，先师之用厚薄，一目了然矣。

味厚则泄，薄则通者，即上文味厚入阴下达，薄为阴之阳之义也。泄则其性下达，由大便而出，故云泄。通则通利二便，邪由二便而出也。泄则药力大，故能泄泻，薄则药力小，故通利二便而已。

气薄则发泄，厚则发热。此发泄与上文泄泻之泄有别，泄为大便下泄也，发泄则上下内外皆可发泄。气薄是能发泄身中积蕴四散也，故胸腹胀痛，用轻微气药，使其发泄之义也，如香砂、蔻、橘、朴、枳、沉、茄，用数分之理也，故发泄气药不可多用。若多用则为厚则发热矣，发热者何，是重用气药，伤阴必化燥而发热是矣，故非大寒之症，不能久服多服气药者也。

壮火之气衰，少火之气壮，壮火食气，气食少火，壮火散气，少火生气。壮火之气衰，即壮火食气，壮火散气也，是壮火能食去散去其气，故气衰矣。少火之气壮，即气食少火，少火生气也，是气有少火来食养，少火来生育，故气能壮也。如四逆能温散寒气，通脉能消去霾阴，皆壮火食气之义也。甘草、干姜之补阳，理中丸之补土，皆少火生气之义也。故四逆不常服，理中可作补品，即壮火、少火之义也。以文解文，明白了然矣。按：补剂皆温性之少火，疗疾皆热性之壮火是也，生气食气，不能不慎而用之，是则调补用大热者，必有偾事之一日也。气味辛甘发散为阳，酸苦涌泄为阴。上文是气味厚薄之阴阳，然气味又各有阴阳中之阴阳也，虽不说气之阴阳，但观说味可知矣，既云气味，是气亦有辛甘酸苦，不可不知也。按：辛甘温性也，酸苦凉性也。辛甘为阳药，故发散；酸苦为阴药，故涌泄。发散是上升外达，涌泄是下降内审也。如桂枝是阴阳并用，以桂枝之辛甘扶卫以退热，故云发散为阳，以芍药之苦甘益营以止汗，故云涌泄为阴也，其他方药，莫不如是。

以上所论为药性之总纲，经方所用，皆以此论而发挥，医者能明了此义，则经方所用之药，思过半矣。但药性虽以此论为总纲，然亦有其他学理为子目，不可不知也。各药有各药之专性，大纲虽如是，细目则各各不同，观诸后文，即可明了矣。

第二节　选药法

吹咀，尝药之义也。有以为古无刀，以口咬碎，如麻豆大者，非也。以姜桂之辣，白芍之坚，乌头之麻舌，皆云吹咀，断不能以口咬碎，且原文既云大枣擘，生姜切，又可证实，吹咀非咬碎之义益明矣，是则吹咀为尝药无疑矣。又云：药之粗齐为吹咀，然对桂枝犹可勉为解说，若乌头汤只乌头一味云吹咀，更不能以药之粗齐称吹咀矣。三说中以咀嚼之义为正。以桂枝汤药五种，皆吹咀恐各药失其气味，乌头之吹咀，以乌头日久恐失其麻性故云。然有云吹咀，有不说吹咀者，先师之论，皆前已言之，后不再论，至要紧处又复重言也，此亦选择药物道地之法者也。又按：大乌头煎云不必咀，以乌头大者五枚，熬去皮后，其麻性大减，故云不必咀，恐咀之不麻，以为不佳也。故凡但吹咀，必在生药未制之前，即须吹咀，已制之后则可不必吹咀矣。由是观之，吹咀之义益明矣。

中药神秘之作伪，有出乎吾人意料之外者也。利之所在，不惜牺牲良心，害人性命，积俗相沿，无法纠正，诚可恶可叹之事也。凡业医者，大都不知药之真伪，然市上虽有认真道地之药铺，虽无心作伪，究其实亦有伪药在内，若金汁是池沼水是也，明知故犯，不思改良。更有以美观之故，不遵古法炮制者。颜色求其鲜艳，用硫黄熏之，欲其饮片之美，水浸多日，走失气味，虽有其名而无实矣。如淡附片救命之药也，漂浸之后，功力大逊矣。按：药物千数百种，欲求各药道地，非著专书不可，此节虽云选药法，不过述其选药之必要而已，至选药之法，以余之无学，恐所言不当，贻误病人生命。今将余所知一二，附言于各药之下，希望医林同道，注意此选药一法，可利己利人也，要紧病症，认定忠实药铺购买，总觉于心可安，更当唤起药商，从事改革，中医其庶有豸乎。

第三节　制药法

制药之法，药铺虽云遵古法制，但制药之事，付之学徒及工人，往往徒守成法，或草率从事，或取美观，违背药性者多多，今以制药各法，略言于后。

切

所谓切者，以刀切片也。凡药以之切片者，十居其九，故药铺之招牌，皆云饮片者也。按：药铺之切片法，厚薄相去天渊。即如法半夏等，其薄如纸，入煎后药汁如糊，使人饮之苦闷，即其他药物，亦因药汁之糊而煎不透彻。至茯苓之片，厚可三分，更有四方块者，煎之半日，恐不能透心出味也，此等茯苓，不及镜苓之功力多多矣。山药、芍药等，皆嫌其切之太厚也。按：切片之药，当视其药性坚松而定厚薄。质坚者必切薄片，茯苓、白芍、淮山药之类是也；质松者必切厚片，如半夏、黄芪等是也。但薄者不可过薄，薄则煎之如糊，厚者则亦不可过厚，厚则煎之不透，皆有弊害者也。又如附子，先师皆云：炮，切八片。一枚附子，切八片，可谓不厚不薄，其直径约一寸余，分切八片，每片约二分弱。药铺之淡附片其薄如纸，每枚切数十片，煎之即如糊矣，可叹可恶也。至其他药物之当切片而无特殊性者，以一分左右为最得宜也。此切片法之希冀改良，而医生当注意者也。

碎

所谓碎者，是将药物捣碎如米粹也。以石类之药，皆云碎绵裹，如石膏、滑石、代赭石、龙骨、牡蛎、赤石脂等药，皆当碎如粗粉，方能煎透其味，又恐石粉入腹，故用绵裹也。今之药商不遵古法及方注，欲使其碎者，不过置入撞筒中，聊杵数下，一块石膏变成五六块而已，入罐煎煮，毫无功效必也，他药亦然。其意因碎末之药，不能使病家知其比他人为良，未碎则有形状可睹，碎末则大小优劣不能辨别矣，故十九不遵方注，职是故也。不知欲碎而非碎，煎煮不透，失其功力，误人性命何？若碎之不如粉末，何用绵裹，已用绵裹，必须杵碎如粉状，又可必也。凡药是石类土类，皆必碎如粉末，方有功力，又必用绵裹煎煮，方不致石末入腹者也，否则方虽中病，药不如方何？切宜留意！

研

研，以药置研槽中，或研钵研筒中，雌雄循环相研，使药成末。凡药欲其成粉末，或诸药欲其极细极相匀，皆以研为最宜。且带长久性粉末之工作，皆以研法作之，如研眼药，研珠粉及杏仁研如脂，巴豆熬黑研如脂，杏仁芒硝合研如脂是也。如脂者，研使药物如猪脂，不能辨其为药之程度是矣。凡药物含软性、油性、烊性者，欲将该药连渣内服，必研如脂状，则功效速也。今之用杏仁泥者，即此法也。杏仁有挥发油，内含氰苷，煎之则油质挥发尽矣，效力全无，方注云后下，亦即此理也。愚谓用仁者，皆当仿此，连渣内服为上也，即其他药物，欲连渣内服者，亦当研末为极细。虽无油质，不能如脂，亦当如面粉状也，若用粗末，功力必逊。但入煎之药，又不能太细，细则必如糊，故以剉如麻豆大为佳也。

破

凡物整个或整条者，皆须破而入药，方可煎透其味。如山药有用石敲破者，或砂仁、豆蔻，亦须敲破吞服或入药，否则不能消化。因该药有硬壳包裹，不破实难有效也，如枳实之类，必须破后水渍炙是也。破之法以石器为之佳，软性有以刀破者，以铜刀为妙。

捣

捣即杵也，即今之撞筒石臼之捣药是也。凡药之属果仁类者，皆须捣破其外壳，其仁外露，煎之有味矣。故蒌实、杏、桃皆须捣也。仁药必须去其外壳，因外壳坚硬非常，能去其壳更妙，如蒌仁、桃仁、杏仁等药是也。若仁之小者，如酸枣仁、冬瓜仁、郁李仁、火麻仁等，不能去其外壳，则以捣法捣破可也，否则无效力也。又冬瓜仁，其壳性软，必须去壳取仁，称之八钱或一两，煎服方能去病，若连壳称用，纵捣破亦失效力也。此等药虽价贱，手续烦则药铺往往不遵古法，误人不浅也。更有郁李仁为润肠之要药，收取时置之水中，浮水面者有壳无仁，沉者始有仁，但小药铺以无者入药，则误人性命不浅，医者切宜留意者也。又古法末药皆用捣法，故丸散皆称捣者多也。

擘

凡药之整个又属软性者，皆须用手擘也。如大枣擘去其核，杏仁擘去其衣及尖是也。坚硬之物，不能擘而用捣破之法也。

去

去法甚多，如去皮、去心、去尖、去核、去瓤、去节、去毛、去头、去翅、去渣等是也。去皮、去尖，各种之仁类是也。如杏仁、桃仁当去皮尖，尖有毒，皮无效，故去之。去心，如天麦冬是也。

去核，如红黑枣等是也。去瓤，如枳实、枳壳、橘皮等是也。去节，如麻黄是也。因麻黄外皮甚坚，二头有节如竹，不去煎之不透，去节则通矣。去毛，如枇杷叶、旋覆花等有细毛者，饮之刺喉，使喉作痒。若不去者，如白头翁等，当用绵布包裹，入煎为慎。去头、去翅，是虫类，如虻虫、蟋蟀、青红娘之类，皆须去头足与翅，因头足毒甚故也，凡属虫类，皆去头足者也。去渣之法，多因药内有胶类、硝类、脂肪类，必须先煎各药，去渣后再入煎，始可加入胶硝类烊化，否则胶硝被药吸收，其力大减矣。又如小柴胡汤，欲其性和或汤汁过多，去渣后有重煎者也。

　　剉

　　凡药欲求粗末，必以剉法为佳。研则粗细不匀，不过细即过粗也，剉则停匀多多。但剉刀有铁剉、木剉不同，如羚羊角、沉香、伽楠以铁剉剉之佳，至草木之药，以木剉剉之为妙。所谓剉粗末，盛苇囊入煎，汤清而力大矣，如麻杏薏甘防己黄芪是已。若欲细末，则当用研而过筛也。剉如麻豆大，则用粗木剉剉之，今之粗磨法，亦可用。今之药铺用剉者少也。

　　绵裹

　　凡药之粗末、细末、生毛、丸曲，易于变糊者，皆以布包绢包入煎也，否则有种种不利之处。按：包裹药物，不可太紧，紧则入煎涨大，煎之不透也。今多用袋，以半袋为度，置于罐底可也。

　　洗

　　洗药法方书甚少，以生药皆经洗净手续也。然有入煎时再洗者，如蜀漆洗去腥，海藻洗去盐是也。按：百合亦当洗者，以百合须浸透一宿入煎，味方能出。食物中如扁豆、莲肉、芡实、百合之类，以干者入煎，骤经开水，皮熟骨生，往往不能煮熟，故须冷水浸透，煎之方熟也。百合之洗渍，大概即此理也。又有不能用冷水煮之者，须水沸乃入，物各有性，不可不知。

炒

炒药甚难，既已云炒，不可使焦，焦则属炙矣。但古法多炙不炒，只蜀椒云炒去汗也。今之用炒者，十居七八，以炮炙之药皆以炒代也。有炒如焦炭者，有炒黑而内心仍生者，有炒如不炒者，又有当炒而炒不透者，不应炒而炒者，违反药性之道多多也。按：炒字之义，比炙轻，炒则炒去水分，得可而止，断无用炒而成焦黑、成炭者也。炒则欲减其寒性及腻性而已，焦炭则失其性矣。如栀子，养阴清热之品也，炒焦则失性，用如不用，若嫌其性寒，仲师有栀子干姜之合用，可师为法。习俗相沿，牢不可破，不讲实际，专究字义之医生，处处如是，考之药物，已被药徒弄错矣。悲夫！

炙

以药置火上烘焙之曰炙，生药而成熟药矣。经方之当炙，不过三四种而已。甘草为必炙之药也，因甘味过甜，炙之则甜减。今之甘草，以蜜炙之，又不以火炙而以锅炒，可谓蜜钱甘草，甜上加甜，故饮之令人作恶，江南多去之不用，职是故也。若以古法炙之，则无斯弊。古法以甘草入水浸润，置火上烘之令赤而焦，或涂蜜入火上烘之令赤，所谓炙也。厚朴、枳实，皆云炙，亦如是也。皂荚用酥炙，是涂酥之后，以火炙之也。今之水炙甘草，是水炒甘草，非炙也。切宜改良，以火炙之甘草，切片必酥，失其美观，故药铺以生甘草，切片而后炒，亦欲其美观而已，失其药必奈何？

炮

炮法以药置火中，待其发炮声即成熟矣。生附子云炮，即用此法也。按：附子之炮附成熟矣，如街头之烘山芋、烘栗子之类是也，炮姜亦然。按：生附子有麻醉性，使人麻舌，如生芋芳若煎熟，则不麻舌而可啖也。但生者力大，熟则力和。干姜炮之气味亦淡，力更和缓也。今之炮法多用锅炒，但锅置黄砂或铁砂，炒之令热，入纸即焦，然后入药，炒之亦发炮声，可代古之炮法也。若不置砂，但炒往往皮焦肉白，不成为炮也。

煨

煨犹炮也，以药置阴火中，以灰盖之，待其发炮声即出药是。煨法亦使该生药成熟药而已。熟，则性和也。如煨葛根、煨生姜等，用纸包裹着水入阴火中，待纸将焦出药即成。但煨药亦不少，欲其性和，皆须用煨法也。

熬

熬法以药置锅中，久炒成焦黄色为熬。毒药与虫类皆须熬，去其毒性也。如葶苈用熬，虻虫、蜘蛛皆须熬，去其毒是也。但熬法不可用猛火，恐烧焦成炭，失其功效矣。有用瓦上焙焦之法，即同古法之熬也。熬以微火缓缓熬之，待药焦黄，出药最妥。

烧

烧法是火烧之法也，但烧灰当存性，是烧黑灰即成，若过火成白灰，则药失其性，无功效矣。按：烧灰之法，用阴火为之，有以筒瓦合之置火上烧者，有用锅为之，加盖置火上烧之者，以药物成炭，出药即成。如裈裆烧灰、蒴藋皂荚烧灰等是也。如矾石硝石用烧，是烧去其水分，变为枯焦之物，故有云枯矾者，即此意也。然亦有以火烧之二日夜者，如云母是也。此类石药，非久烧不能使透心皆熟，故须二日夜之时间始成。若烧法不用阴火及加盖盖之，其空气能助火，其药无不成白灰者也。如灯心灰，露空烧之，即百斤灯草，可无一钱之灰也，如用阴火加盖烧之，则条条成炭，研之成灰矣。烧灰之法，可不慎乎？但烧灰用阳火，则不能成炭，即失性也。

蒸

蒸法以药置蒸笼中，入釜蒸之。凡欲使药久熟者，概用蒸法。故熟地、黄精、肉苁蓉、何首乌，有九蒸九晒之制法，则味厚力雄矣。乌梅亦入饭内蒸熟，酸味醇和矣。大黄亦有蒸熟用者，名熟大黄。

泡

泡法，水泡也，与火炮不同。今之淡黄芩、淡吴黄，皆用开水泡之，可减其性，究实非古法，大可不必。

渍

渍法以药入水少许，使干燥者变为湿润，易于切片，或取汁，非渍不能也。如泻心用麻沸汤渍药，须更绞去渣，取汁是也。枳实、甘草欲炙者，亦用水渍炙之。是渍法不用多水必也。药铺切片之药皆用渍法，药味不失，良法也。

浸

浸法与渍法大同小异，不过水分较多而已。浸药，水浸、酒浸皆有，大黄入血必用酒浸之。是浸用多水也无疑矣。凡药欲使其饱和酒或水者，必用多水浸之，始能透心也。

用药法

用药之法，当视疾病之轻重，身体之强弱而定其多少也。病重体壮者药量必重，病轻身弱者份量必轻，不可倒置也。按：服药与饮食之理同。身弱之人，饭量必少，多食则饱闷，服药亦如是也。饮食且不能多食，何况药耳？故伤寒四逆症强人用大附子倍干姜，及风极似寒之大青龙症用六两麻黄，是强人重病用重药也。又如桂麻各半汤症，为阴阳俱虚之人，故麻黄用一两，较之大青龙六分之一而已，是弱人轻病用轻药也。由是观之，用药之轻重，必审病人身体之强弱，及病症之轻重，以定份量之多少，切不可倒行逆施，纵方良而病必反增剧也。更有老人小儿，亦当比年轻人减少多多也。

处方法

处方有方法，如用兵之有兵法也。从师之医家，开方必合法。未从师自修之医家，开方必不合法，杂乱无章，轻重倒置，一望而知也。方法者何？按：方有主药，有佐药，有加减药三种，其处方之法如下：

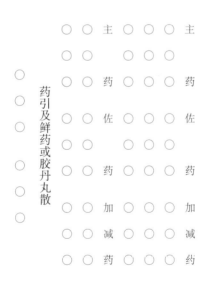

以上二类为处方之大法也，第一排为主药，二排为佐药，三排为加减药，边傍为引药及鲜药或胶丹丸散也。何为主药？如表药之麻黄、杏仁，里药之大黄、芒硝，半表里之柴胡、黄芩，阴药之洋参、石斛，阳药之附子、干姜是也。何为佐药？如佐麻杏之桂枝、炮姜，或石膏、元参是也。何为加减药？如呕者加姜、夏，便泄腹胀加朴枳、建曲，小便不利加通草、赤苓，多痰加陈皮、半夏是也。合观下篇便明白也。

麻黄　石膏　滑石

杏仁　甘草　木通

鲜芦根

麻黄　桂枝　姜半夏

杏仁　甘草　陈皮

生姜

前胡　象贝母　陈皮

杏仁　苏叶　姜半夏

煮药法（附煎烊）

煎煮二字，大同小异也。凡药多种，入水置火中称为煮，如桂枝等汤，以水六升煮取三升是也。凡药只一二味或无药，或去渣之药汤，置火中称为煎，如柴胡汤、泻心诸汤，去渣后再煎，又如百合等汤，以泉水二升煎取一升等是也。是则药多水少称为煮，水多药少称为煎之意也，且煎有久煮之意也。按之字义，煮是烹煮，成熟即可矣；煎则熬也，火去汁也，熬干也。由是观之，煎煮之义，不可混称而当分别，大有意义存焉。按：煮药之法，先以猛火使之沸，水沸之后，则当用微火煮之，一味猛火，流弊多多，故伤寒第一张药方桂枝汤，即云微火煮也。按：猛火煮药，一恐药汁升溢罐外，二恐水已干而药味未出，三恐煮燥药焦，四恐气药飞散太过无力，五恐药汁浓厚难服，猛火煎药，可谓有弊无利也。若以微火煮之，利益多多。味出气少飞散，药汁清澄，不易发生水干药焦之患。善于煮药者，药力必全，否则无益。有一种用隔水蒸药法，较煮更妥，气味两全，药汁澄清，易于服食，善法也。以药及开水（水浸过药的半寸）瓷缸或深碗内，上铺一纸，再加盖置锅中，锅底置竹片数根，将瓷碗置竹片上，外加开水或冷水，及瓷碗之半，微火煮沸一二小时，则味出药清矣。药中有胶质、盐质、蛋白质等，则当去渣入药，再煎数沸，待药烊化可矣。若不去渣，则该药失其效力矣。如阿胶、芒硝等，皆当去渣后入药再煎，使胶硝烊化后，去火服之。如鸡子黄即煎煮亦不可，以药汁冲入，搅匀服之为妙。更有药末当冲服者，亦不可入煎也，如玉枢丹砂仁末、沉香末等是也。

先煮后煎

药之有先煮后煎，以药物之性格不同，故当有先后也。如麻黄、葛根，皆须先煮，以麻黄有壳包裹，其味难出，葛根质含小粉，煎出味非易，故皆须先煎者也。又如附子、龙牡，亦当先煎为上。凡石药、实药坚硬者，更宜先煎。香药、气药则宜后入，沸即起火也。医者可将药物先煎后煎注明方内，则效力更大也。又凡芦根、荷叶、竹茹、通草、丝瓜络等，及草药同时入煎，恐他药受其阻碍，更当先为去渣，再入他药煎之，药味不致不匀者也。如芦根、荷叶，又多又大，置之罐内，他药无地可容，不是芦根、荷叶不出味，即他药不出味也，此等轻松之药，最好先煮去渣，再煎他药，则无弊矣。

服药法

服药不得法，不但不能愈病，反增剧者多多，皆医生不注意之点也。开方之后，以服药法付之病家，往往不得其法，致病不愈，故服药之法，不能不考究者也。

温服　适寒温

服药不可过冷过热，以温服为最合宜。故桂枝汤称适寒温者，以冷热各有所喜恶，故宜适意为上。既云温服，是不冷不热之意也。大概服药以表药热药宜稍热服之，下药宜稍冷服之，是适合病情者也。如表药冷服汗必不出，清药热服热必加盛又必也，以温能助汗，冷可去热，物性自然之理也。

日再服　日三服　一日一夜服　日再服夜一服　日三服夜二服　顿服　半日尽服　少少服之　少少咽之　先食服　空腹服　饭后服　半饥饱服　平旦服　临睡服　更服　不知稍增以知为度　不知尽服之　停后服　强人服一升羸人减之　老少再服　明日更服　不可一日更服　病虽愈之勿置

日再服、日三服，为服药之最普通之法也，无特殊之症候，皆是日服二三次为多。古时之药，以一剂分几服，今以经济关系，一服一煎，分头煎、二煎为二服矣，是古之服法不合今时矣。但今之一服药亦可分为二三服者也，当合头二药之药汁和之一处，分为二服、三服可也。病重时，亦有一方日服二次三次者，即古之一剂之量也。大概药之分几服，当视病情之急缓而定，急症必一方日服二次或三次，缓症则可一方日服一次也，亦有二日服一方者，是轻症弱人之量也。一日一夜服，是一日服一剂，一夜再服一剂，是病重之服法，即今一方服二次者，同一意义。日再服夜一服，日三服夜二服，是一方分日夜服完也，乃是不宜急服多服之意也。如黄芩黄连治痞满之症，多服必更胀满，故一剂分四五次，日夜服完，免其多服烦闷也。痞满之症，必如是法也。又如胃弱虚人之服，皆当仿效此法。至顿服、半日尽服者，因药少症急，不可分其药力，故云顿服。如干姜附子汤、桂枝甘草汤、大陷胸丸、瓜蒂散、升麻鳖甲、葶苈大枣泻肺汤，皆是药少症急，故不宜分散药力，顿服之也。半日尽服，亦是此义。至少少服之及少少咽之，是欲其药力缓慢之意。如调胃承气之通便，半夏散及汤之治咽痛，皆少少咽服之法也。又呕吐哕之症，服药亦当少少服之，恐多服吐出，损失药物与金钱也。先食服，即饭前服，是药在饮食之前服之也，与空腹服同。空腹服药，其力必猛，如乌头赤石脂丸赤丸，皆先食空腹服之也。按：饭后服、半饥饱服，是欲药性和缓之义。饭后肚饱，药与菜饭同时消化，其时必久，药力必慢缓而平和矣。平旦服之法，比之空腹服，力更雄大。故十枣之泻水，平旦服之，可尽泻其水也。然人参等补品，亦平旦服为佳，以腹空未曾动作，服之药力雄猛故也。临睡服，多安神之药，服后入睡，安静易眠也。更服药，是服后未见功效，或稍效未愈，故更作服，如桂枝服后未得汗，更服至二三次，以病愈为度也。不知稍增，以知为度，各药皆然，尤以止痛麻醉为必守之法。因病症之轻重，身体之强弱，服量各有不同，故始服必少，渐渐加多，以知为度。不知尽服之，亦有汗下等药，始服不知，更服当减半者，以前药虽不知，若再连服或增多，势必至不可收拾，医者投药，切宜当心，不可刻舟求剑，执一不化也。停后服者，大凡服药属于攻药，为汗吐下利者，目的已达，即宜停止服药。如桂枝麻黄得汗即停服，大承陷胸得利即停服，抵当栀子得血得吐即停服是也。至属于补药温药一类，则又反是，见效之后，更宜进药连服一二日，以竟全功。即攻药虽有停服之训，然亦有再进同类之药者，不过当更改方药，减轻分量而已，断无汗出便通之后，即不须服药者，断无此理也。因原方连服，恐过汗过下，变成虚脱之虑，故当停服。至强人服一升，赢人减之，老少再服之，及明日更服，不可一日更服者，亦即上文过服之义也。病重强人，药宜重用，羸弱之体，气血皆少，故宜减半服之。老人小儿亦因身体不强，一服难完者，当分为再服，不致过度，变为虚脱也。即强人服药见效之后，若非急症，又属剧药，亦宜明日再为诊视之后，以定可否再服，故云不可一日更服之也。又有一类顽固厥疾，或补剂，病虽愈仍当连服勿置者，恐其前病复作，故当连续服之，以竟全功。总之医理变化无穷，服药多少不定，审症服药，法是活的，变而通之，存乎其人也。

看护法

看护学术甚多，此篇所说，服药前后之最要者也。若看护不得法，纵有明医妙方，其奈不遵医嘱何？上篇之煎药服药法，亦在看护之内，当合观之。按：看护之最要紧者，厥为病人之饮食起居，一有差误，变端百出。按：伤寒第一方法之内，即以戒口，禁止生冷、粘滑、肉面、五辛、酒酪、臭恶等物，是家庭日用饮食物料，概须拼绝也。因伤寒病在肠炎溃烂，故起初即当戒口者，职是故也。然国人习惯，平时闲食不多，一有疾病，反为大包小包，乱进闲食，糖果水果，不绝于口者多多。而父母妻子，病者不思饮食，必强为饮食多少，不知有病之身，食难消化，欲食且不可食，不欲食而反强食之，病必增剧。尤以小儿乳食者，母亲与乳娘视小儿啼哭，以乳为止啼之妙药，不知小儿有病，应当啼哭，并非肚饥，因多食乳而反增病者十居八九。此有病之人，切宜少食之法，看护者不可不知也。即茶饭犹宜少食，何况其他有害之物乎？

其次为起居，有病之人，身无抵抗能力，故深居简出为上。寒热之病，尤宜避风寒，慎饮食。但新旧二派，各走极端。新者洞开门窗，以得新鲜空气，不论房内之温度若何，以开窗为第一妙法，致病人受冷增剧者比比。不知中国房屋四面空隙甚多，即门窗紧闭，空气亦能流通，不比洋房，除门窗外毫无空隙者也。若再门窗洞开，不啻置身凉亭矣。守旧之人则反是，不顾房内之温度若何，一味紧闭门窗，人多天热，臭汗难闻，亦不肯稍开窗户，致病人烦闷不堪，因而增剧者不少。总之太过不及，皆与病情有关。最好房内空气欲其流通，不致过冷过热，且开窗当挂窗帘，使风向不致直冲病榻，较平常房内稍为和暖最相宜。今之新式设备，冷则火炉暖气，热则风扇冰盆，皆与病情不合者也。因冷热不匀，病体难求安适，总以天然冷暖为佳也。寒症之病人，以居楼为上，热症之病人，以着地为佳也。更有病人之衣服被褥，亦不可过厚过薄。过厚身热，反易感寒，过冷身凉，反使化热。此宜留意之责任，看护者不可不注意者也。

起居饮食之外，最要紧者为服药前后之看护。煎药服药之后，看护者当留意其疾病之愈剧，以便报告医生。医生所嘱之目的物，看护人当相助达此目的也。如服表药当得汗为目的，所服之药，适其寒温，促其速服，不致慢慢一口一口服之，当闭眼作牛饮，一次服完，则药力入腹，始能发生效力，否则过冷服之，不能得汗必也。服药后有须歠粥者，当如法服之。即不欲食粥，开水亦当饮一杯，以助药力，使其身热，汗始能出，及盖被一时许，遍体有絷絷微似有汗者益佳。若汗多即当去被至腹，否则大汗流漓，衣裤尽湿，换之则易感寒，不换衣服，又周身湿冷难堪，反为增病，不是亡阳，即为重感风寒矣，故云病必不除。若服后依法行之，仍不见汗，则更作后服，依前法歠粥盖被取汗，且促役其间。促者，促其快服药、快盖被等是也，役者，服役也，相帮盖被，四边不可露体，加厚被褥，置热水壶于被内等等，使其有汗而后已。半日许药当服完，不汗再作一服，夜间仍可再服一剂，明日仍未有汗，当再进一服，必达目的而后已，此汗药之取汗法也。

若下药必达下之目的，吐法必达吐之目的，利小便必达小便利之目的，温药必手足温暖为目的，凉药必身热退减为目的，总之目的必遵医生所嘱之法而达此目的也。若庸医误用药剂，则若照前法连一连二服之，必有奇祸。但服药之后，审视病症之变化，病人之安否，则病之愈剧可分。服后纵病未愈，仍可服药，若服药后反为增病，或病人不安，则药宜停服必也。总之病家有医药常识者，医生便利多多，病家无医药常识，则不但病人受苦，恐有性命之虞。深愿为医者，对于服药之方法，病人之宜忌，再三叮嘱，则功德无涯矣。

第二章　汗药

汗药，又名表药，概别之为二种，一为芳香解表，可称为轻表药；一为苦浊发汗，可称为重表药。但同是表药，用之当与不当，大有分别者在也。按：芳香之表药，用于弱人轻症有汗者为宜；苦浊之重表药，用于重症强人无汗者为宜。但药力虽有轻重虚实之分，而用量之多少，又可反轻为重，亦重为轻。如麻细少用，即弱人亦可连服，桂防多用，即重症亦能愈病，在医者之应变神明而已。按：汗药，无单独之处方，须审表邪之寒热虚实而用温凉攻补之佐药，故有辛温辛凉，表虚表实之二法也。如表实寒邪，麻黄汤主之，以麻攻表取汗，以桂驱寒，是辛温之剂也。如表实热邪，葛根汤主之，麻黄攻表取汗，葛根清热，是辛凉之剂也。又如表虚寒邪，用桂麻合剂。表虚热症，用桂越合方等是也。按：

汗药服后，无论虚实寒热，当盖被取汗。取汗，又以微汗为佳，不可流漓，恐亡其阴阳也。

第一节　发汗药（又名表药）

甲　芳香轻表药

轻表药，气味芳香，含有一种挥发油及结晶体，香窜外达，能使气血宣发，营卫升腾，周身之气血，由内外发而汗出，且有表里气血之分。以桂枝、防风为主药，虚寒之症宜之。外感风寒，桂枝为尚，里症风寒，防风更宜，实热则不可用。比桂防之力大者，有薄荆二味也。薄荷、荆芥，表力甚大，实热之邪，薄荆最妙，虚症弱人宜慎用之。比荆薄力轻者，有苏叶、菊花。苏叶，肺寒感邪极妙，菊花，肝经风热最宜。更轻者，为藿香、佩兰。藿佩可代桂防，表虚宜之，藿香散气，佩兰清血。香薷、青蒿，类似薄荆，但虚实不同，香薷暑热外感极效，青蒿阴虚里邪为必用之品也。

乙　苦浊重表药

重表药，气味苦浊，含有一种异臭，闻之令人不快，服之能破坏气血，使人汗出，过服则阴阳俱亡，风寒外感，表实无汗，以此为佳。芳香轻表药，则无此能力也。重表药，以麻黄、细辛为主药，凡风寒外感之表实无汗重症，非麻细无功也。比麻细之力稍薄者，为羌独活。羌独活，虽能发汗驱风寒，但以日久，风寒湿痹，伏留头身四肢者为宜，以治寒热外感，不及麻细也。与麻细类似者，则有前胡、杏仁也。前杏虽可发汗，又以肺脏感邪最效，头项皮肤之病，则力减也。至葱豉则力更薄矣，风寒轻症，头痛鼻塞，服之有效，至有寒热重症，则力薄无功矣，且宜感寒，若风热则不可服。时俗常用淡豆豉发汗，以淡豆豉用麻黄汁浸过，名虽豆豉，实则麻黄，又当别论也。

【种类】

（甲）桂枝　薄荷　苏叶　藿香　香薷　防风　荆芥　菊花　佩兰　青蒿

（乙）麻黄　羌活　前胡　淡豆豉　细辛　独活　杏仁　葱白头

【主治】外感风寒暑湿，恶寒发热，头痛身疼者；或风寒伤太阴肺脏，咳嗽气急，胸满痛者；或少阴厥阴，风寒内感，寒热胁腰疼痛者；或头身久伏风寒不解，疼痛强急者；喉症眼症外症初起，形寒有热者，皆当表散药服之。

【禁忌】多汗表虚者，已服汗药多日，仍恶寒者，往来寒热；或潮热之火燥症，恶寒已罢者；阴虚阳虚之症已现者；脉濡弱者。

【药性】（甲）**桂枝、防风、桂枝**　性辛温，防风性甘温，同为表虚发汗之药，古方常用之。但桂枝虽能驱虚邪外达，而桂防之性有异，故主治亦各别也。桂枝味辛气温，辛甘化合，扶阳益卫，表虚阳浮之发热，可扶正以驱邪，桂枝实治热，所谓虚症从治之法也。桂枝服后，先升后降，先升故能解表，后降故可退热。按：古之桂枝，即今之桂通，又名官桂是也。桂枝汤云：去粗皮。桂通外有粗皮，当去之入药。若今之桂枝，比桂通细，是桂之嫩枝，若再去粗皮，则只剩桂木，毫无气味矣，其性比桂通薄，味亦淡，虽可入药，究实不如桂通之力大也。凡外感风寒之症，以桂枝为最宜。麻黄汤用桂，是驱寒邪外达，若无寒症而阳实者，桂枝忌用也。桂枝之性，只扶阳驱寒二种，医者切不可误用，慎之！按：防风虽亦为表虚汗药，时方常用之，如玉屏风散、防风通圣散等。

究实防风性甘温，与桂枝有表里之分。新病外感，宜于桂枝，久病内风，宜于防风。观《金匮》诸方可知，如黑散、防己地黄汤、桂枝芍药知母汤、薯蓣丸、竹叶汤等，皆用之是也。

薄荷、荆芥　薄荆二药，性俱辛温，古入菜部，是家园常备之物，用以佐餐，类椒姜也。后人以治外感风寒，泡茶饮之，取其便也。按：薄荆含有挥发性油及结晶品，气芳味窜，能宣发阳气外泄，故治风寒外感，但躯壳之表症为宜。若脏腑感邪，则又当用前杏麻细，而薄荆力逊矣。但入煎时当后入，即欲保存其挥发性香气。若久煎，其气散尽，则无力矣。若阴阳并虚之弱人，切宜少用，以其耗正之功，不亚麻细也。按：薄荷属气药，气病宜之。荆芥则能入血，血分伤邪，荆能宣发。女科血症，用炒黑荆芥者，即此故也。

苏叶、菊花　苏叶及梗子，性辛温，为肺邪之宣发要药，咳嗽气急，用之极效，若皮肤表症，则力逊矣。苏叶功能宣发肺气，但久服又能伤气，即杂病气实亦可用，仲景以治咽中炙脔症，即苏叶之功也。菊花属肝药，性苦平，能散内外血分之风热，配清药为宜，与桑叶同用，即桑菊饮之主药也。若配辛温，功力相反矣。黑散重用，以疏内风，即以菊能清头目之风热也。普通风热外感亦极效。若伤寒用之，则不宜也。

藿香、佩兰　藿香佩兰，香气极淡，均为表药中之最轻者，虽弱人久病邪未罢，亦可服之，但以暑天有汗之症为最宜。今以治温病，有汗热不解，往往连服十数剂，获效者比之，即以其轻表之功也。但风寒重症，藿佩则力薄无功矣。藿香属气药，能解表宣卫气。佩兰则入血分，可清血热也。按：藿佩弱人轻症可用，若重症强人，以及伤寒火症等，则力薄无功矣。但风热不宜过表，虽重症亦可用之。又按：藿佩之后，即可用桂枝真武也。按：藿佩可代桂芍，又可代柴胡，即以桂柴为轻表药，藿佩为同类，故功力相等也。

香薷、青蒿 解暑热邪之药也。暑热盛必伤阴，故阴虚邪未罢之症，后人亦以香青退邪热，有以青蒿鳖甲同用者，即此意也。按：久病邪热未解，阴分已伤，概用此以退邪热，其他表邪，不可用也。

【药性】（乙）麻黄、细辛 麻细为表药之最有力者，用之虚症，立可亡阳，故当慎用。但麻黄之性，苦温向外向上，细辛之性辛温，向里向下，各有不同。故足太阳之头项皮肤症，用麻能发汗外泄，手太阴肺邪，亦用麻外达。若足厥阴之邪，则宜细辛，足少阴亦用细辛，即肺水内结，亦以细辛为要。凡病之在表在气者，皆宜麻黄；在里在血者，皆当细辛。若在水饮，则麻细皆可用。故发汗之麻黄、葛根、青龙，皆用麻黄。在血之当归四逆、乌梅丸，皆用细辛。小青龙及麻黄附子细辛，麻细并用，是表里并治，气水俱邪，故合用之。真武之饮咳，只加细辛，从里解也。观此则麻细之功毕现矣。按：麻细之分量，轻则三分，重则可三钱，少则无力，重则亡阳，但剧症有用五六钱者甚少也。如大青龙汤，即用六钱，非此不能愈病。吾曾用麻黄、细辛，三钱一服，有连服五六服者，重病用重药必也。如小儿之肺风，肺寒痰喘症，当重用二三钱，可服多剂，方能愈病，又不可不知。又按：麻细配辛温之药，其力更猛，若配甘寒甘温，则可和缓不少。

羌活、独活 羌独活，书称一种，究实形色不同，功力有异也。用羌活以治风寒虽同，究实治内风为宜，如中风痛风，身躯筋骨欲表散者，羌独活极效。若风寒有热者用之，无其他表药之相宜，其他表药，以治身体久伏之风寒，更不相宜也。羌独活，有类防风之功，治身躯之病者也。又有气血之分，气分宜羌活，血分宜独活，更切实。风湿寒湿，久伏身躯之病，以宪独活为最效，其他则不相宜也。

前胡、杏仁 前胡功同麻黄，杏仁类似细辛，前杏之力，可代麻细，不过力稍轻而已。前胡外散肺脏之风寒，在气分者也。杏仁则在水分者也。又前胡性外达上达，杏仁则内达下达，多用亦能亡阳，不可不知。按：前胡至少当用八分，重则三钱。杏仁至少二钱，重当五六钱，更宜后下，以免其油飞散，最好用泥，稍滚即起，其力更猛也。

淡豆豉、葱白 头此二味为古人家常便药，凡初起风寒外感，当表散者，服之取汗即愈，若二三日后，稍有变更，则服之无功矣。按：香豉古人用以取吐，今人则为汗药，但今之淡豆豉，已有麻黄汁拌之，（白按：亦有用苏叶葱汁者。）故用以取汗，亦有效力也。究实豆豉，不过含有发酵性，表性虽有，力究薄也。葱白，伤寒白通汤，用以宣发将熄之阳，是助阳，非发表也。但葱豉单服为妙，用以配其他药品，力不称也，宜须重用，少恐无力矣。

第二节　止汗药

发汗太过，往往流漓不止，不但其病不去，而反伤其阴阳也。又有不发汗而汗多不止者，故止汗之药尚矣。

【种类】

附子　黄芪　茯苓　龙骨　麻黄根　浮小麦　红枣子
白芍　人参　白术　牡蛎　温铅粉　糯稻根　瘪桃干

【主治】外感表虚，多汗不止，头晕肢冷，身振振摇欲擗地者。发汗过多，汗出不止者，阳虚或阴虚，日夜多汗，肢寒无热者。

【禁忌】表邪化热，大汗大渴，欲饮水数升者。

【药性】**附子、白芍**　真武之主药，而阴虚阳虚之要药也。表散过度，汗出不止，阴阳俱伤者，非附芍不为功，附子扶阳，白芍救阴。若只伤阳多汗，姜附为宜。伤阴汗多，参芍为尚。推而广之，凡阳虚者，诸阳药皆可服，阴虚者，诸阴药皆可服也，可与阴阳二药，参合观之。

人参、黄芪　亦补气生津之要药。多汗不止，亦可扶正敛汗者也。

茯苓、白术　是补土制水之妙品。真武全在此二味，镇摄水份，止汗之力甚大，各药皆可配用也。

龙骨、牡蛎　亦能敛汗，是间接之功也。龙牡能潜阴阳，配阳药阴药皆可。

麻黄根、温铅粉　二味止汗神效。麻黄根，用二三钱内服，汗立可止。温铅粉，则外用扑身，亦可止汗也。

浮小麦、糯稻根　时下常用之药也。普通之汗可止，而重症阴阳虚者，则无效力。

红枣子、瘪桃干　性温敛汗，可二味煎服，颇有效力，亦单方之类也。

第三章　吐药

第一节　取吐药

吐法古今用者甚少，以其害多利少，病家又不大欢迎，吐时每令人不快也。上焦痰涎壅塞，以及宿食毒物在胃中，未入小肠者，皆可吐出，减轻其病源，其他皆不可用吐法也。

【种类】

淡豆豉　甜瓜蒂

藜芦根　赤小豆

【主治】痰涎壅塞胸脘上焦，可吐之者。寒火交并，胸腹结痞烦闷者。误食毒物，未曾入肠消化者。

【禁忌】虚人、老人不吐为上。

【药性】淡豆豉、藜芦　豆豉味淡，入胃能令人吐，枢子豉汤，服后必吐，方可停药，外感风寒之病宜之。藜芦则治风痰入络，痰涎内壅，服后亦能吐出，则杂病宜之。

甜瓜蒂、赤小豆　是瓜蒂散之药也，当吐者以此方为宜。按：甜瓜即今之西瓜、浜瓜等是也。

第二节　止吐药（又名降逆药）

取吐之法虽少，而止吐之药，则其要也。吐甚者，不论新旧病症，皆当止吐为先，以吐症不止，药饵饮食皆随进随出，日久则与生命有大关系，后天之生机已竭，良医束手无策也。按：呕吐虽分寒热，但以半夏、吴萸为要药，半夏止呕吴萸止吐，寒热皆可用之。至寒症之呕吐，则又以生姜为主，热症之呕吐，又以大黄为要药也。

【种类】

半夏　生姜

吴萸　大黄

【主治】一切呕吐气上逆者，皆能降下之。

【禁忌】燥症，半夏、吴萸不可用。

【药性】半夏、吴萸　夏吴降逆之专药也。呕逆用夏，吐逆用吴，配寒配热皆可。半夏性辛平，有麻醉性，一切呕症，皆能止之，以姜制者佳，生者力尤大，重症非生者不可，以火炮之亦佳。生半夏，可用胶囊胶纸，包裹吞之，则不麻喉矣。用量钱半至五钱，少则无力。吴萸性辛温，吐逆之症，重用必止，少少咽之，以免吐出，即气逆不呕吐者，亦能降逆下气。按：夏吴虽分治呕吐，究实夏亦能治吐，吴亦能治呕也，用法自一钱至五钱，少则无力也。

生姜、大黄　生姜热性也，寒症之呕吐极效，须重用四五钱，或捣汁用一二汤匙，其力更猛。至大黄之止呕吐，是胃热作吐，食已即吐之症也，可用生大黄，麻沸汤渍之，顷刻取汁服之，呕吐立止。即虚寒症，日久吐甚，大便反坚，成习惯者，亦可于温热药内加生大黄一钱，浸汁冲服，亦能反吐而为利，从权之法也，但不可多用，连用一二次足矣。

第四章　下药（又名泻药）

下药有二种，一为泻粪药，一为泻水药。泻粪药者，力稍平和，服后大便通利，或溏或泻而已。泻水者，药力较猛，服后大便通利，且得快利之清水泻。按：服泻粪药者，必至溏泄或利而中病。服泻水药者，必须得快利，而病方除也。若服后不泻，或干粪，往往病不除也。此种泻药，是釜底抽薪，洁净府之法也，必表里俱实之症，方可用之。若虚症误用，立可亡阳肢冷，生命不保。若久病，及年老年幼身弱之人，更宜慎重用之，否则偾事。至万不得已而用之，亦当由轻而重。更当视其病症之轻重，而定用药之多少，病与药相称。泻亦得可而止，切不可过服多服。仲圣阳明总论，有二十八条之多，皆慎重下法而设，即应服下药者，亦先以小承试之，矢气者，方可再进大承，其利害可知。但急症又有急下法，则又不可因循误事，坐失病机之时日，而至不救，又不可不知也。

第一节　泻粪药

泻粪药，虽较泻水药力轻，而轻药之中，又当分轻重而施治，各得其宜，方可愈病。按：泻粪药，以黄芒为主药，且最常用之。然更有重于黄芒者，巴豆霜与番泻叶是也。巴豆，非大实症之结寒，不可轻用。泻叶亦能大泻，伤胃者也。比黄芒之力轻者则有瓜蒌实、郁李仁，虽泻不至大伤元气，服后便溏微泄而已。再轻者，则有冬瓜仁、火麻仁，润肠下达，大便通利或塘，不至泄泻也，久病身弱之人最宜。又有久病身弱虚症，不能内服泻剂，腑气又不能不通者，以外用之猪胆汗、蜜煎导法为最宜，既不伤正，又可通便，良法也。今有以肥皂水清水，或甘油，灌肠取粪之法，更为便利，可采用之。腑气一通，周身之气血皆下达，而燥热火邪，及诸宿积，自可由下而解也。

【种类】

芒硝　巴豆霜　瓜蒌实　冬瓜仁　猪胆汁

大黄　番泻叶　郁李仁　火麻仁　蜜煎导

【主治】胸腹中热燥火寒，内结胀痛，或宿食宿粪内积，大便不通者。虽有大便而不畅，或艰涩者。或泄泻，而所下粪色黄臭，热如汤者。胸胀腹痛，拒按矢气者。热结脑髓，眼花心烦，神智昏迷，言语不清者。舌苔黄燥起刺，脉洪大有力者，皆可服此下药也。

【禁忌】大便虽不通，而胸腹不胀痛，且无所苦者。舌苔白腻，脉微弱无力者。小便清长者。表邪恶寒未罢者。

【药性】**芒硝、大黄**　为泻药中之主药，古今方剂，莫不皆然。阳明里实症，仲圣以之为主，取其能通大小便，使胸腹结热，从下而解也。按：阳明里症，有气血水火四种，虽分用朴枳虻桃，芩连遂戟，而四方之主药，皆不离芒黄二味也。但芒硝大黄，虽为通便之要药，而芒黄药性，又有脏腑气血之不同者在也。芒硝之性，苦寒下达，能泻胃肠之积热宿粪，对大肠之燥屎，功力尤大。胸腹之气分，有火热燥结者，攻之即下。是则芒硝乃泻腑泻气之药，且芒硝服之，大便必泻也。而大黄性亦苦寒，虽能通便，但泻力无芒硝大，往往服大黄，有大便不泻，反闭结者也。按：大黄是泻脏泻血之药，脏与血分有热，大黄服之，可泻热从小便而出，小便之色，必现红黑颜色也，故抵当血病，只用黄而不用芒，以病在血，而不在气。又按：芒硝用法，至少二钱，重则可五六钱，入煎，当去渣后，入芒再煎几沸服之。按：芒硝又名朴硝，功力同。又有以芒硝，精制为风化硝，玄明粉者，则力薄而功效则同也。大黄亦有二种，陕西出者，名绵纹大黄，四川出者，名川大黄，闽广多用之。西大黄，坚实色黄，川大黄，松而黑，功效稍逊，入药当用西大黄为佳。但又有生熟之力不同，生者力大，熟者力和，但用生者，不能入煎，煎则变熟矣。以麻沸汤，浸西大黄粗末，冲药内服之，泻力尤大，功效尤胜也，少则用一钱，重则可四五钱也。

巴豆霜、番泻叶　巴豆性辛温，含有油质，泻力超过一切泻药，故用者甚少。去油用霜者，取其力小也，即巴豆霜用一二分，泻力甚大矣。故仲圣白散之巴豆，去皮心，用火熬至黑色，研脂用，能泻胸腹，一切顽寒，痰结，宿结之实症，服后吐泻并作，泻利甚快。若服后泻不止者，切不可以热汤服之，服之利更甚，须用冷粥汤，饮之即止，黑枣煎汤，冷饮之亦止。但老幼及虚弱之身，不用为上，纵要用以少为要。番泻叶，性苦寒，能泻热下达，血分有火热实症更佳，泻力甚猛，亦当慎用，少则一钱，多则三钱，足矣。按：巴豆是泻气分寒凝于脏腑，泻叶是血分热结于身躯，用之更宜，二味且常单用，入药配方，不甚相宜，纵欲配方亦以三五味为止，多配他物，恐有遗患，药力亦因而无效也。

瓜蒌实、郁李仁　蒌实性苦寒，泻力比黄芒轻，胸腹结热，未入腑者，蒌实最宜。小柴胸烦不呕，去参夏用蒌实，即未入腑之胸邪，用此以泻胸腹之结热也。热在肠胃者，则当用黄芒，而蒌实无功矣。按：蒌实是缓下之药，轻症弱人，用之最宜，用法以三钱至六钱可矣，少则无力。市俗分蒌皮泻胸膈热痰，蒌实泻腹中积热。其实，蒌皮无甚功力，仲景用实，即今之仁是也。郁李仁，亦轻下药，但邪热在水分者最宜，性酸平，下达，用量与蒌实同等。但有一种有壳无仁者，全无效力，须入水沉者，破壳取仁，功效方见也。

冬瓜仁、火麻仁　二味性皆甘平，功同益气。麻仁补中，瓜仁不饥。麻仁肥健，不老神仙，瓜仁好颜色，轻身耐老，又皆同一意义也。按：二仁，皆为润肠缓下剂，大便通畅，血质鲜明，胃故能若是。但麻仁、瓜仁，皆须去壳取仁，否则无力。仲圣以麻仁为润脾药，瓜仁为润肠药，则又有上下之分矣。二味之用法，又相等，少则四钱，多则近两，若不去壳，又当加倍，杵破其壳，方能有效。连壳煎服，则不啻隔靴搔痒矣。

猪胆汁、蜜煎导　此二种药性无作用，塞入肛内，取其滋润不干燥，大便易下而已，此古法也。今用温开水，入甘油，入肥皂及一种油类，功效更大更速也。不能内服泻药者，以此为宜。

第二节　泻水药

泻药，虽分泻粪泻水二种，究实二种，皆能通大便，不过燥热内结，大便不通，必用泻粪药以泻热，便通病即愈，方书无有用泻水遂戟者也。若邪热内结，胸腹积水，大便未必不通，即用黄芒通便，积水亦未必能下，故泻水药，与泻粪药之功力有异者，即在此积水结热之不同也。伤寒阳明里症，有气血水火内结四症，各有专药之主治也。但泻血详血症内，泻火详火症内，不在此章也。按：泻水以甘遂、大戟为主药，功力最大，泻力最雄，表里积水，非此不可也。其次则芫花、荛花，泻力亦大。四味皆当慎用也。商陆、防己，泻水之力稍逊。海藻、昆布，又更轻也，肝脏关节之症宜之。至葶苈、泽漆，则泻肺脏积水，及肠腹积水者也。又按：泻水药，不但大便能泻，即小便亦可通利也。

【种类】

甘遂　芫花　商陆　海藻　葶苈

大戟　荛花　防己　昆布　泽漆

【主治】胸腹积水，邪热内结作痛。伤寒称结胸症，今时称肋膜炎、腹膜炎、胸腔积水、腹内积水等症是也。以及痰涎内积脏腑者，诸般水肿，头身、胸腹、四肢俱肿者。

【禁忌】气虚血虚之肿胀不可服。肿胀而小便清长者，年老身弱者，产后脱血者，皆忌之。

【药性】甘遂、大戟　能泻诸班积水肿胀，力最雄猛。甘遂性苦寒下达，有麻醉刺激性，生者力大，熟者力和，散服力大，汤服力和。用量之多少，当视身体之强弱，疾病之轻重而定也，至少一二分即能泻，至多不过一钱以外，恐泻不止，而亡阳也。服法，由少至多，渐渐加之为慎。作汤服，可二三钱也。仲景泻水，多用甘遂，取其力大也。观大陷胸丸汤二方及十枣汤，皆散服，强人重症，一钱匕，弱人半钱匕。甘遂半夏汤及大黄甘遂汤，皆汤服，一用大者三枚，一用二两，由是观之，散服须少，汤服须多，功力有异也。大戟性亦苦寒下达，泻水力亦大，但分量可多用一半，亦有散用者。十枣汤内，与芫花、甘遂等份，服半钱匕至一钱匕。至虚症弱人，年老者之水症，非泻水不可，配以保元理中、肾气诸方，亦可用一二钱，同煎服，亦可利大小便而消水肿也。

芫花、莞花 芫花性辛温，能泻肺脏积水，咳逆上气诸症，十枣汤，用以泻饮水内积之症。莞花性苦寒，能治伤寒温症，下十二水，荡涤胸中留癖饮食、寒热邪气，亦泻肺脏积水之药也，功力与芫花类似。小青龙症下利者，饮水当下达，故去麻黄之辛温外散，用莞花苦寒内泄，饮水从里解者也。

商陆、防己 商陆性辛平，能泻水，比遂戟芫莞力稍逊。牡蛎泽泻散，用以泻水下达，从大小便而出也。防己性亦辛平，亦泻水下达，从二便而出。但仲圣，商陆用于实症，防己用于虚人者也。防己地黄、防己黄芪、防己茯苓、己椒苈黄、木防己汤，皆治虚症、风湿之症者也。按：汉防己之外，又有木防己，审其功力，大同小异而形色亦相似，不过体质、软硬老嫩而已。又按：防己，治风湿在肢节者，效力尤大也。

海藻、昆布 二味性皆咸寒，不过海藻带苦，昆布带滑，又皆海产，功力亦同，瘿瘤结气，十二水肿，痈肿瘘疮外症，皆能治之。

是则血分不清之症，气分聚结之病，能泻水下达而解也。但二味泻水之力，较其他为平和，久病常服，以此为宜。

葶苈、泽漆 葶苈性辛寒，能泻肺脏之热，从水道下达，肠中积水，亦能泻之。葶苈大枣泻肺汤，己椒苈黄丸，二方即此理也。泽漆性苦微寒，治咳嗽脉沉者，取其泻肺热下达也。按：葶苈是泻气热，泽漆是泻血热者也。时方用牵牛，泻胸膈之热，类似葶苈之功也。

第三节 止泻药

泻药服后，应得可而止，过则泄泻不止，反伤正气，疾病增剧也。然亦有自泻不止者，则止泻之药，不可不备。按：泄泻有阴阳、虚实之分，有应止、不应止者，不可不知。实热泄泻，不但不当止，反当用泻剂治之，则泻可止。若以固涩之药止之，则遗患无穷，病症增剧矣。此外则无有不可止者。若阳虚，泄不止，以温补止之。阴虚泻不止，以养阴止之。又有固涩以止者，列表如下。

【种类】

附子 茯苓 人参 吴萸 鸦片末 赤石脂

干姜 白术 白芍 故纸 石榴皮 禹余粮

【主治】阳虚大便泄泻，或清水或溏薄，色白不化，四肢无力，精神疲倦者。剧则汗出肢冷，声嗄目陷，脉虚，泄泻无度者。或阴虚泄泻，舌绛唇红，脉数有内热者。

【禁忌】火热内侵，泄泻不爽，色红黄且热者。恶寒发热，表邪内侵下利者。里急后重，色深黄，或泻血利者，皆不可止。

【药性】附子、干姜，治阳虚。茯苓、白术，治脾虚。人参、白芍，治阴虚、肝虚。吴萸、故纸，治肾虚、胃虚。赤石脂、禹余粮，固涩胃肠，滑泄之轻剂。鸦片末、石榴皮，固涩泄泻之重剂也。

第五章　和解药

何谓和解？以半表半里，不表不里，可表可里之药性是也。因寒热往来之症及疟病，在少阳中枢之地位，表已不可，泻亦不能，必用一种，又可散表，又可清里之药治之，故有和解之名也。此类药，即有此种功效，即以和解称之也。

第一节　和解药

和解之药，只有四味，外感之往来寒热，以柴胡、白薇治之；杂病先寒后热之疟病，以常山、蜀漆治之。考诸经方，莫不如是，即今时所用，亦相同也。

【种类】

柴胡　常山

白薇　蜀漆

【主治】风寒入半表里，往来寒热者。疟病寒热，日日、间日发作者。

【禁忌】气血皆虚者。

【药性】**柴胡、白薇**　二味皆半表里，往来寒热之主药也。柴胡性苦平，为肝胆之专药，他经不用也。少阳、厥阴之实邪，在气在血者，皆可治之。按：新邪阳症，当用柴胡，久病阴邪，当用白薇。仲景柴胡，用途甚少，大小柴胡、柴胡桂枝汤、柴胡桂枝干姜汤、柴胡龙骨牡蛎汤、柴胡加芒硝汤，以柴胡名方外，只四逆散、鳖甲煎丸、薯蓣丸用之而已。以柴胡名方者，少阳之

火病也，其他三方，厥阴之血邪也。由是观之，除少阳气病，厥
阴血病外，他经无用柴胡之理也。即热入血室，用小柴，亦以破
血中结热者也。至白薇，性苦咸平，入阴分血分，久热成虚，及
阴虚内热，古今皆用之。竹皮大丸，即阴虚用薇以退热。又《金
匮》附方，二加龙骨汤，以桂枝去桂，加附子、龙骨、牡蛎、白薇，
亦退虚热之义也。是则柴薇之功效，了若观掌矣。

常山、蜀漆 二味之主治，亦犹柴胡、白薇之类似也。常山、
蜀漆，皆治疟疾。常山性苦寒，可治热多之新疟。蜀漆性辛平，
可治寒多之牝疟。但救逆汤，亦用蜀漆，是火误亡阳，柴胡实药
不可用，而用蜀漆入阴，以退虚热者也。是则常山、蜀漆，虽同
治疟，而有寒热虚实之分也。按：经方虽未用常山，时方以之治疟，
为常用之要药，功效甚彰也。

第六章　利小便药

通大便之药，有泻粪泻水二种，而利小便之药，亦有利脏利
腑之分。按：汗尿虽同为人身之水分，俱能驱邪外出，而发汗利
水之药，则又寒温各异也。汗药必辛温，使气上达，而利水药，
又必平寒，使气下达，小便始能通利也。故利水之药，非甘寒苦寒，
即甘平、辛平、寒平，俱下达者也。

第一节　利水药（又名利小便药）

利小便，以滑石、木通、猪苓、泽泻最常用，车前、萆薢次之，
其他则专治小便不利，杂病之单独病症多用之。按：热症小便不利，
滑石、木通宜之。虚症小便不利，猪苓、泽泻宜之。不寒不虚之

小便不利，车前、萆薢宜之。

【种类】

滑石　猪苓　车前　萹蓄　地肤子

木通　泽泻　萆薢　瞿麦　蟋蟀虫

【主治】小便不利，或短赤，或频数者。小便不利，小腹胀满，或急痛者。

【禁忌】亡津液，小便不利者。多汗，或吐泻，小便不利者。肾脏虚寒，小便不利者。

【药性】**滑石、木通**　二味为利小便之主药。滑石甘寒，表热腑热，小便不利宜之。木通性辛平，里热脏热，小便不利宜之。二味俱实热利小便驱邪之药也，虚症则忌用。阳明猪苓汤，用滑石以除燥，及杂病百合滑石代赭石汤、百合滑石散、风引汤、滑石白鱼散等，皆治热用之者也。即时方六一散、益元散等，亦以之治暑热。木通则厥阴当归四逆汤，用以利肝经血邪者也。今市上用方通梗通，称通草者，效力甚微，性甘淡寒，以之催乳，亦有效。按：木通味辛平，《别录》曰甘，雷公曰苦，究实少用则甘，重用则苦，曰辛平是下达之意也，非指其味辛也。本草诸药如是者，多多也。

猪苓、泽泻　以之配虚药利水者也。猪苓性甘平，以治阳症腑症宜之。泽泻性甘寒，以治阴症脏症宜之。颠倒用之，则不宜也。五苓散、猪苓汤、猪苓散，皆配虚药者也。五苓散、猪苓汤、牡蛎泽泻散、泽泻汤、茯苓泽泻汤，用泽泻以治脏治里者也。又六味肾气，用泽泻以治脏者也。

车前、萆薢　此二味时方常用之药也。车前用法，类似滑石。萆薢类似木通。车前性甘寒，利表症腑症之热。萆薢性苦平，利里症脏症之湿者也。又二味，皆治实症，虚人当慎用也。济生肾气丸，用车前以治肿，即慎用之法也。

蓄、瞿麦 蓄杀虫利水之药，性苦平，治腑症之药也。瞿麦，血药也，破瘀利水用之，性苦寒，治脏症之药也。瓜蒌瞿麦丸，用之以利小便，分量轻，服食少，功力雄猛可知。但蓄属剧药，亦宜慎用也。

地肤子、蟋蟀虫 地肤子，性苦寒。蟋蟀，性无可考，当属咸平也。二味皆利水之专药。膀胱有热，地肤宜之。肾脏有热，蟋蟀宜之。

附单方一种，用田螺捣烂为泥，与葱白同杵，敷脐中，因热因实，小便不利者，甚效。

第二节 止尿药

止尿药，类似止汗药，汗尿同源，皆为肾气所主，故大半相同也，余药则稍有不同。但止尿之药，虽有多种，总不若方剂之效力大也。止汗首推真武汤、保元汤；止尿以肾气丸、理中汤为要也。

【种类】

附子　人参　淮山药　龙骨　芡实　故纸　鹿角霜　益智子　金樱子

肉桂　黄芪　赤石脂　牡蛎　白果　韭子　雄鸡肝　覆盆子　诃黎勒

【主治】小便过多，或遗尿，或小便不禁。

【禁忌】小便频数之阴虚症，不可服。

【药性】阳虚阴盛之寒症，以附、桂最效。气虚不摄，人参、黄芪最宜。脾虚多尿，则淮山药、赤石脂为宜。芡实、白果，可补脾培土以制水。上热下寒，以龙牡可潜浮阳，固涩下元。肾寒多尿，故纸、韭子，能强阳固本以止尿。鹿角霜，能治肾虚阳不足之多尿。雄鸡肝，可医肝虚太疏泄之尿多。益智、覆盆、金樱、黎勒，皆固涩，收摄小便之专药。审症处方，全在医者之应变也。

第七章　风药

风为百病之长，有内风外风之分。外风多伤卫，卫热内侵，入身则伤脑，入脏则伤肝，而风动病危矣。内风则由肝血所生，肝阳外发，则伤及筋脉，而拘挛麻痛，其症最顽固而绵延。外风易治，内风难医。按：肝为风脏，外合于筋，风在外，头身四肢作拘挛麻痹疼痛者，有驱风药以散之；风在内，脑腑晕厥，神智不清，手足躁扰，循衣摸床者，有熄风药以镇之也。按：中医所谓风，即西医之所谓神经性痉挛麻痹等症是也。

第一节　驱风药

驱风药，以通经活血为主，与熄风药有别者在此也。按：驱风药，有表里虚实之分。因表症初起，风邪外感，头痛身疼在表者，以羌防为最效；在里者，以菊花防己为宜。血分则有川芎、细辛、灵仙、红花。在上者，则有蔓荆子、刺蒺藜。在下肢节者，则有天麻、秦艽；在肌肉者，则有穿山甲、白花蛇者也。

【种类】

羌活　菊花　川芎　威灵仙　蔓荆子　天麻　穿山甲

防风　防己　细辛　红蓝花　刺蒺藜　秦艽　白花蛇

【主治】风邪入经络，筋骨脏腑疼痛拘挛，身体四肢不遂者。或肌肤不仁，麻痹死肌者。

【禁忌】寒湿伤经络之类似症，阳虚弱人之类似症，皆不可服。

【药性】**羌活、防风** 表散外风之药也。风邪伤经络，疼痛初起，以羌防表散之即愈。但羌活性苦甘平，治实风。防风性甘温，治虚风者也。新病强人，宜用羌活；久病弱人，宜于防风也。

菊花、防己 菊花防己，肝风气分之药也。菊花性苦甘平，肝风上窜，头目晕眩，菊花最效。防己性辛平，肝风下窜肢节最效也。黑散治风，以菊花为主药。木防己汤，治肝风支饮为主药也。

川芎、细辛 二味皆肝风血分之药也。川芎性辛温，宜于血虚生风，入脑疼痛。时方有川芎茶调散，神效。细辛性辛温，宜于血实生风，入脑入脏之症。乌梅丸、当归四逆，用以为要药也。按：川芎，性上升外散；细辛，性下达内窜也。

威灵仙、红蓝花 灵仙性苦温，能治腹内冷风，及腰膝冷痛之风症。红花性辛温，散腹内刺痛诸风。《金匮》红蓝花酒，用之治六十二种风者也。

蔓荆子、刺蒺藜 蔓荆性苦微寒，入气，能搜肝风，去头风，筋骨间拘挛等症。蒺藜性苦温，入血，能破恶血，症瘕积聚及诸风疬疡等症。

穿山甲、白花蛇 山甲咸微寒，能治诸风疾，内服外用俱可。白花蛇性甘咸温，即蕲蛇也，治风最广，通治诸风者也。

第二节　熄风药（又名镇痉药）

熄风药，与驱风药功同而性异。驱风药，为宣通发散；熄风药，为镇静清降也。驱风药，风由外泄；熄风药，风由内熄。此又功同而力异者也。按：熄风药，亦有内外之别。外风在表，以钩藤、蝉蜕为宜。决明、羚羊则进一步，邪将入里矣。僵蚕、全蝎，则已入里，而动风矣。至鼠外肾，鸡屎白，则完全在脑在脏矣。

【种类】

钩藤　石决明　僵蚕　鼠外肾

蝉蜕　羚羊角　全蝎　鸡屎白

【主治】风热外袭，神智昏瞀者，肝风内动，神昏手足躁扰，直视痉厥者。肝风入络，转筋入腹者。

【禁忌】阳虚痉厥，寒湿入络。

【药性】**钩藤、蝉蜕**　治风热在表，最轻之症也。钩藤性甘微寒，蝉蜕性咸甘寒，二味功力相等，方剂多并用，皆治风热惊痫，头眩斑疹等症极效，小儿尤多用之。

石决明、羚羊角　皆能镇肝熄风。惟决明，能治肝经风热，骨蒸潮热，及目障青盲翳痛，是内脏风热之症也。羚羊角性咸寒，亦能明目平肝，但以镇脑之力为胜，故能治恶鬼，不祥魇寐，及惊梦狂越，中风筋挛，小儿惊痫。是则时珍所谓，平肝舒筋，定风安魂，散血下气，辟恶解毒云云，羚羊之功，包括无遗矣。

僵蚕、全蝎　二味皆熄风镇脑要药。惟僵蚕性咸辛平，功在身体血分，治小儿惊痫及口噤，中风失音，一切风痓，中风喉痹，散风痰，头风，风疮，丹毒等，因风发病，皆可治之。全蝎，则入脑驱风，镇痉为胜，性甘辛平。诸风瘾疹及中风，半身不遂，口眼㖞斜，手足抽缩，小儿惊痫等症，二味功力，又大同小异者也。

鼠外肾、鸡屎白　雄鼠外肾，药名子午丹，以活雄鼠，剖取外肾，拌以朱砂，阴干，汤服、粉服俱可。痉厥，人事不省，直视口噤，四肢拘挛，服之神效。但《纲目》鼠印，即此也。云：

佩之令人暗悦，无治病主治，性甘热。《日华》云：煎油治小儿
惊痫。以鼠煎油，且如此有效，取其外肾用之，效力更大可知也。
鸡屎白性微寒。《日华》云：治中风失音，小儿客忤，白虎风，
风痛，及贼风风痹。又下气利大小便，心腹鼓胀症瘕，疗破伤风，
小儿惊啼。《别录》治消渴，伤寒寒热，破石淋及转筋，利小便等，
皆肝经所生之症也。是则屎白，疏泄肝风，下泄之神效药也。《内
经》鼓胀，治以鸡屎醴，亦即此也。肝风内鼓之症，以此为最效也。

第八章　驱寒药

　　人体之气血，阴阳之根本也。气血调和，不寒不热，即为平
人。过则病，极则死。故百病必分寒热而治之，药到病除，应如
桴鼓。是则寒热两药，可谓诸药之最要者也。按：热药，名有多种，
驱寒用途更广。一名驱寒药，能使身体寒去热生，热生即阳旺，
故又名壮阳药，阳生火即旺，故又名补火药，又称为温药、热药，
一物五名也。按：驱寒药，与清热药为对偶，性若冰炭者也。

第一节　驱寒药（又名热药
温药壮阳药补火药）

　　驱寒药，以附子、干姜、肉桂为最雄猛，为热药之主药也。
表里气血之寒，皆以此三味治之，他药无此能力也。桂枝、生姜，
则力薄而治表寒之症也。乌头、天雄，热力比附子大，治症则在
里寒疝瘕者也。芦巴、故纸，则温下元肾冷。胡椒、荜茇、蜀椒、
良姜，则驱腹内之寒。草果，能温脾胃之冷。益智，能温心肾之寒。
硫黄，则暖下元肾冷。樟脑，则助心阳衰弱，虚寒者也。

【种类】

附子　肉桂　枝枝　乌头　胡芦巴　胡椒　蜀椒　草果　硫黄
干姜　炮姜　生姜　天雄　破故纸　荜茇　良姜　益智　樟脑

【主治】阳虚火不足，一切寒冷诸症，面青唇白，肢冷便泄，多汗多尿，呕吐，舌白滑，脉微细，寒疝腹痛，梦遗泄精，经带淋滴，或虚火虚热等症。

【禁忌】阴虚火旺，一切热症，舌绛舌黄燥，脉数脉弦大，尿短赤，大便坚等症。

【药性】附子、干姜　附子、干姜、肉桂，为温热之三大将药也，百病之寒症，宜用温热者，非此莫治，亦无类似之药可代，然三味性虽属温，而功力又有异也。按：水寒当用附，气寒当用姜，血寒当用桂，证之经方，莫不皆然。又按：附子入肾入骨，肾寒骨冷，附子特效。干姜入肺入胃，肺胃寒邪，干姜神效。桂则入肝入心，心脏血冷，肉桂极效也。仲景真武附子、甘草附子，治多汗多尿，骨节疼痛者，附子之力也。甘草干姜、理中，治肺寒白沫，便泄腹胀者，干姜之力也。桂枝甘草、乌梅丸等，治心悸厥冷诸证者，桂枝之力也。按：附桂姜三味，性皆辛温，而又有升降先后之不同。附子则先降而后升，先降故汗即止，后升而真阳日旺，肾气日充也。桂枝则先升而后降，先升故能驱外寒出表，后降则引火归原，而火热内藏也。姜则不升不降而外散也。又四逆，附姜并用，亡阳，多汗，身冷，附可止汗回阳，呕吐泄泻，姜能止呕吐，治泄泻也。医者，姜附桂用之适当，立可愈病，用之不当，虽同为热药，而功效不彰也。如呕吐泄泻用附，多汗尿白用姜，不但不能愈病，反有误其病机者也。又按：附子肉桂干姜，性皆辛温，以姜性最猛，而热力易散也；附子性虽平淡，但热力极雄，误用则遗祸无穷也；桂则在姜附之间，上品性犹和，下品误用，亦有大害也。

肉桂、炮姜　二味虽同是热药，但桂入肝，而炮姜入肺也。按：干姜味厚，下达温中，去胃寒。炮则味淡，而为上升，治肺寒矣。按：桂能入血，血寒出路，必从小便，故桂又能利小便者，即驱血寒也，血热则忌用，反伤液而小便不利矣。

桂枝、生姜　同是桂姜，而有枝与生之性不同也。仲景之桂枝，即今之桂通也。枝力薄则发泄，故能治表虚热驱外寒也。桂心则味厚而下达，驱里寒，利水矣。生姜性辛微温，不如干姜热力大，外散之力则比干姜大，故以治表症之寒邪，太阳以生姜大枣为主药者，取其辛温外达也。

乌头、天雄　乌头，有川乌草乌，形状功力大异。草乌麻醉力比川乌大十倍，云是野生土附子之头也。按：乌头汤，以麻舌者佳，当用草乌矣。天雄，市上无货，当以生附子代之。按：川乌头、天雄、附子，同种同功效也。草乌头，则力猛，当慎用，余常以明附片代用，亦大有神效。若用砂炒明附片，则麻力减却多多，可作生附子、乌头、天雄用也。市上淡附片，则无力矣。

胡芦巴、破故纸　二味皆温肾之药也，下元虚冷者极效，可配附桂同用。若以之代附子用，温肾暖下元则可，亡阳漏汗，则无力而不宜也。

胡椒、荜茇、蜀椒、高良姜　四味皆温中，驱积寒之药也，与附桂功力大异，中寒之症，用之最宜，表里寒邪，则非所胜矣。配干姜则力尤大。建中、己椒苈黄丸，皆取其温中散寒也。

草果、益智　草果性辛温涩，温脾胃之寒冷，腹痛呕吐泄泻最宜，比椒荜等力稍和也。益智性辛温，暖心肾，心阳不足，心神不安，怔忡失血者，及梦泄虚漏，小便过多或不禁者，神效。

硫黄、樟脑 二味皆极热之药也。硫黄性大热，暖肾脏，下元虚冷，黑锡丹用之为主药也。樟脑，则强心，壮阳补火，性辛热，故能通关窍，利滞气及霍乱脚气，皆心脏衰弱所致，西医以为强心要药，亡阳脉不出者，用之极效也。

第九章　清热药（又名清暑药）

清热药，即清暑药，与泻火药大异。清热药，性多甘寒；泻火药，则多苦寒也。按：热与火，性虽同而症则大异。热虽高，而无焦黄之色及空窍之窜，只呈高热口渴。火症则唇焦舌焦，有口苦咽干，目眩耳聋之症也。按：热必在表，在里则成燥，半表里则化火。是则甘寒苦寒，治热治火，有表里之分也。若以甘寒治火，则火反盛。若以苦寒治热，则热反入里矣。此则医者不可不知也。又按：甘寒药，多配表药并用，苦寒配表药，则甚少见，配里药，则又常用者也。

第一节　清热药

清热药，功效相同，不过表里轻重分别用之而已。经方以葛根、花粉为轻药，石膏、竹叶为重剂也。时方以桑叶、荷叶为轻剂，羚羊、犀角为重剂也。其他功力相等，普通热症，常用之药也。

【种类】

石膏　葛根　羚羊角　桑叶　芦根　连翘　钩藤　西瓜露

竹叶　花粉　犀牛角　荷叶　茅根　银花　竹茹　甘蔗汁

【主治】风热、暑热、燥热，在表、在里，大热大渴，大汗恶风，烦躁，小便短赤，脉洪大有力者。表邪热过盛，虽用汗药，亦当配清热药也。

【禁忌】阳虚假热，热不扬，小便长白、长赤，大汗身寒者，不可服。渴欲热饮，或不多饮者，慎用为要。

【药性】**石膏、竹叶** 石膏性辛微寒，表热气热最效。竹叶性辛平大寒，里热血热宜之。越婢、青龙、麻杏甘膏、木防己汤等，以石膏为清热之主药。竹叶石膏汤、竹叶汤，皆以阴虚热盛，用竹叶清血热者也。

葛根、花粉 葛根性甘辛平，花粉性苦寒，俱清热镇痉之药也。表热项背强，当用葛根。里热身体强，当用花粉也。仲景桂枝加葛根、葛根汤，皆取以清表热者也。若云葛根性升者，误也。甘辛平，何能上升？以其能治太阳阳明之下利，乃表热内侵作利，清热即可止利，非上升也。瓜蒌桂枝治柔痉，以苦寒比甘寒进一步，故能治里热痉病，乃口渴伤津，半表里火邪也。若热入脑，当再进一步用羚犀矣。

羚羊、犀角 二味皆兽角，性近脑，故能镇痉，清脑热也。羚羊角性咸寒，犀角性苦酸咸寒。羚羊气热外风最效，犀角血热内风最灵，热邪入血，非此莫救。云辟秽解毒，即热邪入血之症象也。按：羚羊可配桂附，用以治虚热痉厥，而犀角则配寒凉芍地为佳。

桑叶、荷叶 桑叶性苦甘寒，风热在表最宜。故头痛目赤，因风热而发者，为必用之药也。时方桑菊饮亦治风热之主药也。即肝阳火旺，头目诸疾，二味单服亦极效。荷叶性苦平，清暑必用之药也。且能凉血，生者尤良。二药皆配清药为宜，配温热则违反其药性矣。

芦根、茅根　二味性皆甘寒，但芦根功类石膏，气热表热最宜；茅根则血热里热最效。故大渴欲饮，芦根最效。夜啼不寐，茅根饮之即安。此即表里气血之分者也。

连翘、银花　连翘银花，清三焦热。连翘性苦平，气热宜之，功类柴胡，亦能通经散络，治血结气聚。银花性甘寒，血热宜之，有云性甘温者，误也。按：银花，清血解毒，疮疡之要药也。温热银翘散，以为清热主药，历代相传，皆治血症，云性温，定有误也。连翘，仲景麻黄连翘赤小豆汤，治湿热内蕴之清热药也。按：二味皆治三焦表热在气在血者。若里症有热，则无效也。

钩藤、竹茹　钩藤竹茹，性皆甘微寒。钩藤治肝经风热，惊痫，能清热熄风也，小儿更多用之。竹茹则清胃热呕恶，亦能清血热，治血症伤阴者最宜。是则钩藤理气，竹茹入血，又当分也。

西瓜露、甘蔗汁　西瓜露，性甘淡寒，俗云天生白虎汤，清热生津，功效甚著，表热症服之极效。甘蔗汁则清里热，心胸烦热，口渴，能利大小肠，下气者也。

第十章　湿药

湿有寒热之分，治有燥利之别。寒湿之症，治以燥湿为宜，湿化则病除。湿热之症，治以利湿为主，湿去则病亦除也。然寒湿何以不可利？湿热何以不可燥？按：寒湿有寒，利之阳益虚，湿愈重，燥之则寒去湿亦化，故宜燥湿之药也。湿热则阳盛，燥之则助阳，不但湿不去，反助湿化燥，故当利之，热除而湿亦去也。此寒湿、湿热之症治不同者也。

第一节 燥湿药

寒湿虚症，以附子、白术，陈皮、半夏为宜。寒湿实症，以厚朴、茅术，苍术、白芷为当。又在里骨节之寒湿，宜用术附。在表肌肉之寒湿，宜以芷苍也。朴茅则治在腑之寒湿，术附则治在脏之寒湿者也。

【种类】

附子　厚朴　白芷　陈皮　赤石脂

白术　茅术　苍术　半夏　禹余粮

【主治】寒湿，骨节疼痛，或微肿，或生湿疮，舌白厚腻，或薄黄腻，腹胀满痛，饮食呆滞，二便不利，或溏薄，脉濡缓者，或濡大者。

【禁忌】湿热症当慎用，或配清热药合用之，湿已化燥，津液干涸者。湿已化火，身黄热盛者。舌苔焦黄，大渴欲饮水者。湿热湿火，已伤阴者。

【药性】**附子、白术**　附子性辛温，白术性甘温，仲景治表里之寒湿虚症，皆用之。桂枝附子、白术附子皆配表剂，以驱身体之寒湿。甘草附子，配桂甘以治里症骨节之寒湿。凡骨节间肿痛，非以附术不能治，且当重用，至近两，少亦五六钱也。附子驱寒，白术燥湿，为虚寒湿症之主药者也。

厚朴、茅术　厚朴性苦温，茅术性辛甘温，合用，以治寒湿，表里皆可用之，朴能散寒散气，术能燥湿温中也。按：市上，术有三种：曰白、曰茅、曰苍。白术今皆人工种植，性甘温，力平淡。有油者，名于术，出杭州于潜县，今已凤毛麟角矣。以江西所种白肉者，曰白术，赤肉曰于术，去湿功逊，健脾力大。出茅山者，曰茅术，质小色赤，甚香，有朱砂点为最佳，市上无此品，以他处产者充茅术，性烈，补脾力小，去湿功大也。苍术，则能燥湿而不能补脾，性苦温，燥力极大，非重症寒湿，不可用也。

白芷、苍术　白芷性辛温，能驱风湿，且能入血，治诸疮带下，以外症用之较多，以其能驱寒湿外散故也。苍术性苦温，亦以寒湿之症为宜，合白芷，内服外用俱效。

陈皮、半夏　陈皮性苦辛温，功类厚朴。半夏性辛平，功类茅术。惟功较朴术轻耳。寒湿在里之轻症，以此为宜，且能温中化痰湿也。

赤石脂、禹余粮　性俱甘平，仲景是用太乙禹余粮。《本草》云：赤石脂甘酸辛大温，误也。云：五种石脂，并甘平为妥。赤石脂，禹余粮汤，以湿土下利，水痞之症，理中不能治者，以此燥湿固涩为宜。又石脂，治黄疸泄利，肠癖脓血，下利赤白，痢疾，女子崩中漏下等，皆以燥湿固涩为主。及乌头赤石脂丸等，皆用以去湿健运为功效者也。

第二节　利湿药

寒湿虚湿宜温燥，热湿实湿宜清利，为治湿之不二法门也。但利湿药，又与利水药，大同小异。按：水分少者为湿，水分多者为水，利药虽有轻重之分，而目的在增加其小便则一也。又按：利水是从下焦入手，利湿则在中焦着力者也。又利水在肾，利湿在脾，此又同而不同者也。

【种类】

茵陈蒿	车前	地肤子	防己	五茄皮	茯苓	薏苡仁
梓白皮	萆薢	蛇床子	木瓜	白藓皮	猪苓	赤小豆

【主治】风湿，湿热，湿痹，身体四肢麻痹，疼痛肿胀，或手足不遂，或身黄发热，腹胀纳呆，舌苔厚腻，脉濡缓者。

【禁忌】脾肾阳虚，多汗多尿者。便泄呕吐者。及寒湿之症。

【药性】**茵陈蒿、梓白皮**　茵陈性苦平微寒，为治湿之要药，湿热在表在里者，可用以利湿下达，茵陈蒿汤、茵陈五苓散，皆以为治湿之主药。梓白皮，性苦寒，亦清湿热之药也。中焦脾经湿热症，以此二味为最效也。

车前、萆薢　本利水之药，又能利湿。车前性甘寒下焦有热，小便不利，及湿热极效。萆薢性苦平，功同车前，亦下焦之利水、利湿之要药也。

地肤子、蛇床子　地肤子性苦寒，蛇床子性苦平，皆下焦利水强阴之药也。但地肤子，入太阳膀胱，皮肤之湿热极效。蛇床子，则入少阴肾脏，子宫之湿热极灵。二味皆利水之中又兼强阴助阳，杂病阴寒，用蛇床子散是也。又地肤能补中益气，蛇床能温中下气，功力皆相同也。

木防己、白藓皮　防己性辛平，治风湿四肢拘痛之症。白藓皮性苦寒，治湿痹四肢不举之症。一切诸黄热气因湿者，能通利关窍也。

茯苓、猪苓　二苓皆甘平，为治湿之最轻者，虚症宜之。

薏苡仁、赤小豆　薏苡仁性甘微寒，赤小豆性甘酸平，同为谷豆类，且可多食，以为久湿脚气之常服药极效，所谓健脾利湿之药是也。按：薏苡又能益气下气，赤豆又能排脓散血，此又为同而不同之点也。仲景赤豆当归散，是赤小豆芽也。薏苡又能去干湿脚气，消水肿；赤小豆亦能下水肿，和鲤鱼煮食，亦能治脚气消水肿，此不同而同者也。

第十一章　燥药

燥有虚实，治法不同。实燥宜清燥，即清燥之药是也；虚燥宜滋润，即养阴生津之药是也。此燥病治法之药也。亦有燥药以治寒湿之病者，即燥湿药与破气药，驱寒药是也。但清热药、生津药、燥湿药、破气药、驱寒药，俱见各门，此章不论，以免重复也。

第一节　燥药

【种类】

燥湿药

附子　厚朴　白芷　陈皮　赤石脂

白术　茅术　苍术　半夏　禹余粮

破气药

厚朴　木香　陈皮　白蔻仁　丁香　大茴

枳实　砂仁　枳壳　肉豆蔻　沉香　小茴

驱寒药

附子　肉桂　乌头　胡芦巴　胡椒　蜀椒　草果　硫黄

干姜　炮姜　天雄　破故纸　荜茇　良姜　益智　樟脑

第二节　清燥药

【种类】

清热药

石膏　葛根　羚羊角　桑叶　芦根　连翘　钩藤　西瓜露

竹叶　花粉　犀牛角　荷叶　茅根　银花　竹茹　甘蔗汁

养阴药

人参　西洋参　麦门冬　天门冬　沙参　生地　玉竹　枇杷叶　桑白皮　生梨

白芍　金石斛　何首乌　女贞子　玄参　知母　粳米　龟板　鳖甲　百合

第十二章　火药

热邪与火症不同，清热与泻火有异，是则甘寒苦寒之药，不可不分别而用之。苦寒泻火之药，以芩连为主药。然实火固当泻，而虚火则又当补也。补火之药，又即辛温之附子、干姜、肉桂等是也。按：火症，有相火君火之别，相火为阳火，君火为阴火也。火虽有阴阳之分，而治火之药则又一也。

第一节　泻火药

泻火以芩连为主药，山栀黄柏佐之，四味皆最要而最常用者也。若苦参根、龙胆草，芦荟、秦皮，则力薄而有专主者也。

【种类】

黄芩　山栀　苦参根　芦荟

黄连　黄柏　龙胆草　秦皮

【主治】相火君火内结，口干咽干，目眩耳聋，唇焦面赤，舌焦黄燥，口渴，二便热赤艰少，脉弦壮热，心烦懊恼，胸胁满痛，或咽痛，热疮等症。

【禁忌】虚火假热，二便色白，舌白腻，脉濡弱者。

【药性】**黄芩**、**黄连**　二味皆泻火之主药，但芩性苦平，连性苦寒，平为秋雨，寒若冬霜，故芩泻身体之表火，连泻脏腑之里火也。柴胡用芩，身躯有火也。泻心用连，脏腑有火也。表里俱有火，又当芩连并用也。古方今方，莫不如是。乌梅丸、黄连汤、黄连阿胶汤，皆以连泻脏火者也。按：苦寒泻火之药，概以凉血为作用也，故血病多用黄芩，女科常用，即因血热宜凉者也。又按：肝心二脏，为血之根本，脏热属里，必用黄连，身躯为血之所寄托，血热属表，必用黄芩者也。

山栀、黄柏 山栀、黄柏，性俱苦寒，俱火热在里之药也。三焦里热，泻以山栀。三焦表热，清以连翘。然三焦之里，胸腹之部也，对脏称为里中之表矣。黄柏则泻脏热，五脏之火，泻以黄柏为宜。按：山栀泻火，邪从吐解。黄柏泻火，邪从小便而解。此为泻火之中，而分上下之道者也。仲景栀子豉诸方，皆泻三焦之火者也，而肝之乌梅丸、白头翁汤，肾之知柏八味丸，脾之栀子柏皮汤、大黄硝石汤，心之天王补心丹，皆以黄柏泻脏热火盛者也。惟肺为脏之表，药尚发泄，柏味厚下达，故不用，而用黄芩可以泻肺热也。

苦参根、龙胆草 苦参性苦寒，龙胆草性苦涩大寒，俱泻火养阴之药也，二味皆养肝胆阴气，明目，又皆能杀虫，又皆能治肠澼热利。惟苦参杀虫力大，龙胆清热力强而已，其功力皆以泻火为主者也。《金匮》用苦参者，有苦参汤，即用以杀虫；当归贝母苦参丸，用以泻火者也。

芦荟、秦皮 二味性皆苦寒，但芦荟性类苦参，秦皮功同龙胆，皆泻肝热之要药也。惟芦荟杀虫力大，秦皮清热力强。白头翁汤，用秦皮以治热利下重，即清肝热者也。芦荟杀虫，以五疳之虫最效者也。

第二节　补火药（即热药驱寒药）

实火当泻，虚火宜补，此治火之大法也。但补火之药，各有不同：肾火不足，以附子为宜；相火君火不足，心肝胆无阳，以桂为要；肺火不及，补以炮姜；胃火不足，补以干姜；脾火不足，以生姜极效；又气无火，以姜为主；血无火，以桂为宜；水无火，以附为尚；又脏无火，亦以附桂；腑无火，当以椒姜，此补火之大概也。其他热药，皆补火之要药，各随所宜而施之，火无不旺者也。

第十三章　阴药

养阴药，即生津药，与清热药，又似同而实异也。清热药，热清虽可生津，而生津药，津生亦可清热，但清热药，邪未罢亦可用，生津药，则非邪去不可用也，以生津药带养阴之补性，故能留邪增病，与清热不同者在此也。虽有时二种同用，总以表邪化热，恶寒已罢，方可用之。又清热药，可配发汗药同用，而生津之人参、冬、地等，配汗剂则未之见也。此则医者，不可不明辨者也。

第一节　养阴药（又名生津药）

养阴生津药，种类虽多，概别之只有二类：一为生津，功在清肺，肺清不热，气得凉而化水，津液生焉，小便利矣，此清肺药之所以名为生津药也；一为养阴，功在滋肝，肝滋不燥，血得润而增血，血液足矣，真阴充焉，此滋肝药之所以名为养阴药也。

人参、洋参、麦冬、天冬、沙参、知母、玉竹、枇杷叶、桑白皮、生梨，皆清肺之药也。白芍、石斛、何首乌、女贞子、玄参、生地、粳米、龟版、鳖甲，皆滋肝之药也。

【种类】

人参　西洋参　麦门冬　天门冬　沙参　知母　玉竹　枇杷叶　桑白皮　生梨

白芍　金石斛　何首乌　女贞子　玄参　生地　粳米　龟板　鳖甲　百合

【主治】阴虚，津液干涸诸症。舌绛唇红，脉数，溲短赤，骨蒸潮热，盗汗不寐，或舌尖绛，中黄焦黑，唇焦黑如墨，心烦不寐等症。

【禁忌】热盛，表邪未罢者。风火燥热伤阴，而火热过甚者。当泻火不可养阴，恐助火热也，热邪虽盛，而阴未伤者。

【药性】**人参、白芍**　为养阴生津之主药。人参性甘微寒，入肺生津极效。仲景白虎、柴胡，皆用参以生津；新加汤、理中四逆，又皆以参为救阴者也。但今之人参，种类甚多，但白参有糖，红参有附，其他则无力，惟干晒人参最宜。有以人参为补气，则误矣。补阴气则可，补阳则功效冰炭矣。白芍性苦平，入肝养阴之要药，肝经血分之虚症，为必用之药。桂枝用以治营虚汗出，即养阴之功也。加芍去芍之方，以欲其入阴出阳，惟白芍之马首是瞻也。血病属阴虚者，皆以白芍为主药。按：白芍，有邪无邪皆可服，人参则有邪忌用也。

西洋参、金石斛　西洋参性甘寒微苦，功类人参，后人以为养阴生津之要药，一切阴虚火旺之症，用之极效。但野山则有效，种参则味带甜，功效逊野生者多多，以移山人参干晒者，代之亦佳。金石斛性甘平，多与洋参合用，治阴虚舌绛之症，功力甚大。鲜石斛与铁皮石斛，效力尤大也。

麦门冬、何首乌 麦冬性甘平，亦生津之良药，肺阴虚，津不足者极效。麦门冬汤，以为治火冲之主药，生脉散等，亦如是也。何首乌性苦平，《纲目》云：苦涩微温，恐温字有误。观其主治瘰疬，消痈肿，疗头面风疮，治五痔，止心痛，益血气，黑须发，及益精髓，产后带下诸疾等，皆血分有热，用以清血热养阴之药也。今人用以养肝阴，不可服熟地者，以首乌代之。鲜者，养阴之药尤常用之。即夜交藤亦以治虚热不寐，安神养血者也。观此可知，首乌是属寒平之性为宜。古人此药少用，今人则常用之，无有以为治阳虚诸症者也。观其形色苗叶，种类似葛，且多汁多脂，必非温性更可知。又似茯猪苓，茯猪苓且甘平，何况首乌之肥大多汁，胜于茯猪苓者，反属温性乎？必误无疑矣。纵不误，亦古人之经验少也。

天门冬、女贞子 天冬性苦平，功类麦冬，亦养阴生津之要药。女贞性亦苦平，强阴之力甚大，亦养阴必用之药也。

沙参、玄参 二味性皆苦微寒。但沙参有南北之分，以北沙参为胜，南者力薄，清肺之要药也。元参则入血，为凉血之圣品，表里皆可用之，凉性胜于生地，养阴之中又兼清热，血热必用之药也。

知母、生地 知母性苦寒，肺肾之药也。生地甘寒，肝心之药也。阴虚热盛，用之极宜。白虎用之，可清热生津也。知柏八味亦用以生津养液也。生地则凉血要药，又能清热生津，养阴圣品也。凉血则用生，补血则用熟，为血症要药也。又有一种鲜生地，形小色白，与黑色生地，大小十比一，且尤不止，功力亦清热生津，火症阴虚多用之，表症用以清热，里症用于失血，皆有大效者也。

玉竹、粳米 玉竹性甘平，功似天冬。粳米性甘苦平，煮取清汤，以生津止渴，凉血，及热毒下痢极效。白虎用之，不可少也，但不可过熟，熟则无力矣。渐二泔，即洗粳米之二次水也，凉血之功甚大，功类粳米之清汤也。

枇杷叶、龟板 枇杷叶性苦平，清肺之专药，肺阴不足，用之极效，久咳肺燥，必用之药也。龟板性甘平，为养阴血虚之要药，阴虚骨蒸，一切血病神效。

桑白皮、鳖甲 桑白皮性甘寒，肺阴不足之要药。鳖甲性咸平，亦阴虚养阴之要药。板甲多合用，久病阴虚，不可不用者也。

生梨、百合 梨性甘微寒，润肺生津极效，久咳伤阴邪罢，用之极效，但宜熟用。百合性甘平，仲景百合病，以为主药，亦养阴滋血之品，但宜用野生者，种植味淡力薄也。

第二节 纳阴药

阴之有纳，犹阳之有潜也。潜阳与扶阳各异，纳阴又与养阴有别也。潜阳者，潜上浮之阳而下降。纳阴者，纳内竭之阴而外出者也。故猪胆汁，纳厥阴将亡之阴。人尿，纳少阴将涸之阴者也。白通，通脉，阳已亡而阴亦将涸，干呕心烦，吐已下断，回阳之中，又加纳阴之药也。按：阳已亡，阴将竭，遽投阳药，益使阴绝，故非胆尿，阳药无以入脏，回其已脱之阳。胆尿同施，入肝入肾，将亡之真阴真阳，皆得回复，而阳回阴纳，肢热脉出矣，而生机蔼然矣。按：纳阴者，可纳此药到阴分之血之脏者也。

【种类】

猪胆汁 熊胆 龟板

小儿尿　秋合　鳖甲

【主治】阳亡阴竭，一切内外危证。邪已入脏，肢厥神昏，生命将亡之候。主药之中，加入胆尿等，使药入里中病，邪从二便而出也。

【禁忌】腑症不必服，服亦无效。

【药性】**猪胆汁、人尿**　胆汗性苦寒，血分肝心伤邪，或外症毒火内攻，用以引药，从血中之胆汁入胆经后，再从大便而出也。如疔毒内攻，火毒内攻，及种种毒邪内攻，皆可用之为引，然以熊胆尤良。人尿性咸寒，气分肺肾伤邪，或外症热毒内结，用以引药从水分由小便而出也。邪已入内，非从内解不可，内解之道，又非从胆从小便，无由而出也。此仲圣用胆尿，留以后人为法者也。如跌打，及血症，多用童便内服，以清解血中之瘀，由内而解者也。

熊胆、秋石　熊胆性苦寒，能解血中之毒，从胆管排泄，故时气热盛，黄胆诸疳，恶疮惊痫，热毒在血分者，皆可清解。时珍以为退热清心，平肝明目也。外症火毒，尤多用之。秋石，性咸寒。人尿能解气分热毒，从小便而解，故寒热头痛，湿气及久咳上气，血闷热狂瘀血，滋阴降火，杀虫解毒。秋石乃童便之精，性从童便为是。闻苏州南门，有刽子手，治疔毒走黄，神昏抽缩之候，只要未断气，一粒入腹立愈。有乞其方者，不肯传人。云：药内有人胆一味，非此君莫辨，得方亦徒然也。更可证明，胆能引毒，从胆管排泄血中之毒也。

龟板、鳖甲　龟板性甘平，鳖甲性咸平，亦纳阴药也。仲景升麻鳖甲，治阴毒阳毒，用以引药入阴之功也。但二甲功效相同，养阴之外，用以治血，治腹，治骨等，皆为引之功也。

第十四章　阳药

阳药，即热药也，凡性属温热者，皆可称为阳药。但种类虽有十八种，主药不过附子、干姜、肉桂三种而已。

按：阳药，有回阳潜阳二类。回阳是阳已亡而身冷不热，用回阳药服之，可使阳气回复原状，身体转热也。潜阳则不同，以阳浮于上于外，头面皮肤虽热如火症，唇焦，面赤身热，而脏腑之内则无阳矣。此为阴阳内外分离，未曾逃去，能使头面身体之阳，潜于脏腑，则阳潜于内，外热即除，此所谓潜阳是也。

第一节　回阳药

亡阳之路有四，而回阳之药有二也。大汗、漏汗，是表之亡阳也。小便利色白，是里之亡阳也。此属于五脏心肾者，主以附子回其阳也。呕吐，是上之亡阳也。下利清谷，是下之亡阳也。此属于六腑胃肠者，主以干姜回其阳也。故四逆汤，用姜附以回内外之阳者也。分而用之，真武汤以治汗多、尿多之无阳；理中汤，以治吐甚、利甚之无阳者也。

【种类】

附子

干姜

【主治】漏汗肢冷，上吐下泻，或小便清长色白，恶寒踡卧，但欲寐，舌白腻，脉微或无脉者，皆亡阳之症，宜用回阳药也。

【禁忌】舌绛唇红，汗出，小便频数短赤，亡阴之症不可服。

【药性】**附子、干姜**　回阳虽以姜附为专药，但热药皆可并用，如芪党桂吴苓术椒纸，皆可用也，与驱寒药合配可也。

第二节　潜阳药（又名镇纳药）

何谓潜阳药？阳未逃亡，浮而在上之头面，在外之皮肤，头面皮肤之热甚盛，而胸腹无热，今将其上浮外走之阳热，纳之于里于下，即为潜阳也。以太阳之亡阳，回以附子。阳明之阳亡，回以干姜。少阳外无汗尿之漏，内无吐利之泄，真阳上越，不能以温热之药再助其阳，只须将上越之阳，潜之于下，以甘平咸之龙牡，引阳下潜，真阳归纳原位，则热除火退矣，故潜半表里之阳以龙牡也。此三阳经虚阳之主药也。又有三阴之阳上越者，肝阳镇以石决明，肾阳镇以灵磁石，心阳镇以朱砂琥珀，肺阳镇以石钟乳，即鹅管石也。惟脾主四傍，其阳不上越，而外越四肢，或内蕴中焦，脾为湿脏，脾湿上壅而为痰热，下积而为浊带，消以蛤粉极效。故蛤粉，为消脾脏阳越之药也。按：蛤粉，主热痰、湿痰、寒痰、顽痰，湿在上，降而下之也；疝气、白浊、带下，湿在下，消而散之也。又云：清热利湿，化痰饮，定喘嗽，止呕逆，消浮肿，利小便，止遗精白浊，心脾疼痛，化积块，解结气，消瘿核，散肿毒，皆脾湿所生之症者也。观此蛤粉，非肺经之专药，是脾湿之要品也。震亨又曰：能降能消，能敛能燥，更可证明治脾湿矣。故以蛤粉为脾脏虚热之镇纳药，可无疑也，非余强辩，药性实如是也。仲景半表里病救误例，概以龙牡为潜阳之主药，如柴胡龙骨牡蛎汤、救逆汤、桂枝甘草龙骨牡蛎汤、桂枝龙骨牡蛎汤等，皆以龙牡为潜阳之药也。

【种类】

龙骨　石决明　朱砂　石钟乳

牡蛎　灵磁石　琥珀　蛤壳粉

【主治】浮阳不潜，面赤唇红，舌黄或舌薄腻，耳聋，头目昏眩，眼赤咽干，欲热饮，不多饮，头汗自汗，脉濡数大，或小，热不扬，神昏重语，小便黄赤，一切虚热虚火等症，或舌绛唇焦齿燥。

【禁忌】实热实火，舌黄燥，脉弦大数，二便不通，壮热大渴，欲多饮冷饮者，不可服。

【药性】**龙骨、牡蛎**　龙骨性甘平，牡蛎性咸平微寒，纳阳俱生用，不可火煅也，固涩方可煅用。按：龙牡，配温配清俱可用之，或柴胡龙牡、桂枝龙牡、附子龙牡。惟干姜不可配龙牡，以姜辛温，为阳明腑药，能失却龙牡之性故也。或配参芍，及诸阴药亦可，以纳阴含阳也，但龙牡用量须大，可六钱至两余，当研如粉末，否则无功也。凡浮阳不纳，表热属虚者，服之极效。即阴虚用之，亦能纳阴退热。仲景少阳半表里坏病，以龙牡为主药也。二加龙骨汤，以桂枝去桂，加龙牡白薇，退表上虚热极效也。按：龙牡可称为少阳之回阳药也。

石决明、灵磁石　决明性咸平，为肝经虚阳上升之要药。肝阳平则目明，故又能治目疾诸症。磁石性辛寒，为肾阳上越之要药。头脑晕眩，或胀痛，又失血症，或血压过高，皆可降之，合龙牡并用，更佳。余春间患心脏衰弱，脉弦大数，每分钟百廿至，口舌喉红，咯血，动则喘促，血压二百十度，服西药三溴，而无大效，转服酸枣仁一两，杞子五钱，磁石二两，龙牡各一两，附片五钱，及苓术各五钱，服一剂效一剂，三十剂，而脉数减至每分钟七十至，诸症悉平，而康健矣。按：磁石当生用，研如粉，方有力，煅用亦可。

朱砂、琥珀　朱砂甘微寒，心阳不宁，为镇心定惊安神之要药。琥珀性甘平，亦安魂定魂之要药，镇心极效，且能引心阳下达，而利小便也。

石钟乳、蛤壳粉 石钟乳，又名鹅管石，《本草》云：甘温。余以为断无甘温之理，当为甘寒也。按：钟乳，产石室中，有甘泉如乳汁下滴，日久结成石钟乳，如鹅管状，象形也。按：石室阴凉如冰，石乳亦如冰水，钟乳通明如玻璃，服食可代珠粉，令人肥白不老，润肺养液之药也。且其主治咳逆上气，明目益精，安五脏，通百节，利九窍，下乳汁，又益气补虚损，疗脚气疼冷，下焦伤竭，强阴，又补髓，治消渴引饮，观此性非温而为寒，可知性温定有误也。虽有云壮元阳，益阳事之说，按精足阳亦旺必也。今人亦用以润肺燥，养肺阴，更可证明，是甘寒，而非甘温也。蛤壳粉，性咸寒，以消痰化浊为主，脾湿不化，上涌而为痰，下泄而为浊带，内蕴而呕逆结气，心脾作痛矣，服之而湿化痰消，气散带止也。今人用以治久咳多痰，非取其润肺，实为除湿化痰，而咳即止也。

第十五章　心脏（附：提神，宁神）

心藏血，血生神，神为阳气之结晶，血又为阴精之根本。心脏发病，非血热神有余，即血寒神不足，故心阳有余，泻以芩连栀柏；心阳不足，补以附桂姜樟也。按：心脏有余之治，即泻火之药是也；心脏不足之治，即补火之药是也；心阴不足之治，即养阴之药是也；心阴有余之治，即驱寒之药是也，兹不复赘矣。

第一节　强心药

五脏，肝脾肺肾，皆各有多种专药，惟心脏极少也。然心病亦不如各脏之多。虽有枣仁柏子，又在安神药之中；虽有栀柏参芍，又在泻火养阴之内；虽有附桂姜樟，又在驱寒之剂。专治心脏之药，实甚鲜也。岂以心为一身之主，五脏之君，不可有病欤，抑病则不治欤，何其心药之罕也？今将强心两种列后。

【种类】

附子　肉桂　干姜　樟脑

人参　白芍　生地　麦冬

【主治】心阳不足，心悸欲寐，脉沉微或无，多汗肢冷，舌薄，或心阴不足，脉芤大，心悸，不得卧寐，虚烦舌绛。

【禁忌】心火有余，实热症，不可用，须用连柏。

【药性】附子、肉桂、干姜、樟脑　四味性俱热，心脏衰弱之阳虚症，以此治之，立可强心。虚寒虚火俱可服，而心阴不足，则不可用。

人参、白芍、生地、麦冬　四味性俱平寒，心脏衰弱之阴虚症，以此治之，亦立可强心。阴虚血虚俱可服，而心阳不足者，不可服也。按：西医有强心剂，樟脑与毛地黄是也，亦一为辛热，一为苦寒也。国医虽无强心专药之名，而实有强心专药之剂，名目不同而已。今故录出以正其名也。

第二节　提神药

心藏神，神由血生，神不足则但欲寐，提神即是强心，上节强心药，皆可提神，即今之所谓兴奋药是也。然亦有不在前节强心药内者，再列于下。

【种类】

黄芪　龙眼肉　附子　干姜

潞党　荔枝肉　肉桂　樟脑

【主治】心阳不足，无神欲寐。

【禁忌】心阴不足，不得卧寐者，不可服。

【药性】**黄芪、潞党**　性甘温，是补气药也。补气亦可提神，乃升阳之力也。

荔枝肉、龙眼肉　性甘温，提神极有功效。精神疲倦，懒惰，服之能振作精神也。

附子、干姜、肉桂、樟脑　俱能提神，扶阳即可强心，心强神即兴奋，见前强心药内。

第三节　宁神药（又名安神药）

神敛则欲寐，心阳不足也。神浮则不寐，心阴不足也。不得卧寐者，多为心阴不足，不能含阳，以致神浮不得卧，投以宁神之药，即可安睡也。

【种类】

酸枣仁　夜交藤　人参　生地

柏子仁　合欢皮　白芍　麦冬

【主治】心阴不足，神浮不寐，心悸虚烦，盗汗多梦等症。

【禁忌】心阳不足，欲寐无神者，心火有余，舌绛心烦者，俱忌用。

【药性】**酸枣仁、柏子仁**　皆宁神安睡之药也。酸枣仁性酸平，宁神益阴，效力甚大。仲景酸枣仁汤，用以为主，虚烦不得眠，心阴不足，服之极效。柏子仁性甘平，亦安睡宁神之要药，心阴不足者，极效。

夜交藤、合欢皮　夜交藤性苦平，合欢皮性甘平，心阴不足，虚火上炎，不寐者皆宜，但不若枣仁柏子之效大也。

人参、白芍、生地、麦冬　四味皆养心阴，安寐之药也。即养阴生津诸药，亦可宁神。如知母百合，经方常用之也，已见强心养阴二章，不复论矣。

第十六章　肝脏

肝为将军之官，善怒气暴，喜达而恶郁，郁则肝气内结而病作，胸胁逆满，脘腹作痛。实则宜疏，虚则当敛，此疏肝，柔肝药之不可不分者也。

第一节　疏肝药（又名平肝药）

肝气最横暴，病最蔓延，而症最顽固。肝经所发之病，异于他经，发则凶剧非常，退则竟若无病，且力大气雄，大有将军之气概。上之则头眩痛，目赤；下之则脚拘挛麻痹，或痛；内则气结作胀痛不解；外则身体疼痛酸麻，或热如火，或冷如冰。其病最耐久不死，亦最久不愈也。凡诸疾病，有上列之气概者，皆肝经所发也。平肝凡二类：辛温者，往外散；酸平者，往内散也。

【种类】

旋覆花　乌药　小青皮　九香虫

绿萼梅　香附　野蔷薇　佛手柑

【主治】肝气郁结，胸脘胁腹或胀满，或疼痛者。

【禁忌】肝虚血虚诸症，皆忌服。

【药性】**旋覆花、绿萼梅** 二味皆疏肝解郁。覆花性咸温，疏肝极效。花有刺毛，入煎当布包裹为要，否则刺喉令人咳。仲景风木水疡，用覆花以疏肝邪，赭石以除水结。又肝着，用覆花以疏肝散结也。又以此汤治半产漏下，亦平肝之义也。绿萼梅性酸平，今人以为疏肝解郁要药也。按：覆花梅花，又有咸温酸平之别，平肝之功，亦有外散内散之分也。

乌药、香附 乌药性辛温，功能散结气，为肝气郁结之要药，一切结气，因肝郁者，概能散之，如心腹结气，疝气脚气，厥气胀痛是也。香附性甘微寒，为肝热内结，血行不利，一切血症郁结，皆可散之。

小青皮、野蔷薇 青皮性苦辛温，较枳实力薄，橘皮力大，平肝破气之要药，肝虚则忌用。蔷薇亦平肝散郁之药，与代代花、玫瑰花，同一功效，今世妇科，常用以平肝散郁者也。

九香、佛手柑 九香虫性咸温，解肝郁，壮元阳，妇科多用之。佛手柑性辛酸，亦散郁解结，行气化痰之药也。鲜者力更大，性类橘红也。

第二节　柔肝药（又名收敛药）

肝恶郁而当疏泄，但疏泄太过，或肝虚，则不可以疏肝之药，而当用柔肝之药矣。柔肝，即收敛药也。以白芍、乌梅为表里轻重之主药，虚实皆可用之。五味子、山茱萸，配补剂之收敛，苦酒、浆水，配通药之收敛者也。

【种类】

白芍　五味子　苦酒

乌梅　山茱萸　浆水

【主治】服疏泄药太过而病不愈者；或当服疏泄药而正气虚弱，防其虚脱者；欲其药性入里下降者；三焦排泄太过，日久欲使其收敛者，皆以酸味为宜。

【禁忌】外邪未罢者，血气壅塞者；欲其药力外散上升者，皆不可用。

【药性】**白芍、乌梅**　二味皆柔肝之主药。白芍性苦平，《别录》云：酸微寒。按：平即秋气，微寒亦秋气，辞异义实同也。白芍以浙江东阳产者最佳，味微酸微苦而性微寒，他处产者，甜而不苦，非道地者，入药无力。白芍有养阴补血收敛之功，为肝经血分之要药。桂枝用芍，用以养营止汗，即补血收敛之义。一切补血剂，皆用芍以补血养肝者也。按：酸苦涌泄为阴，桂枝加芍，其性下降，用芍以治太阴下利腹痛。凡荣血不足诸症，以白芍为最效，有邪无邪，皆可服。五脏六腑之阴虚症，皆可用之。证之伤寒杂病诸方，莫不如是也。乌梅性酸温平涩，为肝经收敛要药，乌梅丸用以为君，柔肝之药，以此为最。

五味子、山茱萸　二味皆酸收之药。五味子性酸温，肺肾二经欲收敛者，以此为宜，故五味治咳、敛肺、补肾、收缩瞳仁，极效也。真武、小青龙、苓桂味草，用以防麻细之过发，恐伤其阳也。山茱萸性酸平，为柔肝补肾之要药。血虚精少，肝肾疏泄太过，崩漏遗尿滑精，皆能收敛。六味、八味，用以培补肝肾极效也。

苦酒、浆水　苦酒性酸苦温，能收敛一切，内外血症，无论虚实，皆能收之。故能消痈肿，除症瘕坚积之实症。又能治产后血晕，气逆昏晕之虚症也。凡跌打损伤，金创外科，尤多外用，以收敛也。酸浆水，亦犹苦酒也，不过力薄，可内服。赤豆当归散、白术散，用以治肝经血症，能收能泄者也。

第十七章　脾脏

脾主中州，灌溉四傍，饮食赖以消化。脾虚则食少，营养不足，气血无源，生机日减，生命危矣。此健脾药之所以为五脏之主也。然脾虚固宜健脾，而脾实则又当消化其积滞，此脾脏之虚补实攻之法也。

第一节　健脾药

健脾药，皆平淡无味，所谓淡以养胃，淡以健脾也。脾为中土，土味本甘，甘淡之药，皆能健脾开胃，进食渗湿，尤以术味最淡，最能健脾去湿也，湿去则脾健，而消化力强。又健脾之药，皆含麦米粉质，可代饭面充饥者也，以参术为最有力，其他次之。

【种类】

党参　茯苓　薯蓣　莲肉　饴糖　甘草

于术　白术　扁豆　芡实　大枣　蜜糖

【主治】脾虚，饮食少进，消化不良，腹胀腹痛，当脐疼痛，大便溏泄或清谷，便色淡白，呕恶，口淡无味或甜，四肢无力，掌热，身体疲倦或虚肿或生湿疮，舌白腻，脉濡缓者。

【禁忌】脾有湿热，腹胀不大便，舌黄腻，脉弦数者。

【药性】**潞党参、于潜术**　潞党参出上党潞州，性甘平。古代称为人参，性甘微寒。今则地气变化，味甜不苦，甘微寒而变为甘平，或甘温矣。党参与人参，形色不同，气味不同，功效亦不同矣，补脾则可，养阴生津则不可也。按：党参亦有二种：

山西产者，皮色类人参，气味则异；其他产者，长一二尺，软而色黄，味甜甚不苦，补中力更大，味犹大枣也。故党参用之健脾则可，养阴生津则不可也。党参，以西党、防党为佳，健脾功效甚大。于术，产浙江于潜县天目诸山等地，气香味甘淡而温，含有油质，健脾力最大，久病，脾虚泄泻神效。今则产量绝稀，以江西、安徽产者充之，功力则减却多多矣。虽有狗头葫芦等名，但佳者甚鲜也。

茯苓、白术 茯苓、茯神、赤苓，同种而色微异。抱木者曰茯神，无木者曰茯苓，色赤者曰赤苓，其实性同效同，无甚异处也。但世俗，茯神功在安神，赤苓功在利水，可不必分也。性甘平，肺脾肾三焦水湿，苓术治之虚寒虚热，皆可用之，苓则利水湿，术则燥水湿，真武用以为要药也。白术性甘温而淡，古代不分，或以赤白分之，赤者多油曰于术，白者无油曰白术，究实非也。配茯苓功力更大，能节制人身水湿泛滥，能燥能利。脾为湿脏，湿去则健，故苓术为健脾要药也。苓则外利，术则内燥，分用合用，俱可。丸散汤液咸宜，尤以散力更猛。真武附子、理中五苓，皆以苓术为治水湿健脾胃之要药也。

薯蓣、扁豆 薯蓣即山药，出于淮地，又名淮山药，健脾补胃之力甚大，性甘平，补中补虚，以此为最。又平淡可久服，不寒不燥，下消糖尿，久服极效，即健脾培土制水之功也。又能强阴，故可助肾，八味用以培土，佐以茯苓，为臣中之君也。扁豆性甘微温，治久痢脾虚极效，健脾利湿，小儿尤多用之。衣功力尤胜，花则带消导，久痢红白，用之极效。

莲肉、芡实 二味性皆甘平涩，健脾之中又带固涩，以莲衣芡壳，涩性尤雄。治泄泻之外，又兼涩精，梦遗泄精用之，不去衣壳为宜。

饴糖、大枣 饴糖性甘大温，大枣性甘平，味皆甜甚，缓中之要药也。中虚甚者，非此不可，脾虚喜甘，非此莫当。仲景大小建中，配生干姜以温中，补虚之圣剂也。大枣，表药尤多用之，以温中助表出汗，配生姜以为太阳之主药，中寒脾虚之症，极有功效也。饴糖，又名麦精，补力绝大，中虚之辈，可常服之。但饴枣二味，中满之人，不可服也。

甘草、蜜糖 二味性皆甘平，甜味最大，无与比伦，较饴枣尤大也，缓中补虚宜之。仲景用草，以配药和味，伤寒诸方，十有九用，杂病诸方，则十有九不用也，所谓和百药是也。诸药得甘草，则性和不烈矣。若不能用甘草者，仲景以蜜代之，再不可用蜜者，以粳米代之，经方可考也。凡丸药，多以蜜为之，亦和百药之义也。二味皆能解诸毒，即和缓之功，可减其毒性也。脾实满中辈，亦不宜服也。

第二节　消化药

脾实宜消，脾虚宜补，此治脾之大法也，亦有消食健脾并用者。按：消食药，非助脾消化，实代脾消化也。脾力不足，饮食入胃，停积不消，不能发酵，消食药多含酵母，故能代脾消化也。按：厚朴、枳实等之破气药，亦能消化饮食，但是间接消化，使脾胃之气，行动加速，不致停留，是消气结胀满者也。亦犹黄芒通便，去积而消化，非直接消化也。

【种类】

神曲　山楂　鸡内金　莱菔子

槟榔　麦芽　五谷虫　七香饼

【主治】脾不消化，食入则胀，呕恶吞酸，饮食不思，腹中不饥，腹脘满痛，便溏泄泻完谷者，或误服补剂，过食冷物者。

【禁忌】脾虚泄泻无度，粪色白，中虚无阳，当慎用。

【药性】神曲、槟榔　神曲性甘辛温，食积不消，腹胀泄泻，呕恶甚验，寒积配生姜尤效。但神曲有多种，以六神曲最和平；建曲范志存恒，功稍胜；青草神曲，则性近寒，以热积泄痢，因食滞者，可服。槟榔性苦辛温涩，能消谷逐水，除痰杀虫，消化力甚猛，且有泻性，非实积不可用也，热痢气滞尤效，功类枳实也。二味虚症当忌用。

山楂、麦芽　麦芽性咸温，类似者有粟芽性苦温，谷芽性甘温，俱消食、和中、下气之良药也。山楂性酸冷，时珍云酸甘微温，俱不切，当属酸平为妥。山楂实不寒不温者也，且能消肉积，消化力甚大，服之令人饥，并消恶露，血块气块，配沙糖用，食积痢疾，亦神效也。

鸡内金、五谷虫　鸡内金性甘平，古人治泄痢遗尿，今人则专治消化不良，用之亦甚验。五谷虫即粪蛆，性寒，治小儿诸疳积疳疮，及毒疮作吐，亦消化之良药也。煮肉入少许，极易烂，其消化力可知矣。

莱菔子、七香饼　莱菔子性辛甘平，功用在消导积滞风痰，凡误服温补胀满，烦闷不堪者，服此能去一切。且能治热痰内壅，绞汁开水冲服神效。亦能消腹中一切热积，及泄痢后重。今人欲解其药，以莱菔汁或子，捣汁服之，即失其药力矣。但虚寒之体，当慎用也。七香饼，药饼也，类似神曲，能消一切冷食，及水果过度，腹胀不舒，服之神效。又凡服各种食物不消化者，即以该物烧灰存性，煎汤服之即消。如米饭过食不消，即以饭灰服之；

水果不消，即以该所食水果，烧灰服之，甚奇效也。按：食积不消过甚者，虽用消化药恐难见效，当以承气攻之，俟宿食去，而后补之也。

第十八章　肺脏

五脏病以肝肺为最多，药亦最广，在肝则曰疏，在肺则曰泄，以肝肺为血气之根本故也。按：疏肝之外，又有驱风熄风，破血凉血止血等等，泄肺之外，又有清热生津，破气纳气等等，直接间接，皆治肝肺之疾病者也。

第一节　泄肺药

泄肺药，以肺气壅塞，咳逆上气，服之使肺气下泄，邪从里解也。虽有辛温宣肺之品，但较汗药力轻多多，故只可称宣肺，不能谓发汗。肺邪重症，仍非麻细等不为功也。按：泄肺药有二种：一种性温宣发，桔梗、苏子、白前等是也；一种性平宣泄，贝母、射干、百部等是也。

【种类】

桔梗　苏子　白前　紫菀　　款冬花　薤白头

贝母　射干　百部　枇杷叶　桑白皮　牛蒡子

【主治】风寒伤肺，肺气不利，咳逆上气，胸满痛，欬不爽者。

【禁忌】久咳肺阳虚，多咳爽者。老人咳嗽，痰饮年久者。

【药性】**桔梗、贝母**　桔梗性辛微温，能宣发肺气，新咳肺气不宣，咳喘胸痛，可以桔梗开之。川贝母性辛平，味甜带苦者佳，肺气宣发太过之喘咳，日久不愈，可以川贝母清润之。但肺邪未达，贝母忌用。象贝则又性异而功用不同，有类桔梗，风热痰咳之新咳宜之，性苦寒宣泄解毒，与川贝攻补各异者也。象贝，治外科阳症有大效。

苏子、射干 苏子性辛温，与苏叶功效相同，其子尤良，亦开肺下气之要药，咳喘痰多极效，温能散寒，肺寒尤效，但气虚者忌用。仲景半夏厚朴汤，以治炙脔，为开肺下气之要药。苏子降气汤，用以为君，亦寒闭喘咳之良剂也。射干性苦平，肺热气结，喘咳喉痛极宜，与苏子有寒热之别，俱为肺经之要药也。射干麻黄，用以为主药也。

白前、百部 白前性甘微温，开肺散结，喘咳胸满之要药也。表散功力较前胡轻，降气下痰较前胡大，喘咳无表症者，极效。百部性苦微寒，《别录》云甘微温，恐有误，时珍云气温，但时珍是文字之工夫，无实验之学问，不可信也。百部味实苦，甄权治肺热润肺，当以恭曰微寒为是也。治咳逆上气，以肺热者为宜。并能杀虫，内服外用，俱有大效。治传尸痨骨蒸，及疳积、蛔虫、寸白虫、疥癣、各种虱，俱极效。按：传尸痨，即今之肺痨，肺结核也。

紫菀、枇杷叶 紫菀性苦温，亦开肺散结之药。因寒咳嗽上气，用之极效。枇杷叶性苦平，清肺养阴之药，以治热咳、久咳伤阴者，极效。并能养胃阴，止呕哕，下气清热，功效甚著也。但当去毛，否则刺喉令人咳。

款冬花、桑白皮 款冬性辛温，治咳逆上气，古法用烧烟薰之极效，但今人蜜炙内服，用以润肺，是从《大明》之说也。桑白皮，为清肺养阴之要药，性甘寒，阴虚痨病，皆可用之，阴虚咳喘尤良，亦下气消痰之要药也，但寒症忌用。

薤白头、牛蒡子　薤白头性辛苦温滑，仲景用以温中散结气，治胸痹，四逆散用以治泄利下重，皆散结气下达之力也，故肺气内结，用以下达者也。牛蒡子性辛平，《大明》用以润肺，散气利咽膈，今人亦用以泻胸膈有热，使气下达，可通利大小便者也。此二味虽不可谓肺之专药，而泻胸膈，通气结，可使肺气下泄者也。但薤白头宜于寒闭，牛蒡子宜于热闭者也。牛蒡，小儿尤多用之，以泄肺热者也。但市医用以为表药，实不可解。

第二节　清肺药

养阴清肺，同一药物也。养阴即可清肺，清肺亦即养阴。养阴药中，皆清肺之品，尤以天麦冬、沙玄参等等，清肺力更大。然肺何以欲清？以肺为秋金，津液之所由下达，肺燥则液涸，而液津无本，故肺不可燥而当润也。然肺不宜热药乎？则又不尽然。按：肺寒当温，姜桂皆用，诸阳药，肺寒皆可用之，总非肺之本脏病也，故有清肺药，而无温肺专药者，即以肺为津液之本，由金生水故也。

【种类】

人参　西洋参　麦门冬　天门冬　沙参　知母　玉竹　枇杷叶桑白皮　生梨

白芍　金石斛　何首乌　女贞子　玄参　生地　粳米　龟板鳖甲　百合

【主治】肺燥咳嗽无痰，咳声彭彭，咽干口燥，小便短赤频数，心烦不寐，舌干刺绛，脉数等。

【禁忌】痰饮咳嗽，肺寒无阳，舌薄白，脉濡弱迟缓，尿长且白者。

【药性】见养阴章内。

第十九章　肾脏（附：生精药涩精药）

肾为先天，五脏之根本。人若无本，生命即死。故摄生者，以保精节欲为最要。肾脏有亏，百病并作矣。俗医云：肾有补而无泻，肝有泻而无补。言虽不确，意实深也。按：五脏皆藏精而不泻者也，尤以肾脏，更当闭藏不泻，则身强体壮，百病不生矣。按：五脏之药，心则曰强，肾则曰补，即心肾所生之精神，亦曰提、曰安、曰生也。肝又曰柔，肺又曰清，亦补之意也。脾则有健、有消，是攻补并用之义也。然心肾虽亦有泻，但不曰泻心、泻肾，而曰泻火驱寒者也。观此，则人身心肾之重要可知。医者能遵古人立法之义而施治，则思过半矣。

第一节　补肾药

补肾药，有补阴补阳二种，除扶阳养阴之外，补肾专药，亦有阴阳二性之分也。按：肾药，男女皆可用，虽女子以血为主，补血为要，但肾有病，皆当补之也。

【种类】

肉苁蓉　巴戟天　鹿角胶　续断　关鹿茸　胡芦巴　牛膝
阳起石

枸杞子　淫羊藿　菟丝子　杜仲　海狗肾　破故纸　狗脊
紫石英

【主治】肾脏不足，腰膝酸软，头晕眼花，耳鸣阳不举，梦遗泄精，遗尿多尿，小便混浊，少腹拘急，膝胫无力，妇人半产，梦交，尿不禁。

【禁忌】肾脏有邪有热，阳强过甚者，不可服。

【药性】肉苁蓉、枸杞子　苁蓉性甘微温，当作甘微寒，杞子性甘平，《本草》云：苦寒，是连根带叶之谓。甄权曰：杞子甘平，当以甘平为是。按：二味皆为补肾之要药。俗云：离家三日，不可服苁蓉枸杞。恐阳事太旺，无法控制之意，亦形容补肾力大之义也。补肾生精，实有大效。但肾阳虚弱之人，亦不宜服，服亦无效，以二味阴性故也。肾阴不足，则有大效。若配阳药，则阳虚亦可服也。按：苁蓉虽云微温，温字恐有误，亦属清润之品，可代熟地生精血，今人以不能用熟地之体，往往代以苁蓉，阴腻之性，比熟地减少多多矣。枸杞则滋水生津，水旺则木荣，而肝阳熄，故又能明目，肝肾阴精不足之虚症，枸杞极宜也。

巴戟天、淫羊霍　巴戟性辛甘微温，亦壮肾气之要药，阳事无力，小便余沥极效。淫羊霍性辛寒，强阴壮肾，退浮阳，有云性温，有云性寒，皆不确，当以权曰甘平为最妥也。二味皆补肾益肝，故能强筋骨。

鹿角胶、菟丝子　鹿角胶性甘温，壮阳补肾，升督脉之阳，肾阳虚者极效。性较茸逊，而价廉。菟丝子性辛甘平，生精补肾，强阴坚筋骨，壮肾气之要药也。

续断、杜仲　续断性苦微温，杜仲性辛平，皆补肾壮筋骨之药也。腰膝酸疼，因肝肾不足所致者，用之极效。血虚风疾在筋骨者，或金疮痈疡，跌打伤及筋骨者，能接续筋骨。但续断属血药，崩中漏下，一切外症属虚者，皆有效。杜仲气药也，风湿挛急，小便余沥，一切肝肾气不足者，皆有效也。

关鹿茸、海狗肾　鹿茸性甘温，肾阳虚弱，阳事无能，阳痿不举，非此不可。又为阳虚温补，独一无二之药也。但性温上升补脑，回督脉之阳。海狗肾性咸温，功同鹿茸，但性较鹿茸和平，生精壮阳，而不入督脉，专入外肾也。按：鹿茸有优劣，狗肾有真假，不惟无益，而且有大害也，真者价亦奇贵者也。

胡芦巴、破故纸　二味皆大温，芦巴苦大温，故纸辛大温。肾阳虚极，皆能温之，命火不足，皆极效，阴虚者忌用。

牛膝、狗脊　牛膝苦酸平，狗脊苦平，亦补肾壮筋骨之药，性类杜仲、续断，腰膝酸疼，极效也。

阳起石、紫石英　起石性咸微温，能壮肾阳，石英性甘温，能暖子宫，为男女下元虚冷之专药者也，但用之者极少。

第二节　生精药

生精药，即前补肾之药是也，亦犹提神即强心药是也。按：心藏神，肾藏精，心肾为精神之根本，而精神即心肾之作用也。故提神即是强心，生精即是补肾，同一意义也。按：生精与生津不同，生津只可滋水，而不能生精，欲其生精，当求之于补血药。补血药实可生精也，以血足则体充，而精亦旺。然补气药，亦可生精，以气为精母，气旺则精亦足。此间接之生精药也。凡扶阳养阴，又为补气补血之根本，亦可间接之间接而生精者也。若直接之生津，则为补肾药矣。故生精之药，可用补阴、补阳、补气、补血、补肾，五种者也。然提神安神药，除直接之药外，亦可以阴阳气血四种补药，以为间接之提神宁神药也，补记于此。

第三节　涩精药（又名固精药）

经曰：阴寒精自出，是遗精属于阴寒，暖其下元，则精不出矣。故驱寒药，皆可涩精，但属缓性耳。而急速涩精，又有药焉，即固涩药是也。按：固涩药，性有二种：一种固涩皮肉，使皮肉排泄内闭，人身之排泄机能，可因固涩停止其作用，此局部失却感觉之功效也，凡泄泻泄精，泄尿泄血，泄气泄汗，皆有效力，尤以大小便更有效；一种有麻醉性者，使神经麻木，使各部机能，不受感觉，亦可固涩排泄物也。

【种类】

草乌头　诃黎勒　金樱子　龙骨　附子

鸦片胶　桑螵蛸　石榴皮　牡蛎　肉桂

【主治】肾寒，梦遗失精滑精，及久泻不止，小便不禁，遗尿白带，虚淋，一切下元虚冷诸症。

【禁忌】阴虚火旺之遗泄，小便数；湿浊内阻之泄泻，带下淋浊，忌用。

【药性】**草乌头、鸦片胶**　乌头性辛温，邪片性苦寒，俱具绝大麻醉性，有大毒，过量能杀人。生乌头用量不得过钱，熟鸦片用量不得过分，重症以此为止，轻症仍当减半，或三分之一，小儿老人，尤当慎用少用。遗精服之，可立止也。治泄泻腹痛，常极验。常服有瘾，此为大患，切宜留意者也。

诃黎勒、桑螵蛸　诃黎勒性苦温，螵蛸性咸甘平。诃子能固涩浊道，泄泻极效。螵蛸则固涩精道，遗泄极效。按：固涩之药，各症俱可固涩，但有专长耳。

金樱子、石榴皮　金樱子性酸涩平，榴皮性酸温涩，泄泻遗精，俱可固涩，但生用力大，炙用力薄也。

龙骨、牡蛎　龙牡为潜阳之主药，而煅用性涩，遗泄亦极效，生用亦可，视症之各别而已。

附子、肉桂 二味皆驱寒主药，不但附桂可治遗泄，即诸驱寒药，皆可主治遗泄者也，不过以附桂、芦巴故纸，为最有功效耳。

第二十章　气药

气血为人身之根本，气阳而血阴，气热而血寒，脏腑赖之以交通，精神由此以生长。百病之来，皆从气血所出，故气血之药，较他种为多，而且要也。按：气血之实者，有破气破血；虚者，有补气补血。气当下达，逆则有顺气之药；血当流动，停滞则有行血之品。气本阳性而体热，气寒则有温；血本阴性而质寒，血热则有凉。血之亡者，有止；气之亡者，有纳。此气血二药之最要者也。

第一节　破气药

气何以要破？以气实也。气实，则喘急腹胀热盛，破之，则喘平腹消热退。此枳朴所以为主药也。.

【种类】

厚朴　陈皮

枳实　青皮

【主治】气实喘促，胸满腹满胀痛，干呕矢气，脉洪大弦数者。

【禁忌】气虚喘满痰多，舌白腻，便溏尿多者。

【药性】**厚朴、枳实**　厚朴性苦温，枳实性苦寒，皆破气之要药也。但肺气实，喘促胸满，及脾气实，腹胀满痛者，厚朴宜之。肝气实，胁满痛，及胃气实，宿食胀痛者，枳实宜之。是则厚朴破肺气，枳实破肝脏血中之气，脾胃则厚朴枳实，皆可用之。是则厚朴之性入气，上升外散，枳实之性入血，内审下达也。枳壳，即枳之大者，力薄而已，功用同枳实，症轻弱人宜之。

陈皮、青皮　陈皮性苦辛温，青皮性辛温，皆破气之药也。陈皮性类厚朴，青皮性类枳实，破力较小而已。亦以肺气宜陈皮，肝气宜青皮，痰喘宜陈皮，积滞宜青皮者也，轻症弱人，以此为妥也。

第二节　补气药

气实宜破，破则气散，气虚宜补，补则气平，然气虚气实，有异矣乎？曰：无异矣也。气实则喘，虚亦喘也，脾实则胀，虚亦胀也，然则以何为虚？何为实？曰：气虚之喘，喘而胸不满，实则满痛。脾虚之胀，胀而濡软，按之则舒，实则彭彭拒按也。（三卷症论，辩论极详。）按：久病，多服伤正之药，气血极易成虚，虚则当补，此补气药之不可少者也。但直接补气，药甚少，间接之补气药，即扶阳之热药是也。

【种类】

黄芪

党参

【主治】气虚面青白，肢冷，或身体浮肿，腹满便溏，脱肛带下，日久淋浊，阴挺疝气，小便混浊且多，及外症阴症已溃，脓不厚，肉不长，痘浆不升诸症。

【禁忌】气实胸腹满痛拒按，二便不通，痰咳不爽，食积内滞，湿阻中焦，皆不可服。及破气药之主治各症，皆忌用。肝阳盛者，亦忌。

【药性】黄芪、党参　黄芪性甘微温，补气之专药也，生用力更充,补肺气,熟用补中气。党参性甘温,补气健脾温中。气虚者,并用力尤大。按:黄芪升力甚大,肝阳盛不可升,忌用。外症托里,以芪为最效。诸虚症欲升提,亦用黄芪极效。仲景防己黄芪、黄芪建中、时方保元汤等,皆用以补气者也。

第三节　顺气药

气当下行而不能逆,上逆则病而气不顺,此顺气药之不可不用也。按:气实与气逆不同:气实气过多,破之则少也,气逆则非过多,而为上逆,故不能破,而当顺之下达,比破气药力轻,而能下气通气,故不同也。

【种类】

乌药　陈皮

香附　苏叶

【主治】肝肺气滞气急,胸闷闭痛,胁腹胀满疼痛。

【禁忌】气虚血少者忌用。

【药性】乌药、香附　乌药性辛温,寒气郁结,脚气,疝气,厥气,胁腹一切气结痛胀,极效。香附性甘微寒,血热郁结,一切胀痛,极效。但二味因肝气肝血所生之症宜之,肺症则无效。

陈皮、苏叶　陈皮苏叶,性俱辛温,肺寒气郁,咳逆上气,皆能开之。脾胃积寒,一切胀满,陈苏皆极效也。

第四节　温气药

气体本热,寒则温之,热则清之,今三焦之气皆寒,温气之药极效。

【种类】

干姜　木香　白豆蔻　大茴　丁香

桂枝　砂仁　肉豆蔻　小茴　沉香

【主治】胸腹五脏六腑，一切寒气内结，呕吐下利，痰涎不止，二便遗泄，上中下三焦，寒气闭结，疝瘕腰痛。

【禁忌】实热症，阴虚症，不可服。

【药性】**炮姜、肉桂**　姜桂俱辛温，肺寒温以姜，心寒温以桂，一切寒气皆散，究实姜桂，一切寒症，皆可服也。按：附子无香气，不入气药，入水药也。姜桂香气甚厚，故可入气药驱寒。

木香、砂仁　二味性皆辛温，中寒之症，用之极效。一切寒结痰湿，皆可用。香砂六君，用以醒胃健脾，为中寒之最普通者。

白蔻仁、肉豆蔻　二味性亦俱辛温，功效同香砂。

大茴、小茴　大茴性辛平，小茴性辛温。按：大茴亦当作辛温，非平也，为脾肾有寒之温药。用小茴以治小肠疝气，有大效，但有毒不宜过服，以一钱至钱半为重。大茴，则散脾胃寒中极效。

丁香、沉香　二味俱辛微温，又皆治寒中，命门火衰之症尤效。能暖肾壮阳，肾气上冲之奔豚气，皆能降气还元。但热症、阴虚，忌用也。

第五节　纳气药

肾为生气之源，肺为藏气之所。肺气实，破之；逆，顺之；寒，温之；虚，补之，皆为气之标，而非本也。惟肾气不纳，有生命之关系，不但破之顺之不可，即温之补之亦无用，只有纳气，可安生命。此症，久病虚劳，及老年人，常有斯症也。

【种类】

人参　附子

蛤蚧　肉桂

【主治】肾气不纳，冲气上逆，出多进少，喘促不得卧，汗出肢冷，气从少腹上冲胸咽，或脐下动悸，或下窜阴部，皆可纳之。

【禁忌】脚气，色感，阴阳易等，气上冲，不可误服。

【药性】**人参、蛤蚧**　人参性甘微寒，蛤蚧性咸平，皆肺阴虚，咳喘咳血，肺痿、肺痈、肺痨等之治肺药。又能助阳道，益肺气，是以虚则补母之法，平气归肾，故能纳气还原。人参亦益气生津，养五脏，配合同服，故能返本还原也。但以阴虚为是，阳虚又当桂附矣。

附子、肉桂　附桂皆温药，阳虚气脱上逆，以此为宜。附能壮命火，回外逃之阳。桂能助阳道，引外浮之火。肾气上逆，阳虚喘促，治以桂附，立可挽回生命也。

第二十一章　血药

气血之药，比他种多，而气血之药，又比他种备，因气血为人身之根本，故治药各有五种，上章气药内，已论其大概也。按：各药功效，虽有表里寒热虚实，及正反之对偶，而气血二药，则不止此也。补攻之外，又有顺气、温气、纳气、清血、凉血、止血者也。按：气血虽分五类，而五类之中，又气药不离乎气，血药不离乎血。血当流通，蓄积则结，破之则血流正而病愈。亡血之后，则血虚，补之则血足而病亦愈。血有邪则血浊，清之则邪去而血安。血本阴性，热则血病，凉血则血活。血出不止，则为亡血，止血为要也。按：治血之药，虽分五种，但有连带关系，有攻补并用者，有补止兼施者，有补血凉血并用者，有凉血止血兼施者也。

第一节　破血药

破血男女皆用，非妇人专有也。男女伤寒蓄血，及跌打瘀血，妇人经闭，产后恶露不下等等，皆宜破血者也。按：破血药，当慎而用之。有轻有重，有丸有汤，审症用药，以免偾事。因破血过度，生命堪虞也。

【种类】

大黄　虻虫　蛴螬　桃仁　郁金　元胡索　京三棱

䗪虫　水蛭　鼠妇　红花　姜黄　五灵脂　蓬莪术

【主治】伤寒蓄血发狂，少腹热结蓄血，腹内症瘕血块，跌打损伤，瘀血作痛，内外痈疽恶疮，妇女月经闭塞，及腹中血块症瘕，干血痨症，五劳七伤，瘀血内结，及一切血结疾病。

【禁忌】血虚气虚之症，虽有血结症，亦当慎用忌用。

【药性】大黄、䗪虫　大黄性苦寒，已详泻药内，虽为泻药，能通大便，但起首即曰下瘀血血闭，大黄实以泻血为主也。血分有热，皆能泻下，从二便而出，又以小便为血热之唯一出路，大便犹次之也。但当生用，力较猛也。仲圣用大黄泻血之方甚多，实最有功效之药，驾诸血药之上，救命之良药也。䗪虫性咸寒，亦血症之要药，伤科用以去伤接骨，神效。大黄䗪虫丸，治五劳七伤血干，以为要药，配大黄力尤猛，效尤著也。

虻虫、水蛭　虻虫性苦微寒，水蛭性咸苦平，皆破血之将药。古方常用之，今则少用，与蛴螬水蛭同功效。

蛴螬、鼠妇　蛴螬性咸微温，功在破瘀血。鼠妇性酸温，亦破血消瘀之药，但又能行气利小便，与衣鱼相若。古人常用，今人则少用也。

桃仁、红花 桃仁性苦甘平，红花性辛温，皆行血、活血、破血、消瘀，去旧生新之血中要药，古今皆常用之。桃仁承气、红蓝花酒、生化汤等，皆用以去瘀破血。红花少用则养血，多用则破血，浸酒又可治诸风，较桃仁性更和，功更著，以浙宁产者，有血腥气尤良，川产亦佳。

郁金、姜黄 郁金性辛苦寒，姜黄性辛苦大寒，二味功效，大同小异。但姜黄功力烈于郁金，外症消瘀肿常用之。内症则多用郁金以活血，为妇女必用之药。不但二味功能破瘀，且能下气，故肝郁用以治血中之气病也。但今人多作平肝散郁用，若血分无病，则不如枳实青皮之对症也。

元胡索、五灵脂 元胡索性辛温，五灵脂性甘温，皆治血症、痛风、冷气之要药。筋骨腰膝之痛，以元胡索为良。胁肋心腹之痛，以五灵脂为妙。皆破血行瘀之中，又具驱风利气之效，肝经血分之病，以此二味为圣品也。

京三棱、蓬莪术 三棱性苦辛温，莪术性辛平，二味性皆相似，犹胡索之与灵脂也。不过索脂为血中之气药，棱术乃气中之血药也。观《本草》古人附方，二味皆治诸气病，痞块症结，胸满短气，喘急鼓胀等症。今人则以妇女血症，通经活血，用之最多。古今主治不同，所谓气中之血药欤？其实索脂，因血结而气滞之药，棱术乃气滞而血结之品也，二者虽因果倒置，二药实气血皆治也。各得其宜，则用之皆效。审症择药，有毫厘之差，不可不慎。

第二节　补血药

肝为生血之脏，补血即是补肝。女子以血为主，经来血必少，血少肝必病，肝病在血，非攻即补也。按：补血之药，以归芎参芍乌地为要，药品虽不多，功力却甚大，今之铁酒肝油，望尘莫及也。

【种类】

当归　老熟地　人参　阿　胶

川芎　制首乌　白芍　鸡子黄

【主治】一切血虚，凡吐血衄血，下血崩漏，金疮跌打，痈疽脓血等，出血不止，或过多者。或久病伤血，及肝脏不足，不能生血，而血亏者。症现面白唇白，脉芤舌淡，浮肿身黄，心悸不宁者。

【禁忌】肝旺血实，及破血药之主治各症，皆忌用。

【药性】当归、川芎　当归性苦温，川芎性辛温，为肝血不足之圣药。一切血虚诸症，皆能治之。惟归苦，故补而不腻。芎辛，故补而能活。即血实、血邪、血热，皆可用以为引药入肝之药。经方多种，可以为证。不比甘温、甘寒之补药，实邪不可用者也。吐血衄血，崩中下血，金疮出血不止，单用当归一味，可立止。不过分量不可轻，须大当归二三条，重一两以上至二两，方有大效。余已累获其功，万无一失者也。近年世界各国，皆采用治血，极效。川芎则行血、活血、补血。归芎合用，君臣互助，血症无不治者矣。

老熟地、制首乌　熟地性甘微寒，新则满中，故愈老愈有力。首乌性苦微寒，生则养阴，故愈制愈有力，则为补血也。按：熟地首乌，《本草》皆云温，证之实验。何能说温，实为阴药。阳虚者，熟地服之，阴愈盛而便必溏。阴虚者服之，阴脚足，火即退也。但首乌性不寒不燥，不可用熟地者，以首乌代之极效。生则性寒，为养阴清热之要药，今人常用之也。又按：生地，《本草》亦云甘寒，元素且云大寒，酒制熟南则微温，实元生理想，误也。古人只有干地黄，无熟地，后人思想进步，以酒制之，功效更大，但性不变，不可云温者也。首乌亦云温，辨论已见前，是古人少用，无经验之误也。是则制首乌，当作甘平，或微寒，老熟地，当作甘寒，则药性与功用相符矣。

人参、白芍　人参性甘微寒，白芍性苦平，皆生津养阴之要药。又可养血、生血、清血，伤寒诸方，有热伤血之症，以参芍为必用之药，如新加汤、桂枝汤、芍药甘草汤等，皆治营血不足之方也。四物汤、生脉散，亦以参芍为养血之主药，但不如归地补血之力大也。按：独参汤，治脱血症，亦不亚当时归。但白芍补血虽不若红参，而平肝养血又胜于红参。平肝止血，各有专长，此又不可不知者也。

阿胶、鸡子黄　阿胶性甘平，为血中之要药，血虚失血，用之极效。以胶得血，则血质厚，血流缓，直接补充血质者也。鸡子黄性甘温，亦直接补血之品，但当生用，熟则力薄效微也。二味性皆与血液成分极相合，以血中本含有胶质，及蛋黄素极富，补充血液，故以此为最。其他补血药，是助肝生血，稍有异也而已。

第三节　清血药

清血药，是清理血中邪热，使血液纯洁者也，非清凉之清，是清洁之清也。血有毒邪，非清莫解，邪无出路，内伏堪虞也。

【种类】

升麻　地丁草　忍冬

败酱　蒲公英　青黛

【主治】血分毒邪，寒热壮盛，或喉痛吐脓血，或身发红痧斑疹，或痒或痛，或面赤面青身疼痛，如大头瘟时行瘟疫，一切凶恶症状，邪入血分者，能清解之。

【禁忌】虚症，或气分之邪，不宜服。

【药性】升麻、败酱　升麻性甘苦平微寒，败酱性苦平，皆血中毒邪之要药也。欲其外解者，当以升麻，内解者，当以败酱。升麻之力尤大，功尤胜也。《本草》起首即曰：解百毒，杀百精物殃鬼，解瘟疫瘴气，邪气蛊毒，入口皆吐出，中恶腹痛，时气毒疠，头痛寒热，风肿诸毒，喉痛口疮，及游风肿毒惊痫，疮家圣药，消斑疹，行瘀血等等，皆血分中毒之症状也。仲圣麻黄升麻汤、升麻鳖甲汤，用以治血分毒邪极效。余以麻黄升麻，治鼠疫结核、大头瘟等，二三剂即痊愈。凡血分邪毒之症，俱有大效者也。后人补剂，用以升提，误解升字之过也。苦平寒之药，何能上升？若可用，仲景黄芪建中，何不用升麻建中为佳乎？此皆元素之纸上谈兵者也。败酱，则解血毒下达之药。薏苡附子败酱散，用以治肠痈虚症之清血解毒药。上下之分，不可不辨。

紫花地丁、蒲公英　地丁性苦辛寒，公英性甘平，俱清血解毒之药也。脏腑里症，以升麻败酱最效，身体外症，以地丁公英最良。凡外症痈疔，恶毒血热，一切诸外症，疮疡未溃，热甚焮痛红肿，皆可用之，血热清，红肿退矣。

忍冬、青黛　忍冬性辛寒，青黛性咸寒，亦解血毒之要药也。忍冬，热毒血痢极效，尸疰诸肿毒，痈疽恶疮，能散热解毒也。青黛，能解诸药毒，诸毒诸热，惊痫热疮恶肿，外科尤多用之。

第四节　凉血药

凉血与清血不同，清血，因邪入血分化毒，毒邪内攻，身发红肿外症，皆当清血解毒；凉血，热在血分，或口或鼻，或大便出血，不发外症，凉血即可治之也。按：血性本凉，热则为病，病则血滞，凉血即能活血，故又称活血药也。但血亦有寒症，血有寒，治在驱寒，故不另列血寒之药，亦无血寒之药也。此类药性，在破补之间，能破能补，补而兼破，破而又补，故不曰破补，而称活血凉血，即是故也。

【种类】

紫参　丹皮　泽兰叶　紫草茸

丹参　赤芍　益母草　白头翁

【主治】血热，一切血症，或身体热疮肿痛，或脏腑肿痛出血，或妇女经血不止，以及血痢，吐衄肠红，痔瘘尿血，痧痘丹毒游风，种种血病，皆可用之。

【禁忌】血虚血寒，久血脱血，不可服。

【药性】**紫参、丹参**　性皆苦寒，凉血之圣药，血有热者，用之极宜。《本经》主治，大同小异，俱治心腹邪气，寒热积聚。丹则破症除瘕，止烦满益气，紫则通九窍，利大小便，不同而已。其他治血症，丹则破宿血，生新血，安生胎，落死胎，止血崩，带下，调经，及外症等，与紫参吐血衄血，肠中聚血，妇人血闭血痢，及外症痈肿诸疮，破血生肌，补虚益气等等，则二药之功效，犹一药也，皆以凉血活血为主治。古人喻丹参，具归芎芍地四物之长，未免夸大其词。丹紫二参之治血热症，实有莫大之功效，则不虚言也。

丹皮、赤芍 丹皮性辛寒，有清瘀散结之功，行血通经之妙，故一切血症，内外皆可用之。赤芍性苦平，即木芍药，与白芍药有异，经方未用。成无己曰：芍药白补而赤泻，白收而赤散。此十字，可说明赤白二芍功效之骨髓。血热结滞，赤芍能泻热通经，今人亦合丹皮，用以行血活血，不能用破血药者，即以此二味治之也。赤芍除此外，无他功效矣。丹皮，则八味丸内，用以散肝气，行肝血，与萸肉一收一散，为治肝之要药也。外症溃后，亦多用之也。

泽兰叶、益母草 泽兰性苦温，权曰苦辛，或当作苦平为妥，一切血症，皆可治之，尤以产前后百病，用之最效。益母草性甘微寒，妇女血症，用之极效，与泽兰功效相似，但此可常服，血热者极效。市上有益母草膏，俗云可打血。按：打血，即破血通经之义，但破血之中，又能补血，故名益母。体虚血寒忌服。子名茺蔚，性辛甘微寒，明目益精，其他主治，同茎叶。

紫草茸、白头翁 紫草茸性苦寒，疮疹不出，及痘疹欲出未出，血热毒盛，大便闭塞者，用之极效，是紫草可引血邪外达者也。白头翁性苦辛寒，《本草》云温，恐有误。仲圣白头翁汤，皆配连柏之苦寒药，当从吴绶云苦辛寒为是。观其治温疟狂扬，可知其性是寒，而非温也。即白头翁汤，亦治热痢下重，更可证明是寒矣。逐血止腹痛，疗金疮鼻衄，止毒痢赤痢，亦活血清肝之药无误也。血症当下达者，以白头翁为宜也。

第五节 止血药

血症皆可止，不过止法不同而已。实热症之血，以凉止之，凉则其血即止。虚寒症之血，以温止之，温则其血亦止。此不以血药止血者也。然又有不寒不热之出血，非寒热二药所可止者，则止血之药不可少也。如跌打金疮，生产月信，皆无寒热，为不寒不热之出血，即血热症之出血，加以止血药，其血止更速者也。

【种类】

柏叶　地榆　白芨　茜草　代赭石

艾叶　棕炭　三七　蒲黄　伏龙肝

【主治】一切失血，凡吐血咯血，衄血齿血，咳血下血，崩漏尿血，金疮出血，跌伤出血不止等等，皆可止之。

【禁忌】寒热甚盛之出血，当慎用之。

【药性】柏叶、艾叶　二味性俱苦微温，为止血之要药，一切内外症出血，皆可用，寒症尤效。配以芎归芍地，力尤大。生用捣汁冲服，功更速也。

地榆、棕炭　地榆性苦微寒，一切失血，皆可止之。并治妇人七伤带下，五漏，及止痛止汗，属阴虚者宜之，阳虚则不可用。下焦热痢，及便脓血极效。虚寒泄泻，及白痢忌用。棕炭性苦涩平，功同地榆，亦止血之要药也。烧灰存性用之，生用无效。按：地榆亦有用炭者，但不可过焦。

白芨、三七　白芨性苦平，含蛋白质及胶质，故对外疡溃烂，恶疮败疽，及血邪血痢，跌仆金疡汤火，有生肌止痛之妙，对于肺血，尤有神效。三七性苦温，男妇一切内外诸伤出血，神效，有止血散血定痛之功，内服外用俱效。吐衄下血，血痢崩中血晕，俱极效。但用量自一钱至三钱，末服、或磨汁服，煎服则力薄矣。

茜草、蒲黄　茜草性苦寒，活血行血，又有止血之功，吐血下血，衄血尿血，崩中血晕，月经不止，跌仆出血，瘀血，皆能止能散，血症之要药也。又可染绛，后人所用新绛，实无效，当以茜草代之，则不谬也。蒲黄性甘平，亦止血清瘀之药，功类茜草，一切血症，皆可用之。但此二味之止血，是行血活血而止血也，通中带涩，随症选用为宜，与地榆棕炭，止中带通者，二相对偶也。

代赭石、伏龙肝　代赭石性苦寒，血热止血之药也。能行瘀止血，镇肝健脾，肝胃不和极效。且能治吐衄，经血不止，痔瘘泻痢，赤白漏下，功类地榆，是血中之通药也。伏龙肝性辛微温，亦治妇人崩中吐血，咳血衄血，肠红带下，尿血，并温中止反胃，呕吐作酸极效，但须新用最妙。风炉泥，入炭烧红即用，力尤大也。单用止血止吐，开水冲服极灵也。

第二十二章　杂药

六淫七情，躯壳脏腑，诸主药，上已齐备十九，而附着寄生之病，如消痰、杀虫、通关之药，不在上章之内者，今再论之。按：痰病，非邪非正，非脏非腑，而又不离气血脏腑也。虫病，身体脏腑俱有，亦如痰病之无定。闭窍亦如痰虫，内外皆有，故三种合论之也。

第一节　消痰药

痰为气血之先驱病，饮食入胃，不化为气血，而化为痰，痰皆为津精之所化。因脾阳不足，精液上输于肺，不能通涤，积于三焦，皆称为痰。痰虽有寒热虚实不同，而以脾阳不足之寒痰，十居八九，故消痰之药，皆温燥之品也。

【种类】

天南星　矾石　橘红　远志　白附子　淡竹沥

天竹黄　礞石　半夏　皂荚　白芥子　莱菔子

【主治】一切痰饮内结，在肺则痰声漉漉，在肠则痰声沥沥，在身则痰块累累，皆可治之。

【禁忌】非因痰而病，不可服。

【药性】天南星、天竹黄　南星性苦温，治痰功同半夏，寒痰内结，用之极效。又能软坚，治阴寒结核极效。有以牛胆制为胆星者，治痰尤效。性为不寒不燥矣。竹黄性甘寒，风热痰壅，以此为良。小儿风热，痰喘痉厥，非此不可。

矾石、礞石　矾石性酸寒涩，功能分清化浊，治痰功效甚大。小儿多用之，以药少力雄，易于服食也。又治寒热泄痢白沃，皆分清化浊之功。外用又能治各种外症，有杀虫止血，拔毒生肌之功。煅去水分，名枯矾，力薄，外症多用之。礞石性甘咸平，能治胸膈之痰热，虚症忌用。热痰壅闭，以此配芒硝，同服极效也。

橘红、半夏　橘红性苦辛温，半夏性辛平，皆下气消痰之圣品。虚寒痰壅，极效，热痰阴虚，则忌用也。按：橘红，年愈久，气愈香，功愈大，老年痰盛，一服即平。但真者，出化州，甚难觅也。即以陈皮年久者亦佳，但藏之失宜则无效。以粤中陈李济为最佳，可惜非卖品，而为赠品也。按：半夏亦有多种，戈制、缪制、姜制，曰仙、曰曲、曰竹沥，皆有效，随症选用可也。

远志、皂荚　远志性苦温，治痰极效，但《本草》主治，无治痰之说，而云咳逆伤中，补不足，除邪气，利九窍，益智慧，耳目聪明不忘等，又是因痰而生之症状也。咳逆，肺有痰也。伤中，脾虚生痰也。除邪气、利九窍，痰涎壅塞也。益智慧，耳目聪明不忘，痰迷也。痰去则安矣。今中西医，皆以为治痰之要药也。又能治一切痈疽发背，酒浸服酒，以渣敷之即消。皂荚性辛咸温，有碱质，亦能分清化浊，实痰壅塞，仲圣用之以化浊痰极效。但皂角刺，功近远志，亦能治外症痈肿，今人常用之也。

淡竹沥、莱菔子 竹沥性甘大寒，功能养血消痰，风热伤肺痰壅，非此不治，寒痰则忌用也。痰在经络四肢，皮里膜外，非此不达不行也。莱菔子性辛甘平，研汁吐风痰，醋研消痈肿，又能下气定喘，治痰消食，除胀，下痢后重，是消积热之功也，虚寒痰症忌用。误服人参补剂，以此消之极效。即以萝卜捣汁，服之亦效也。

白附子、白芥子 白附子性辛甘大温，白芥子性辛温，皆治寒痰内壅，痰鸣气喘极效，热症皆忌用之，肺寒痰症，非此不治也。西医外用敷胸中极效。

第二节　杀虫药

虫有多种，古人以三虫概括之，目之所能见者也。其目所不能见者，如内之劳虫，外之疥虫等是也。以今之科学进步，镜能显微，则虫之种类，不可胜数矣。疟有虫，骨有虫，痢有虫，而且伤寒有虫，喉症有虫，此又为古人之梦想不到者也。但虫虽多，而杀虫之药，亦不少，有可内服者，有不能内服只可外用者，有内外皆可服用者，有大毒者，有无毒者，不可不慎而用之也。

【种类】

芦荟　鹤虱　百部　香榧子　鹧鸪菜　苦参　狼毒　雄黄铅粉　矾石

贯众　雷丸　芜荑　使君子　干蟾蜍　萹蓄　狼牙　硫黄轻粉　水银

【主治】一切虫病在内者，腹胀、面黄、肌瘦、或吐虫、或下虫。在外者，皮肤生疮，作痒不可忍。又有生于毛发，九窍者，皆作痒也。

【禁忌】金石类有毒者，不可内服。弱人，及气血虚者慎用。

【药性】芦荟、贯众　芦荟性苦寒，肝热惊痫，可以泻肝，能疗五疳，杀三虫，诸疳热症极效。并治脑疳鼻痒，吹鼻中极效。齿䘌湿癣，外用亦可杀虫。可当归芦荟丸，即泻肝热杀虫之方也。贯众性亦苦寒，能泻热解诸毒，杀三虫，去寸白，但效力比芦荟逊，而性相近也。

鹤虱、雷丸　鹤虱性苦辛，叶名天名精，根名杜牛膝，亦可杀虫，但不知鹤虱之效大。但根叶是破瘀血，除诸毒，疗疔疮痈肿之药也。鹤虱则专杀虫，五脏虫皆可治也。雷丸性苦寒有小毒，亦杀虫之专药也，诸虫皆可治，未服尤效。

百部、芜荑　百部性甘微寒，为专治诸虫之特效药，内服外用，俱有大效，尤以治今之难治症肺痨有奇效。外用以烧酒浸汁，炖热搽之，治阴虱疥癣。与肺药合观之更详。烧烟可熏树木蛀虫，可谓杀虫之妙药矣。芜荑性辛平，亦杀虫之药也。但辛平当作辛温，以能治积冷，心腹症痛，又能温中化食，内外诸虫皆可治也。

香榧子、使君子　榧子性甘平涩，功能消食杀虫，小儿当作果饵，尤便利喜食。治五痔，杀三虫，疗疳积，皆极效。使君子性甘温，小儿五疳虫积极效。有生食、煨食、蒸食皆可，但以每月上旬服之为佳。又能益脾胃，敛虚热，止泻利，为小儿之恩物也。

鹧鸪菜、干蟾蜍　鹧鸪菜性未详，今有鹧鸪菜精出售，治虫积极灵。蟾蜍干性辛凉微毒，火炙用，治疳积重症，用之极灵。并治一切恶毒诸疮，亦极效也。

苦参、萹蓄　苦参性苦寒，酒渍饮，治疥杀虫，又治恶虫痔虫。炒存性，米饮服，是内治清血热毒根本之疗法也。仲圣用苦参汤，治狐惑蚀下部之症。又当归贝母苦参丸，清热利水泻肝，治妊娠小便难之肝热症也。内服外用，俱效者也，但无热忌用。萹蓄性苦味，《本经》主治浸淫疥瘙，疽痔，杀三虫，完全治外症杀虫之药也。《别录》治女子阴蚀。是则萹蓄杀虫功大，利水犹其次也。但诸虫皆可治，内服外用俱可。

狼毒、狼牙　狼毒性辛平有大毒，不但杀虫，禽兽俱能杀之。痰饮症瘕之内症，恶疮鼠瘘之外症，皆能破积解毒。一切虫症，内服外用俱可，内服不过一钱，外用油浸，以油搽之极效。狼牙性苦寒，亦杀虫之要药也，内症不用。虽治赤白痢，亦可内服。仲圣狼牙汤，治阴中疮烂，即杀虫之功也。亦能解虫蛇咬伤之毒，猪油调敷。

雄黄、硫黄　雄黄性苦平寒，有毒，外症之解毒要药也。鼠瘘恶疮疽痔，杀精物恶鬼邪气，百虫毒，尤以百虫咬伤，胜其他诸药。虫咬疮烂，以此磨水或酒搽之极效。非虫伤之外症，则效力轻也。硫黄性酸温，亦杀虫之药，惟以疥疮尤效。且能壮元阳，暖腰膝，为命火不足之要药也。

铅粉、轻粉　铅粉，一名水粉官粉，性辛寒，主治伏尸毒螫，杀三虫。内服治虫痛，外用治疮疡疥癣极效，但力薄，多服令人中毒。轻粉性辛冷，亦可杀虫，内外俱可用，但多用中毒。又能通大便，疳积极效，配他药少用为佳。其他见外科解毒章，合观之。

矾石、水银　矾石性酸寒，疥癣、百虫伤极效。水银性辛寒，亦能杀虫，治疥癣，除阴虱也。

第三节　通关药

关窍何以要通？以其神经停止作用，致人事不省，口眼㖞斜，手足抽缩，牙关紧闭，剧则呼吸停止，脉不出，有生命之虞，可不问疾病，先以通关为要。然通关何以必从鼻窍着手？以鼻之神经，直通脑腑，以药刺激，则神经醒，而知觉有矣。按：此外治法也。又有内治之法，从心脏着手，以心为一身之主，心窍开，而百骸听命矣。按：外治药，即是内服药，内外之关窍虽异，而刺激神经则一也。

【种类】

麝脐香　菖蒲　乌头　肥皂荚

苏合香　远志　细辛　生半夏

【主治】关窍闭塞，人事不省，口噤直视，牙关紧闭，手足厥挛，气闭脉不出者，可以药末吹入鼻中，或灌入口内。

【禁忌】虚脱无神，汗出肢冷，上吐下泻，小便不禁，无脉者，不可服。

【药性】**麝脐香、苏合香**　麝香性辛温，通关开窍，驾诸一切通药之上，不论内服外用，加入麝香，其药力益雄猛而快捷，尤以邪闭为最宜，虚症则当慎用。能解秽解毒，杀鬼物，去三虫，通神明，止惊痫，行气通血，凡中恶、中毒、中风、中气、中痰，一切关窍不通，经络闭塞，皆能通之。故丸散属实热内闭者，皆用以为诸药先聘使也。苏合香性甘温，功同麝香，亦通关开窍之要药也。

菖蒲、远志　菖蒲性辛温，亦通关窍之要药也。风寒湿痹之内结，以致咳逆上气，痈肿恶疮，气血闭塞者，皆能散气结，解血毒也。故能开心孔，通九窍，明耳目，出声音。上窍不通者，麝香菖蒲极宜。按：香药开窍，是辛散上达，而下窍反能闭塞，故麝香菖蒲，皆可止小便利也。气已上达，则下窍自闭矣。远志性苦温，亦开窍通关之药也。今人以之治痰有奇效，故能治咳逆伤中，补不足，除邪气，利九窍，益智慧，耳目聪明不忘，是痰迷心肺，痰去故安也。又远志酒，能治一切痈疽外症，远志末三钱，浸酒饮酒，渣敷即消也。

乌头、细辛 乌头细辛，有麻醉刺激性，研末吹鼻，令人喜嚏，嚏则脑醒而神清，药性可由鼻直入脑府，散诸厥气也。但内服亦有效，今之痧药皆用乌头、细辛、半夏等药极效，仲圣赤丸，即用此类药也。

牙皂荚、生半夏 二味研末吹鼻，能取嚏吐痰，与乌头细辛同功效。按：生半夏，有麻醉性，与生南星末同用，可散结核，止痛，亦通则不痛之义也。皂荚研末，或吹或服，可吐痰涎也。

第二十三章 外科药

外科皆由内科所发，外治必明内治方精。按：人身之病，本无所谓内科外科，以目所能见在身外者，称为外科，目所不能见在身内者，称为内科。其实肺痈、肠痈等，皆出脓血，是外科也，以其在内，敷药无所施其技，只可内服药饵，故不作外症治也。如阴疽、骨肿、痰核、瘰疬等，无甚脓血，虽属外科，而外治之药，不能求其效，必须用内服治之，是外科亦作内科治也。是则，实无所谓内科外科者也。故精外科者，必先精内科，而始可称为妙手也。若习外科者，不明内科，如遇重症，必束手无策矣。若内科精者，虽不明外科，即以内科之法治之，亦能获效，不过稍缓时日而已，稍受痛苦而已，外症终可治愈也。

第一节　解毒药（又名拔毒药）

外科何以有毒？毒何以欲解？以外症发生后，其毒向外蔓延，由细菌之分解，有一种排泄物产生，混入血液，血流循环，毒入身内，即可中毒，致令人昏闷呕恶，即为不治。古人虽不知有细菌，然知外症有毒则一也。一切外症属阳者，红肿痛硬，极易产毒，故当以解毒为先。阴症则不易产毒，治以温托，而不以辛凉解毒也。

按：解毒之法，有从内血中而解者，有从外疮口而解者。从内解者，以清血之药，引毒由小便而出，从外解者，以拔毒之药，敷疮口，使疮口之产毒中心，化腐生新，毒无所出，疮即愈也。

【种类】

大青	穿山甲	土茯苓	白蔹根	青黛	牛黄	人中白
苍耳	皂角刺	金银藤	山慈菇	乌梅	熊胆	人中黄
蟾蜍	斑蝥	蜜陀僧	朱砂	水银	砒霜	红升丹
地龙	蜈蚣	铅丹	银朱	轻粉	硇砂	白降丹

【主治】阳症外科，痈疔恶疮，一切外症，红肿作痛者。或已溃，疮口紫黑，腐肉不去者。或漫肿无头，红肿疼痛，血斑红晕散大者。或遍体生疮红肿者。

【禁忌】阴症虚症，一切外科，皮色不变，肿而不痛者，不但内服不可，即外用亦无效也。

【药性】大青、苍耳　大青性甘寒，能清血热，解血毒，热毒瘟疫，口干身热，金石药毒，配升麻尤良，内服外敷，俱有效。苍耳性苦辛微寒，亦能解血毒，大风癫痫，头风湿痹，毒在骨髓者，皆能搜出，百日病出即愈。煅灰猪脂封疔毒，可出根，煮酒服，治狂犬咬伤。

穿山甲、皂角刺　山甲性咸微寒，善窜，能通经络，下乳汁，疡科以为消肿排脓，未溃者能消散，已溃者能排脓，能导诸药之病所，功类角刺，火炮末服尤效。皂角刺性辛温，能引诸药性上行，至痈疽溃处甚验。治痈肿，恶疮，妒乳，风疠。风疠，今称大麻风是也。观此，其解毒引病外出之功可知矣。亦能下乳汁，治妒乳，功同山甲也。疡科未溃已溃皆用之，末服汤服俱可，烧灰存性尤良。

土茯苓、金银藤　土茯苓性甘淡平，能搜筋骨之梅毒外出，凡痈肿恶疮，伏留筋骨，拘挛疼痛，能去风湿，利关节，健脾胃，解金石毒，血毒不清者，服之极效。金银籐性甘寒，亦清血解毒之药也。村妪农妇，皆知所用。痈疽疮疡有热者，皆可服，惟阴症忌用。花及藤叶，功效相同，花力稍薄也。

白蔹根、山慈菇　白蔹根性苦平，痈肿疽疮，发背瘰疬，女子阴肿，赤白带下，及肠风、痔瘘、血痢，凡血毒不清，内外皆可用。能止痛除热，解毒生肌，外症之要药也。山慈菇性甘微辛，有小毒，功类白蔹，瘀肿疮瘘，瘰疬，结核，疔毒，蛇虫狂犬咬伤，皆可治，亦消肿解毒之要药。但白蔹慈菇，皆当末用，敷之或醋调磨，力更大，亦可内服。

青黛、乌梅　青黛性咸寒，能解诸药毒，及蛇犬等毒，血热恶疮，丹毒痈肿，金疮下血，能凉血生肌。有青蛤散，治皮肤热疮极效。是则青黛解热毒之功，有奇效也。乌梅性酸平，但白梅性咸酸平，功效则同，能消痈肿，止血，蚀恶肉弩肉，喉症肿痛尤良。擦牙能治口噤。去弩恶肉，烧灰存性，研敷之即平。又能止久痢，杀虫，仲圣乌梅丸用之为主药者也。

牛黄、熊胆 牛黄性苦平，熊胆性苦寒，皆兽之胆汁也，故功效大同小异也。能清血热，解火毒，外症热盛，神昏谵语惊痫，皆可用之，以其能清血解毒，引毒质从胆汁水分，下达大小肠膀胱，由大小便而解也。故能清心化热，益肝胆，定精神也。凡内外火热诸症，皆用以为要药也，但阴症忌用。内服外用俱可。

人中白、人中黄 人中白性咸平，降火消瘀，清热解毒，恶疮喉症，外治极效。又治肺痨肺痿，心膈热渴哮喘，阴伤之症，清火解毒极良，水淋功力尤大，喉症红肿，百发百中。久年尿坑，渗入尿汁所结成，坚如石，若龙骨如指大。能治肺火肺病者，物以类聚，引病从小便下达也。内服，止衄极效。人中黄性苦寒，粪清即今之称金汁，性淡无味，内外症，火毒入血极效。治天行热狂热中毒恶疮，痈疽发背热毒，皆能解之。内服外用俱可。但假者即清水，无效也。真者，色如黄金，质清无味，血中热毒，引从大小便出也，故又名黄龙汤，还元水也。

蟾蜍、蚯蚓 蟾蜍性辛凉微毒，能治血热发斑，鼠瘘恶疮，五痔八痫，消肿毒，杀疳虫。蟾酥力尤大，多用以配药，当慎用也。蚯蚓性咸寒，亦治伏热狂妄，丹毒喉痹，各种风热，利小便，杀三虫。按：二味皆能清血热，解毒，凡热毒恶疮，血分伤邪，身发红疹斑块之症，皆可治之。

斑蝥、蜈蚣 斑蝥性辛寒，有大毒，著肤起泡，能清血解毒，凡鼠瘘恶疮，疥癣瘰疬，疔毒，猘犬毒，堕胎，通利水道，破石淋，蚀死肌。按：斑蝥有大毒，当去头足，火熬研末用。但不可多用多服，多用伤肤肉，多服伤肾与膀胱，令发热溃烂，以冷水调青黛解之，黄连亦可用，但不可用热饮热物。以少许着疮上，能呼脓外出，拔疔根，代刀针。内服一枚，可消瘰疬便毒。蜈蚣性辛温有毒，能解血毒，去恶血，丹毒瘰疬，便毒痔瘘，杀诸蛇中鱼毒，鬼物老精，破积聚症癖，堕胎，小儿惊痫，风搐脐风，口噤丹毒。过服亦中毒，蚯蚓可解之。

蜜陀僧、铅丹　蜜陀僧性辛微寒，铅丹性咸辛平，二味功效相同，能除热下气，镇心安神，故能疗反胃，止消渴，除疟疾，镇惊痫，止痢止血，杀虫消积坠痰。外用能治诸疮，消肿毒，止痛生肌，除狐臭，染发须，膏药多用之为要药也。

丹砂、银朱　丹砂即朱砂，又名辰砂，性甘微寒，《本经》主治身体五脏百病，养精神，安魂魄，益气明目，杀精魅邪恶鬼，久服通神明不老。能化为汞，是丹砂，内含有水银。按：水银有毒，不能多服，朱砂则可常服，丸散多用以为衣为色，统治百病也。今人内服，只安神定魄，用之极效。外用则解毒，生肌，长肉，极效。所谓身体五脏百病，已包括内外一切诸症矣。银朱性辛温有毒，能治疥癣，恶疮疔毒，梅毒丹毒，汤火伤，湿疮，极效。并可除虱。

水银、轻粉　水银性辛寒有毒，单用杀虫除虱，治梅毒重症，配药熏之极效。一切外症恶疮，有毒者极效。但多服令人中毒，口齿糜烂。轻粉性辛冷，为外科之要药。能拔毒生肌，重用可去腐拔毒，研极细少用，可生肌长肉。能通大便，治小儿虫疳极效。一切痈疽，毒疔，疥癣，恶疮，梅毒，用以拔毒生肌极效。但多配方用以为熏药。西药甘汞即轻粉也，要用水银者，即可以轻粉代之也。

砒霜、硇砂　砒霜性辛酸大热大毒，杀人。内服治诸疟，治痰喘。外用去腐杀虫，治痈疽败肉，非恶疮不用，着肉痛彻心骨，内服另有制用，当慎用为要。硇砂性咸苦辛，大热有大毒，亦能杀人。内服今人绝少用之，外用则去翳障，蚀恶肉，败肉瘜肉皆可用，与砒霜同功效。

红升丹、白降丹 红升、黄升，功能去腐生肌，蚀恶肉，生新肉，外科常用之药也。白降丹，则只能去腐，不能生肌，痈疽恶疮重症，用以去腐拔毒甚效。但升药不可单用，配药用之有殊功，为外科必备之药也。

第二节 生肌药（又名收口药）

生肌药，是败肉已去后，用以为生肌长肉收口之药者也，或金疮初患，血出不止，皮破肉裂，未化脓者，以之止血收口也。按：解毒药，即去腐药，西医称制腐药是也。生肌药，即收口药，西法称为防腐药是也。按：去腐药，有刺激性，着活肉则大痛。防腐药，无刺激性，着活肉则不痛也。腐肉已去，即发用生肌之药也。

【种类】

冰片　珠粉　水粉　石膏　炉甘石　象皮

硼砂　蛤粉　滑石　龙骨　赤石脂　白蜡

【主治】一切外症溃烂，不能长肉收口者，用此能止痛生肌，长肉收口，九窍亦可用之，入口不忌，亦可作金疮止血收口药用也。

【禁忌】痈疽未溃已溃，败肉未去，疮口肉色紫黑者，未可用，但可与去腐药合用也。

【药性】**冰片、硼砂** 冰片性辛苦微寒，用以防腐、生肌、收口极效。但冰片有类樟脑，市上樟冰，樟脑之精制者也，其香浊，不如冰片之清也。按：冰片亦能强心兴奋，功同樟脑。外科用冰片，取其防腐生肌，但不宜多用，多则反伤肌也。《别录》以之催生，即兴奋强心之义也。内服药用冰片，取其香散通诸窍，散结气，为诸药之先驱也。按：薄荷冰、樟脑、冰片，效力相等，外用药多用之，以冰片为最有力，樟脑次之，薄荷冰又次之也。但薄荷冰，浊窍可用，清窍不可用，以其辛辣之味太猛，令人难堪，反有伤害，不可不知。冰片、樟脑，皆气香味淡，入药甚相宜也。硼砂性甘微咸，功能防腐生肌，口疮喉症，用之极效。耳目阴肛，皆可用之。内服亦不伤人。有碱性，能去垢，故能消痰破症结，配生肌药，为最轻之拔毒生肌药也，且着肉不痛。西药硼酸尤良，化水洗疮疡，耳目喉咽，口舌诸疮极效。配冰片，名冰硼散，治口疮有殊功也。

珠粉、蛤粉 珠粉性咸甘寒，为生肌长肉之圣药，但价奇贵，非富贵之家，不能服用。内服能使人肥白，返老还童。外用可生肌收口，喉症非此不可。与牛黄、熊胆配合，吹喉立能止痛消肿。疮口久不敛者，散之即收口也。然珠粉固有如此功用，而贫穷之家，何能服用？曰有之。蛤壳粉性咸寒，精研可代珠粉。配青黛，名黛蛤散，治口舌生疮，及皮肤诸疮，散之极效，不亚珠黄散也。有云：牡蛎精研为粉，常服与珠粉同功效，未知然否，但力薄必也，效微必也。若谓蛤粉无珠粉灵则可，谓不能代用，则不可也。

水粉、滑石 水粉性辛寒，能拔毒生肌，杀虫去湿，外科用以为赋形药，配铅丹，治皮肤湿疮极良。滑石性甘寒，生肌去湿，皮肤诸疮，用以干撒极效。

石膏、龙骨 石膏性甘寒，有生用煅用，生肌收口当生用，去湿敛脓当煅用，皆生肌长肉之要药，用作赋形，非此不可。龙骨性咸平，比石膏收燥，亦生肌长肉之药也。

炉甘石、赤石脂　炉甘石性甘温，与石膏有寒温之异，能止血消肿，生肌收口，眼喉药多用之。赤石脂性甘平，亦燥湿生肌之要药。与甘石、滑石、石膏配合，名四平散，用治皮肤湿疮极效，用拔毒药不效者，用此有奇效也。

象皮、白蜡　象皮性甘平，生肌长肉极效。白蜡性甘温，亦生肌长肉，止血定痛，配刀伤出血之药，有奇效也。

第三节　止痛药

中药之止痛，间接者多，直接者少。寒者热之，热者寒之，则痛止矣。故止痛药，中药极少，此则不能不借助他山者也。外科常用者，亦有几味，所谓乳、没，乌头闹羊是也。至阿片末，近代始有，以之止痛极效，但多服令人中毒杀人，不可不慎用也。

【种类】

乳香　川乌　闹羊花

没药　草乌　阿片末

【主治】一切疼痛，皆可止之，但内科不用为上，以其有麻醉性。老人小儿，尤宜禁用。非有经验者，更当慎用，不可尝试，以免贻误生命，否则中毒不醒，生命堪虞。

【禁忌】妊妇老人小儿，身弱虚劳等，皆当慎用。

【药性】**乳香、没药**　乳香性微温，跌打疮疡疼痛，与没药同服，止痛有奇效。并托里护心，活血定痛，外治能生肌长肉，止痛极效。没药性苦平，能破血止痛，金疮杖伤诸恶疮，功能破症瘕宿血，损伤瘀血，消肿止痛。所谓散血消肿，定痛生肌是也。乳没同用，内服外用俱效也。

川乌、草乌　川草乌性辛温有大毒，草乌力尤大，止痛极效，内服外敷俱效。生者力尤大，但宜慎用，总以制者为妥，配丸散则力和，不致偾事。

闹羊花、阿片末　闹羊花性辛温有大毒，伤科常用之，外科少用，内服药也。以其麻醉力大，极易伤脑，中毒如狂也。阿片，则有大毒，性苦寒，过服令人沉醉不醒，杀人，止痛则奇效。内服二三厘至一分止，过则中毒。但连服久服，成瘾害人，一时权宜则可。西药中，止痛药极多，采用注射，及内服极效也。

第二十四章　赋形药

何谓赋形药？以该药自身形质过少，或过多，及过猛过毒，当加多减少，以作丸作散，作汤作膏，必须加入各种无药性之粉质，及能辅佐该药之作用，如水、油、酒、醋、糖等，以充其量，以呈其功，是名赋形药也。如外用药之石膏粉滑石粉，敷药之油酒醋糖，汤药之水，丸药之蜜等是也。

第一节　水类

同是一水，而有寒热补泻之不同。水各有性，出自天然，又可人造，与药性相符，获效尤速，与药性相反，则不能愈病，反有误病机也。

【种类】

雨水　井泉水　露水　百沸汤　麻沸汤　温泉

流水　山泉水　雪水　蒸气水　生熟水　冰水

【药性】雨水性咸平，无其他杂质，以之煎药极佳，是天然之蒸馏水也。清流水性甘平，取其性流动，内含空气能益人。甘澜水，以流水扬之万遍，饱和空气，更能益人真气。仲景发汗伤肾气，脐下悸，欲作奔豚，以此煎药，能补益肾气也。井泉水，又名井华水，热症热疮，用以煎药调药，取其凉性，佐药力也。但热天可用，冷天则水性温，不可用，当用山泉水代之也。山泉水，性甘平，与井泉同功效，但热天用井泉，冷天用山泉，取其凉性也。露水性甘平，用以调药，取其冷性也，但内服难觅，故不用，而用雪水也。雪水性甘冷，能解热止渴，暑热火症宜之。若汤火伤，以雪水外罨，则危险莫甚，若火毒内攻，立能致死，切不可用也。但火毒入里，里热已盛者，则又可服也。按：雪水性同冰水，以之治实热实火，饮之有奇效也。百沸汤，即开水，又名滚水，送药必用开水，取其温性也，性亦甘平。按：暑热火症，送药有用泉水冷水者，与开水性异也。按：沸水能助阳、取汗、散寒，行气血也，古称白饮，即此也，可常服。口渴者，寒症用温，热症用冷可也。蒸气水，即今之蒸馏水也，配药用此极佳，取其无杂质，尤细菌，为水中之上品也。注射各药，必用此也。麻沸汤，《纲目》云：即热汤，非也。按：麻沸，是未沸之热水也。热水将沸未沸之候，水底有如麻子大之水泡上浮，水作响声嘶嘶然，是名麻沸汤，水犹未沸者也，沸则为百沸汤矣，《纲目》误也。仲景泻心汤，用以渍药，取其泻热之性也。脾胃虚寒者，服之必下利腹痛，可知其性属寒泻也。生熟汤，又名阴阳水，以沸水与冷水，各半和之，半生半熟，故名生熟汤也。性甘咸，类麻沸汤也，服之亦能令人下利腹痛。功能调中消食，霍乱呕吐，不能纳食，及药饵者，先饮生熟汤，即能止呕，纳饮食也。温泉，是地中有硫矿，故水气作硫磺臭，不可内服，只可外用，以洗疥癞极效。性辛热微毒，皮肤疥癣，筋骨挛痹，久浴极效也。冰水性甘冷，去热解烦渴，消暑毒，实热火症，可内服外罨。伤寒热盛昏迷者，以冰一块，置膻中，置头额，能清醒神智也，但虚热邪未罢，热火未实，不可服用也。

第二节　酒类

酒能活血、养血、行气，以之配药，效宏且速，提取药之精华，比水功力大数倍。内服外用，俱极效也。但酒有浓淡，功力不同，味有酸甜，用法各异也。

【种类】

烧酒　米酒　苦酒

【药性】**烧酒**　性甘辛大热，又名火酒，内服药用以浸酒，能提取精华，功力雄猛，饮少效宏，且不变味，可久藏也。外用调药，敷治寒症、伤症极效，但热症忌用。米酒，则无此效力也。

米酒　性苦甘辛大热，亦能养血驱寒，但力比烧酒薄，血药必用以为引。经方皆用也。但药用者，宜无灰酒，有灰者忌用，以石灰能变化药性也。外用力薄，不采用也。

苦酒　性酸苦温，又名醋，内服少采用，外治则功力宏大，在烧酒之上也。痈肿毒疮，产后，及跌打损伤之药，用以吸取醋气，或调药敷患处极效。

第三节　油类

油类比水酒难干燥，但性较缓耳，且有长久性，为其所长。破皮疮疡，又非油不可，以其无刺激性，能润皮滑肌，脓血水不能侵入药中，失其效力，故用于溃疡，比水酒为佳也。

【种类】

桐油　麻油　菜油　豆油　花生油　鸡子油

【药性】**桐油**　性甘微辛寒有大毒，以之调药，敷治恶疮，汤火伤，疥癣虫疮毒肿，极效。和水扫入咽内，可探吐。但溃疡腐去忌用也。麻油性甘微寒，又名香油，煎膏能生肌长肉止痛，消痈肿，补皮裂，制用以调药敷疮极效，胜其他油类多多也。

菜油、豆油、花生油　按：菜油、豆油、花生油，功同麻油，但不若麻油佳。

鸡子油　调药，生肌长肉极效。以鸡子黄炒黑，油即出，功比麻油胜。头疮、鼠瘘、脚癣、汤火伤、杖疮、天疱疮、耳疳、出水等，皆可配药，是鸡子油，能拔毒生肌也。

国医学粹后序

识生五十初度时，蒙诸亲友发起，将筵资移作《国医学粹》刊费。初以为一二卷已可付印，三四卷不难脱稿，讵知着手下笔时，顿觉有编书容易，著书难之苦矣。因字字须从心坎中挖出，不拾前人牙慧，方有著书之价值。以此日复一日，年复一年，易逝韶光，竟达五寒暑矣。此五年中，已三易其稿，其间复因研究本书之体裁者，废光阴一载有余。体裁已定，着手写稿，斟酌字句，往往枯坐半日，又未得一章，如是迁延岁月，又复半载去岁。三卷证论脱稿，拟从事四卷药方之撰述，又值旧恙复发，执笔为艰。今春调养三月，始恢复旧日精神。暑假已放，汗雨挥毫六十余日，幸已完篇。但以识生年老无能，才疏学浅，体裁已属新创，内容自有瑕瑜，还望海内外医林贤达指摘纠正，不但识生之幸，亦医界前途之幸也。爰记始末，就正于有道之前，并以谢诸亲友是为序。

民国念五年九月九日包一虚识生氏写于沪上新中国医学院